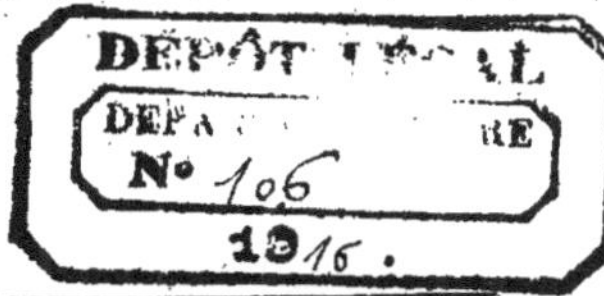

CH. WILLEMS

MÉDECIN DE RÉGIMENT DE Ire CLASSE
PROFESSEUR AGRÉGÉ A L'UNIVERSITÉ DE GAND
CHIRURGIEN EN CHEF DE L'HÔPITAL « LA BILOQUE »

MANUEL

DE

CHIRURGIE

DE GUERRE

— 84 FIGURES —

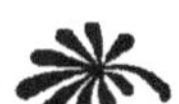

PARIS

A. MALOINE ET FILS, ÉDITEURS

27, RUE DE L'ÉCOLE-DE-MÉDECINE, 27

1916

MANUEL

DE

CHIRURGIE DE GUERRE

MANUEL

DE

CHIRURGIE DE GUERRE

PAR

CH. WILLEMS

Médecin de Régiment de 1ʳᵉ Classe.
Professeur agrégé à l'Université de Gand.
Chirurgien en chef de l'hôpital « La Biloque ».

---

84 figures originales.

A. MALOINE ET FILS, ÉDITEURS
27, RUE DE L'ÉCOLE-DE-MÉDECINE, 27
PARIS, 1916

L'AVANT-PROPOS

L'idée de ce livre m'a été suggérée à la suite d'une
série de conférences que j'ai faites à l'hôpital de... pour
les médecins militaires du front belge.

Cet hôpital, qui est à peine à 7 kilomètres des tranchées, reçoit en majorité les blessés graves, jugés iné-
vacuables à plus grande distance. Il m'a fourni un
matériel important pour l'étude de la chirurgie de
guerre d'urgence, celle qui doit, de toute nécessité, être
faite sur le front même.

En Serbie, où j'ai dirigé une ambulance pendant la
guerre des Balkans, j'ai vu surtout la chirurgie de l'arrière, si différente de l'autre.

C'est le fruit de la double expérience ainsi acquise,
que je livre au public médical.

Je n'ai pas la prétention d'avoir écrit un traité. J'ai
mis tout simplement dans ces pages ce que j'ai vu et ce
que j'ai fait. On n'y doit rien chercher de plus. A défaut
d'être complet, ce livre a du moins le mérite d'être per-
sonnel.

Je ne me flatte pas non plus d'avoir fait œuvre définitive. La campagne actuelle est en train de bouleverser et de refondre bon nombre de notions que nous avaient fournies les guerres antérieures, et que nous croyions positives. Cette période de rénovation n'est pas close et l'avenir se chargera sans doute de démentir, sur bien des points, ce que nous pensons aujourd'hui être la vérité.

Mais peut-être, en attendant, aurai-je rendu quelque service aux médecins, en leur apportant un guide dans leur tâche si rude, et, pour beaucoup d'entre eux, si nouvelle.

Ce manuel ne contient aucune indication bibliographique, et pour cause : écrit dans un hôpital du front, où règne jour et nuit la plus grande activité, sans livres et presque sans journaux, il n'a rien d'un travail d'érudition.

J'ai obtenu, pour l'écrire, des encouragements et des appuis.

M. le Dr Mélis, Inspecteur Général du Service de Santé belge, attaché à la Maison militaire du Roi, a bien voulu autoriser cette publication. Qu'il reçoive ici l'expression de ma respectueuse reconnaissance.

M. le médecin de régiment de 2e classe Henrard, le distingué radiologue de Bruxelles, m'a donné des conseils qui m'ont été infiniment utiles.

Plusieurs de mes assistants m'ont prêté un concours précieux. Je tiens à remercier en particulier M. le médecin de bataillon de 1re classe Van Meenen, à qui je dois les clichés radiographiques et la description des procédés de localisation des projectiles, ainsi que MM. les médecins-adjoints Bruyneel et Goormaghtigh, qui se sont obligeamment chargés de l'exécution des photographies et des dessins.

M. le médecin-adjoint Weekers, chargé de cours à l'Université de Liège, a eu l'amabilité de me fournir une note sur les troubles oculaires observés dans certaines lésions du crâne et M. le Dr Rubbrecht, chargé de cours à l'Université de Gand, a bien voulu résumer les traitements modernes des fractures du maxillaire inférieur.

Mme Albert Boddaert, infirmière en chef, qui, malgré ses absorbantes fonctions, m'a rendu mille services pour la préparation et le classement des documents, a droit aussi à toute ma gratitude.

Je m'excuse de l'imperfection des radiographies. Elles ont été faites au moyen d'une installation rudimentaire, et l'encombrement du service n'a pas permis de donner à leur reproduction tous les soins désirables.

WILLEMS.

Avril 1916.

MANUEL

DE

CHIRURGIE DE GUERRE

CHAPITRE PREMIER

PRINCIPES GÉNÉRAUX DU TRAITEMENT
DES PLAIES DE GUERRE

On sait combien l'*antisepsie* a révolutionné la chirurgie depuis une quarantaine d'années, quels sont les prodiges qu'elle a permis de réaliser, et combien, grâce à elle, les complications des plaies et surtout la principale d'entre elles, l'*infection*, ont pour ainsi dire disparu de la pratique.

Avant Lister, de véritables épidémies d'infection sévissaient dans les hôpitaux. A certains moments, la septicémie, la pyoémie, la pourriture d'hôpital faisaient de tels ravages qu'il fallait fermer temporairement certains services de chirurgie où *toutes* les plaies s'infectaient, où *toutes* les fractures ouvertes emportaient les blessés.

Les hommes de notre génération n'ont pas connu ces déboires. Depuis l'antisepsie, nous voyons évoluer avec une simplicité parfaite les plaies opératoires et — par une conséquence naturelle — s'étendre tous les jours davantage le domaine des interventions chirurgicales.

Mais ce n'est pas tout. Les *plaies accidentelles*, qui — à l'encontre des plaies faites par le chirurgien, — n'ont pas été produites sous le couvert des précautions antiseptiques, ont néanmoins, elles aussi, bénéficié à un haut degré de la découverte de Lister. L'antisepsie a permis, sinon d'éviter toujours, du moins d'atténuer et souvent de combattre victorieusement les complications infectieuses si redoutables de ces plaies, qu'il faut considérer comme *infectées en principe*, de par leur origine traumatique.

Et voilà que, dans la guerre actuelle, nous voyons reparaître toutes ces vieilles infections des plaies, que nous ne connaissions presque plus que par ouï-dire. Voilà que nous voyons ces infections acquérir tout à coup une gravité et revêtir des formes inconnues en chirurgie civile, même avant l'antisepsie. Voilà que nous voyons, dans un grand nombre de cas, l'infection résister à tous les moyens mis en œuvre, poursuivre sa marche malgré tous nos efforts, et finir par emporter le blessé.

Que s'est-il donc passé ? L'antisepsie aurait-elle fait faillite et ce qui était vrai du temps de Lister, ne le serait-il plus maintenant ? Ou bien avons-nous affaire en ce moment à des modalités nouvelles de l'infection, contre lesquelles nos procédés antiseptiques ordinaires seraient impuissants ?

Presque tous les microbes que l'on trouve dans les plaies de guerre actuelles étaient connus avant la campagne. Leur virulence seule semble s'être exaspérée, et c'est uniquement à ce fait qu'il faut attribuer l'insuffisance de nos procédés ordinaires de désinfection.

Pour bien comprendre le désarroi actuel des idées en matière de traitement des plaies de guerre, il faut se rappeler l'évolution qui s'est faite autrefois dans la doctrine de l'antisepsie, évolution qui a abouti, il y a quelque vingt-cinq ans, à l'avènement d'une méthode nouvelle, *l'asepsie.*

Ce fut d'abord, dans les premières années du listérisme, une suite ininterrompue de succès, merveilleux pour l'époque, mais à certain moment, le doute commença à surgir, lorsque des expériences de laboratoire eurent la prétention de prouver que les antiseptiques chimiques auxquels on avait recours, *ou bien étaient dépourvus de toute action sur les microorganismes pyogènes, ou bien atteignaient les cellules en même temps que les microbes* et, par un véritable cercle vicieux, rendaient les tissus plus attaquables par ces derniers.

On ne pouvait cependant nier les résultats cliniques obtenus par l'antisepsie, ni les immenses progrès qu'elle avait permis d'accomplir dans la technique chirurgicale. Mais on tenta d'expliquer ces succès autrement que par l'action bactéricide des antiseptiques. On voulut n'y voir que les effets de la propreté minutieuse que comportait la méthode et qui n'était qu'une *asepsie avant la lettre.* On alla jusqu'à dire que les succès s'obtenaient, non pas grâce aux antiseptiques, mais malgré eux.

Ce sont ces expériences qui ont insensiblement diminué la confiance dans l'antisepsie, et qui ont fait la voie à une autre méthode, qui elle, n'avait plus la prétention de tuer les microbes dans les tissus, mais voulait simplement les empêcher de pénétrer dans la plaie. Cette méthode est fondée sur la destruction, par la chaleur, des microorganismes, dans tous les objets qui doivent être mis en contact avec la plaie. C'est la stérilisation sans antiseptiques chimiques. C'est l'*asepsie.*

Tout le monde connaît la fortune rapide de cette méthode, fortune telle que très peu de chirurgiens d'aujour-d'hui sont restés fidèles au listérisme.

Et cependant, pour peu qu'on y regarde de près, on s'aperçoit que l'asepsie, qui a, sans aucun doute, le pouvoir d'empêcher les microbes de pénétrer dans la plaie, est incapable de détruire ceux qui y sont déjà. Elle ne s'applique donc en réalité qu'aux plaies opératoires, et *non aux plaies accidentelles*.

Lorsque le chirurgien produit une plaie, il dépend de lui que cette plaie reste stérile. Il suffit pour cela qu'il ait stérilisé d'avance, par la chaleur à 120° ou 130°, ses gants, ses instruments, tout son matériel de pansement. Aucun microbe ne pourra pénétrer dans la plaie opératoire.

Mais dans une plaie accidentelle, il y aura toujours des microbes *avant* qu'on puisse la panser, puisque — même si l'on fait abstraction de l'infection secondaire due aux objets qui la frôlent — le corps vulnérant lui-même n'était pas stérile. Pour une telle plaie, toujours primitivement infectée, il ne suffit donc plus de barrer la route aux microbes du dehors, il faut encore éliminer ceux qui y ont déjà pénétré.

Et alors on a vu, tout naturellement, les mêmes chirurgiens qui font exclusivement de l'asepsie pour les plaies opératoires, en revenir aux antiseptiques pour *désinfecter* ces plaies accidentelles.

Bien entendu, on n'a plus employé l'acide phénique, ni le sublimé, qui sont démodés et qui ont d'ailleurs beaucoup d'inconvénients, étant irritants et toxiques. Mais on s'est adressé à des antiseptiques plus modernes, dont le type est l'eau oxygénée.

Malheureusement pour cette renaissance de l'anti-sepsie, le laboratoire est venu de nouveau apporter des précisions. On a étudié expérimentalement et bactériologiquement la valeur microbicide de ces antiseptiques modernes, et on est arrivé à cette conclusion assez déconcertante que certains d'entre eux, comme l'iodoforme, n'ont aucun pouvoir microbicide, que nombre de microbes y colonisent même très bien, et que d'autres, comme l'eau oxygénée, ont, à ce point de vue, une valeur très surfaite.

En fin de compte, ces expériences ont conduit à substituer, pour la désinfection des plaies, le principe du *nettoyage mécanique* à celui de l'action microbicide. Puisque les antiseptiques, ou bien ne détruisent pas les microbes, ou bien détruisent en même temps les tissus, on a cherché à éliminer les microorganismes par action mécanique aidée par des lavages abondants au moyen d'un liquide indifférent qui les entraîne. Du même principe est née la *désinfection par l'éther*, dont le mode d'action est presque entièrement mécanique, et que beaucoup de chirurgiens préfèrent maintenant à toute autre substance chimique.

Il est extrêmement intéressant de constater que la même évolution de doctrine se produit, à l'heure actuelle, pour le traitement des plaies de guerre. Mais elle est moins avancée que pour la pratique civile et nous voyons ici les chirurgiens se partager encore en deux camps. Les uns pensent que les antiseptiques sont sans valeur microbicide suffisante pour les plaies de guerre et qu'ils sont nuisibles, parce qu'ils attaquent les tissus et les rendent plus vulnérables par les microorganismes. Les autres croient que l'on peut détruire les bactéries dans une plaie de guerre, la *stériliser*, à condition de s'y prendre de bonne heure et qu'en tout cas, si tous les microbes ne peuvent être tués, leur nombre peut être réduit dans une telle mesure que le danger en soit considérablement atténué.

Le seul point sur lequel on soit d'accord, c'est l'*insuffisance habituelle de l'asepsie*, aucune plaie de guerre — exception faite dans une certaine mesure pour les plaies par balle de fusil — n'étant primitivement stérile.

Les deux camps opposés ne manquent pas de bons arguments pour étayer leur doctrine. Voyons les faits qu'ils invoquent.

Aucun antiseptique, disent les uns, ne peut stériliser une plaie déjà infectée, c'est-à-dire une plaie où les microbes ont colonisé dans les tissus. Aucun antiseptique, actif contre les microbes, n'est indifférent pour les cellules. « On vise les microbes, on tue les cellules. » La destruction des éléments cellulaires est plus nuisible que n'est utile la suppression d'un certain nombre d'agents pathogènes, de sorte que, par les antiseptiques, on a plus de chance d'aggraver les lésions que de les enrayer. D'ailleurs, il est impossible de tuer, même par les antiseptiques les plus puissants, tous les microbes qui infectent les tissus d'une plaie de guerre, et cela, pour deux raisons. D'abord, parce que la plupart de ces substances en solutions concentrées forment avec les albuminoïdes des composés insolubles et par conséquent inactifs contre les microbes placés plus profondément ou englobés dans les caillots, et ensuite parce qu'il faut un certain temps pour tuer les microbes *in vitro* par les antiseptiques les plus énergiques. Ce temps a été déterminé par l'expérience pour diverses espèces microbiennes.

Or, dans une plaie qui sécrète, toutes ces substances seront éliminées avant d'avoir eu le temps d'agir utilement.

On doit tenir compte encore des propriétés toxiques de l'antiseptique employé en solution concentrée.

D'autre part, de nouvelles expériences ont prouvé que beaucoup d'antiseptiques réputés ne méritent pas leur réputation, que l'iodoforme et l'éther par exemple sont sans action sur les microorganismes. Quant à l'eau oxygénée, on lui reproche d'être plus dangereuse qu'utile, quand on l'injecte dans le tissu cellulaire, comme on l'a fait, et cela parce que le décollement qui résulte du dégagement d'oxygène favoriserait l'extension du processus infectieux.

Voyons maintenant les arguments de ceux qui sont restés partisans des antiseptiques dans le traitement des plaies de guerre.

Ils se refusent à admettre que le changement radical que l'antisepsie a produit dans l'évolution des plaies soit attribuable aux seuls soins de propreté, et que l'emploi des antiseptiques n'y soit pour rien. Les expériences de laboratoire ne peuvent primer les faits cliniques, et si certains antiseptiques ont une valeur surfaite, il ne s'ensuit pas que le principe de l'antisepsie doive disparaître.

Rien ne différencie en principe les plaies de guerre des autres plaies accidentelles, si ce n'est la précocité et la gravité des infections qu'elles subissent.

Or, il y a un laps de temps pendant lequel la désinfection d'une plaie fraîche peut encore se faire utilement, et au delà duquel la colonisation en profondeur rendra l'emploi des antiseptiques illusoire.

Précisément, dans les conditions de la guerre actuelle, les plaies nous arrivent souvent assez tard, alors que la période utile pour la désinfection est passée.

De là est née la légende de l'insuffisance des antiseptiques en chirurgie de guerre. Mais ce n'est qu'une légende, car, même à cette période retardée, l'antisepsie bien faite peut encore *atténuer beaucoup la gravité de l'infection*, en réduisant le nombre des microorganismes qui infectent la plaie.

Cela ne veut pas dire qu'il faille, comme autrefois, recourir à des solutions concentrées d'antiseptiques puissants. Ces solutions fortes peuvent en vérité nuire aux cellules. Ce qu'il faut, c'est s'adresser à des antiseptiques peu irritants et les employer en *solutions diluées, mais en grande quantité*, de manière à ajouter à l'action antiseptique le nettoyage mécanique.

On peut aussi, comme on l'a fait, essayer de *retarder le moment à partir duquel les microorganismes auront colonisé* dans les tissus et où la désinfection complète cessera d'être possible. Ce retard, on prétend l'avoir obtenu en introduisant dans la plaie, au moment du premier pansement, certaines pâtes ou poudres, à base d'acide phénique et de crésol, mélanges qui auraient la propriété de traverser les caillots sanguins et de pénétrer dans toute la profondeur de la plaie, où elles empêcheraient, au moins temporairement, les microbes de coloniser.

De cette manière, on aurait des chances de ne plus venir trop tard pour la désinfection définitive.

La désinfection devra donc se faire par d'abondants lavages au moyen d'antiseptiques dilués. La solution à laquelle on donne maintenant la préférence est le *liquide de Dakin*, employé par Carrel, liquide qui est tout simplement de l'eau de Labarraque, c'est-à-dire une solution d'hypochlorite de soude, additionnée d'acide borique pour neutraliser l'alcali libre, et titrée à 5 p. 100. Cette solution ne serait pas irritante et son pouvoir germicide est élevé. On l'injecte toutes les heures ou toutes les deux heures par des tubes à drainage plongeant dans toutes les anfractuosités de la plaie, et sortant du pansement, composé d'un simple tamponnement à la gaze. Il est mieux encore de recourir à l'instillation continue. La plaie doit être constamment humectée par un liquide constamment renouvelé, parce que l'hypochlorite se détruit au contact des substances protéiques.

D'autres chirurgiens ont recours à l'*embaumement* au moyen du baume du Pérou, ou à l'application de *mélanges d'antiseptiques divers*, sous forme de pommades. Un grand nombre de formules ont été recommandées, toutes avec la même insistance.

Telles sont les règles générales du traitement, comme le conçoivent les partisans de l'antisepsie.

Par contre, pour les adversaires de cette méthode, le traitement doit tendre surtout à respecter et à *soutenir les défenses naturelles* que l'organisme oppose à l'envahissement des microbes, défenses dont le principal moyen est la *phagocytose*, c'est-à-dire l'incorporation et la destruction des bactéries par les globules blancs. C'est à favoriser cette phagocytose que doivent tendre tous les moyens à mettre en œuvre.

Ce n'est plus ici à une substance chimique étrangère à l'économie qu'on demande d'aller tuer le microbe dans les tissus, ce sont ces tissus eux-mêmes qu'on charge de ce soin.

Pour arriver à ce but, il faut pratiquer des *lavages abondants et fréquents ou même l'irrigation continue, au moyen de liquides qui ne contiennent que des substances existant dans les humeurs et les tissus*, et qui, étant hypertoniques, n'activent pas seulement la diapédèse et la phagocytose, mais produisent une *exosmose abondante.* Ils aident ainsi les tissus à éliminer les germes infectieux.

Le type de ces liquides est la *solution de chlorure de sodium à* 2 1/2, ou mieux à 5 p. 100.

On a cherché des solutions dont le pouvoir stimulant de la phagocytose serait supérieur à celui de l'eau salée et l'on a recommandé, entre autres, une *solution d'iodure de calcium à* 1 p. 100.000.

Récemment, on a prôné la *solution de chlorure de magnésium à* 12,1 p. 1000, qui exalterait les propriétés phagocytaires des globules blancs dans une proportion considérable. Elle donnerait 75 p. 100 plus de phagocytose que le chlorure de sodium (Pierre Delbet).

Quel que soit le liquide employé, les lavages doivent être répétés plusieurs fois par jour et, dans leur intervalle, il est bon que la plaie soit légèrement bourrée de compresses trempées, par exemple, dans une solution salée forte à 5 p. 100, afin de prolonger l'action osmotique. Cette solution aurait de plus la propriété d'arrêter le développement des microbes (Wright).

Mais une condition essentielle pour que ces lavages arrivent à leur but, est que la plaie soit *largement débridée,* de façon que le liquide atteigne facilement toute la surface et pénètre dans toutes les anfractuosités. C'est aussi le meilleur moyen pour que l'exosmose puisse se faire librement.

C'est donc la suppression de tout système de drainage simple et de tout tamponnement serré.

Certains chirurgiens préfèrent même *supprimer tout pansement* — il n'en est pas qui ne soit plus ou moins occlusif, — et ne couvrir la plaie, dans l'intervalle des lavages, que de quelques doubles de gaze, destinés à empêcher l'infection par les microorganismes de l'atmosphère.

Il est bon de le répéter, un point important, dans cette méthode, est de *ne pas laisser les liquides exsudatiques séjourner dans la plaie*. Ils doivent pouvoir s'écouler librement, à mesure de leur production.

Voilà les deux méthodes en présence.

Il semble *a priori* qu'il soit très simple de trancher le différend, en laissant la parole aux faits. Il devrait suffire d'expérimenter les deux méthodes sur une double série de cas comparables et de noter les résultats obtenus de part et d'autre.

Mais les plaies de gravité moyenne guérissent également bien par l'une et l'autre méthode, et quant aux plaies très graves, il n'est guère possible de prévoir de quelle façon elles évolueront au point de vue de l'infection, et de les classer en groupes comparables. Cliniquement, il est même impossible de savoir d'avance quel sera le degré de gravité d'une infection qui commence.

Pierre Delbet a cherché à se renseigner sur ce pronostic de l'infection, en faisant ce qu'il a appelé la *pyoculture*, c'est-à-dire en cultivant les microbes de la plaie dans ses propres sécrétions. Dans le cas où le malade est incapable de lutter contre les microbes, ceux-ci se montreront nombreux et coloniseront abondamment dans le pus de la plaie. Là au contraire où le malade est en état de lutter, les microbes cultiveront peu ou pas. Et enfin, lorsque le malade a déjà triomphé de l'infection, les microbes ne cultiveront plus du tout et seront même détruits dans le liquide d'exsudation.

On aurait ainsi dans la pyoculture un moyen de se renseigner sur le pouvoir défensif du blessé et de prévoir en conséquence la tournure que prendra sa lésion.

Mais cette méthode, pour ingénieuse qu'elle soit, n'a pas fait toutes ses preuves. Elle ne tient pas compte de tous les éléments du problème et il s'agit là de recherches de laboratoire qui ne seront jamais à la portée de tous les chirurgiens, sans compter que bien des plaies auront tourné mal avant que la recherche soit terminée.

Ce n'est donc pas encore la pyoculture qui nous fournira le moyen simple et pratique de prévoir l'évolution d'une plaie de guerre et nous permettra par conséquent d'essayer les deux méthodes de traitement sur des cas de gravité comparable.

Quelle détermination faut-il donc prendre? Faut-il s'en tenir à l'antisepsie avec sa technique actuelle, ou vaut-il mieux rejeter toute substance antiseptique et donner la préférence à la méthode physiologique, qui cherche à soutenir l'organisme dans sa lutte contre les microbes?

Bien souvent, en clinique, nous devons, privés d'indications précises, demander notre orientation à nos propres impressions et à notre expérience personnelle. Ainsi doit-il en être pour le moment, quand il s'agit de choisir la méthode de traitement à opposer aux plaies de guerre.

Pour nous, après avoir expérimenté aussi largement que possible les deux méthodes, nous déclarons que nous sommes devenu de plus en plus partisan du *traitement physiologique*, et que nous employons de moins en moins les antiseptiques. Le seul antiseptique auquel nous restions entièrement fidèle est la *teinture d'iode*, et elle nous sert plutôt à désinfecter la peau autour de la plaie que la plaie elle-même.

Cela ne veut pas dire que nous renoncions à désinfecter la plaie, mais nous demandons plutôt cette désinfection à l'*action mécanique* de certaines substances, comme l'*éther*, qui entraînent fort bien toutes les impuretés.

Nous n'avons pas renoncé complètement non plus à l'*eau oxygénée*, dont on a dit, depuis la guerre, tout le bien et tout le mal possible. Nous pensons que, sans lui reconnaître une action en quelque sorte spécifique, on ne peut nier que, dans certains cas, elle ne soit utile contre des *suppurations profuses et malodorantes*. Dans de tels cas, nous n'avons pas aperçu l'action dangereuse sur les tissus dont on nous a fait peur.

Mais notre impression d'ensemble, à l'heure actuelle, est que la méthode dite « physiologique », due surtout au bactériologue anglais Wright, et que beaucoup de chirurgiens anglais et quelques français ont adoptée, est celle qui *modifie le plus rapidement et le plus profondément l'aspect d'une plaie infectée*. C'est aussi celle qui met le mieux les plaies fraîches à l'abri des infections graves.

Elle comprend d'ailleurs autre chose que les lavages abondants et répétés à la solution salée. Elle comporte aussi le *débridement* ainsi que l'*exposition à l'air et à la lumière*, comme nous le verrons plus loin.

CHAPITRE II

PLAIES DES PARTIES MOLLES

Les plaies des parties molles forment la grande majorité des plaies de guerre, au moins de celles qui sont

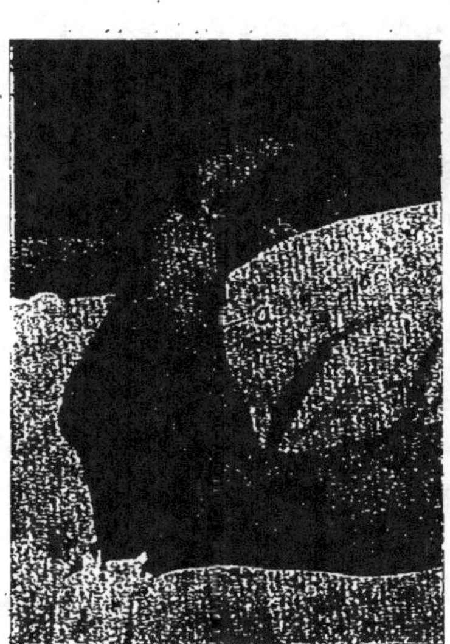

Fig. 1. — Perforation de l'avant-
bras par balle de fusil.
a, orifice d'entrée.

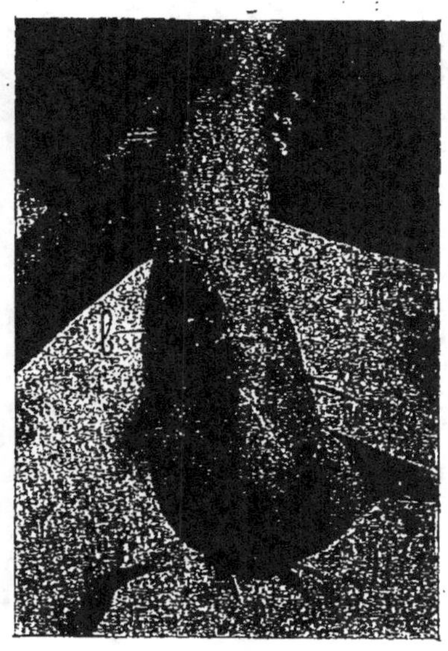

Fig. 2. — Perforation de l'avant-
bras.
b, orifice de sortie.

évacuées. Elles vont nous servir de type pour l'exposé
du traitement.

Elles varient à l'infini en étendue et en gravité, et vont de la simple « plaie en séton », ou traversée de la peau et des parties molles par un projectile de petit calibre qui n'a fait qu'y creuser un canal, jusqu'aux énormes brèches anfractueuses produites par les gros éclats

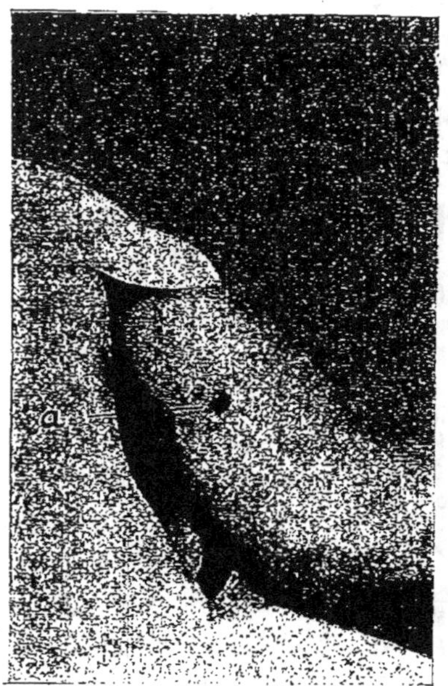

Fig. 3. — Perforation du bras
par balle de fusil.
a, orifice d'entrée.

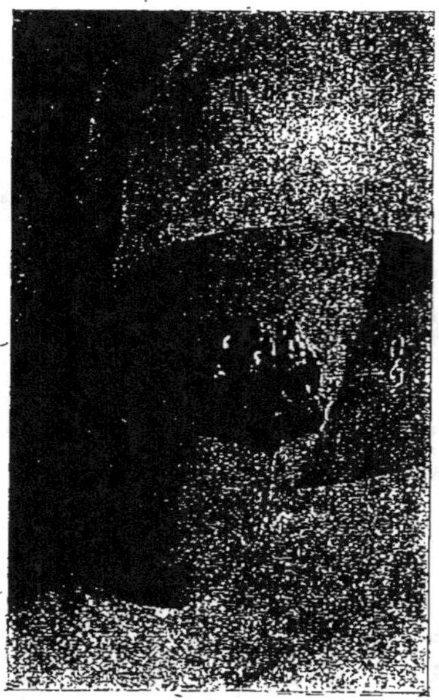

Fig. 4. — Perforation du bras
par balle de fusil.
b, orifice de sortie.

d'obus, où les tissus sont broyés et arrachés à des distances considérables. Entre ces deux extrêmes, il y a tous les intermédiaires, et notamment les traversées avec petit orifice d'entrée et orifice de sortie large, à muscles déchirés et éversés (fig. 1, 2, 3, 4).

Nous prendrons la plaie au moment où elle est produite, et nous distinguerons trois étapes dans son traitement, correspondant aux étapes réelles par lesquelles le blessé doit passer. Nous aurons à envisager : le *premier pansement, l'évacuation du blessé*, le *traitement définitif*.

1° Premier pansement. — Quelles que soient les modifications qui ont dû être apportées, par suite des conditions actuelles de la guerre, à la répartition et à l'organisation des formations sanitaires de l'avant, le premier pansement a conservé l'importance primordiale qu'on lui avait reconnu dans les guerres précédentes, et c'est de la manière dont il est appliqué que dépend toujours, comme autrefois, l'avenir, sinon la vie du blessé.

Y a-t-il lieu, pour le premier pansement, de faire une distinction entre les *plaies par balles de fusil* et les *plaies par projectiles d'artillerie ?* Les premières peuvent être considérées comme aseptiques, tandis que les plaies par éclat d'obus sont toujours primitivement infectées.

Malgré l'énorme différence de gravité qui résulte de là, le premier pansement doit être le même pour toutes les plaies, quelles qu'elles soient. Il n'a, en effet, pas d'autre but que d'arrêter l'hémorragie et de garantir la plaie contre une infection secondaire, jusqu'au moment où l'évacuation est faite. Or ces deux nécessités sont également ment importantes pour toute plaie, présumée déjà infectée ou non.

a) Arrêt de l'hémorragie. — L'hémorragie est d'importance très variable. Tantôt le sang suinte en nappe de toute la surface de la plaie, tantôt au contraire il s'échappe en jet d'une ou de plusieurs artères. Le médecin dispose d'un moyen d'hémostase différent pour ces deux variétés d'hémorragie. Contre l'hémorragie artérielle, il appliquera le *garrot,* contre l'hémorragie en nappe, il fera la *compression.*

Un garrot composé d'une courroie non élastique et d'une pelote destinée à comprimer directement l'artère principale du membre doit être rejeté. Il a l'inconvénient de serrer trop les tissus et d'exposer à un placement imparfait ou à un déplacement ultérieur de la pelote.

Le seul garrot qui soit bon est un simple tube en caoutchouc, solide. Il n'exige pas la recherche de l'artère principale, et s'applique par conséquent sans difficultés. Mais, s'il doit serrer suffisamment pour arrêter le sang, il ne doit rien faire de plus. Une constriction plus forte est inutile, et peut être nuisible en compromettant la nutrition des parties molles et la fonction des gros troncs nerveux.

D'autre part, un serrage insuffisant détermine une stase veineuse et une augmentation de l'écoulement sanguin. Nous avons vu souvent l'hémorragie en nappe s'arrêter immédiatement après l'enlèvement d'un garrot trop peu serré.

Il ne faut pas abuser du garrot, en l'appliquant pour les moindres suintements sanguins. Nous avons, pour les hémorragies en nappe, un moyen très simple, très efficace, et sans aucun des inconvénients du garrot, c'est la compression. On applique par-dessus le pansement une couche d'ouate supplémentaire sur laquelle on roule une bande énergiquement serrée.

Pour toutes les hémorragies en nappe, la compression suffit pour permettre l'évacuation.

b) PANSEMENT. — Garantir la plaie contre l'infection

secondaire est aussi important pour les plaies par projectiles d'artillerie que pour les plaies par balles.

Si on ne les couvre pas immédiatement d'un pansement, le contact des vêtements, le contact du sol ou d'un objet quelconque aura bientôt fait d'infecter les plaies par balles de fusil, ou d'ajouter une infection secondaire à l'infection primitive des plaies par balles de shrapnell, par éclats d'obus ou de bombes.

Avant l'application du pansement, *toute exploration instrumentale ou digitale de la plaie doit être absolument évitée.* Il faut proscrire aussi toute espèce de lavage ou de nettoyage avec un liquide quelconque et, en particulier ne jamais laver au savon la peau environnante. L'emploi de liquides ne peut qu'entraîner dans la plaie des germes de la surface cutanée voisine.

Mais il ne faut pas seulement s'interdire de toucher la plaie, il faut encore que le pansement qui sera appliqué puisse l'être, sans qu'il faille toucher la pièce qui viendra en contact avec la plaie. De cette nécessité sont nés les divers modèles de *paquets individuels*, que le soldat porte sur lui. Il y en a de composition différente et de valeur inégale. Les meilleurs sont des pansements aseptiques qui s'ouvrent par simple traction sur des bouts de bande qui y sont attachés, et qui peuvent donc être appliqués sur la plaie sans qu'ils aient dû être touchés en aucune manière.

Auparavant, la peau aura été badigeonnée dans une grande étendue autour de la plaie, au moyen d'une *teinture d'iode à 5 p.* 100. La teinture officinale à 10 p. 100 produit souvent des brûlures, surtout si la bouteille a été mal bouchée, et si la solution s'est concentrée par évaporation de l'alcool.

Le premier pansement se borne donc à la protection

aseptique de la plaie. La *désinfection* ne doit être faite que dans la formation fixe sur laquelle le blessé sera évacué.

Nous ne parlons pas ici des plaies compliquées de fracture, qui demandent évidemment un appareil d'immobilisation provisoire, ni de certaines hémorragies menaçantes, ni des plaies du tube laryngo-trachéal. Ces complications peuvent nécessiter une intervention immédiate, sur place. Nous en parlerons à propos des régions qu'elles concernent.

2° Évacuation du blessé. — En nous plaçant au point de vue chirurgical, et en tenant naturellement compte des nécessités d'ordre militaire, nous devons faire tous nos efforts pour obtenir qu'après le premier pansement, le blessé soit évacué rapidement et sans autres étapes sur l'hôpital de front le plus proche. L'idéal serait qu'au moment de son arrivée à l'hôpital où il doit recevoir son traitement définitif, le *blessé n'ait reçu qu'un seul pansement*. Le renouvellement du pansement dans des formations intermédiaires ne constitue pas seulement une perte de temps qui reculera la désinfection définitive, mais est contraire au but poursuivi, en augmentant les dangers d'infection.

3° Traitement définitif. — *a*) HÉMORRAGIE. — Au moment de l'entrée du blessé à l'hôpital, il importe de se préoccuper avant tout de *l'hémorragie*. On enlève le garrot et souvent à ce moment aucun gros vaisseau ne donne plus. Il y a un grand intérêt pour la vitalité des tissus à ne pas laisser le garrot en place plus longtemps qu'il n'est strictement nécessaire. Cependant si une grosse artère recommence à saigner, il faut réappliquer le garrot jusqu'après la désinfection.

L'hémorragie est souvent réduite à peu de chose au moment de l'entrée, parce que la pression sanguine est tombée à zéro ou à peu près. Mais si la topographie de la plaie rend possible la lésion d'un gros vaisseau, il ne faut pas se fier à cet arrêt du sang, qui peut n'être que momentané. Au moment où on enlève définitivement le garrot, il ne faut donc pas se contenter de lier les vaisseaux qui donnent, il est prudent d'aller aussi à la recherche de ceux qui peuvent être ouverts dans la plaie, sans qu'ils saignent pour l'instant. Faute d'avoir pris cette précaution, on s'expose à des hémorragies secondaires.

Les nombreux agents hémostatiques recommandés contre les hémorragies, la gélatine, le chlorure de calcium, la pituitine, l'émétine ne trouvent ici guère d'applications. Il faudrait peut-être faire une exception pour le sérum de cheval qui pourrait rendre des services dans certains cas, et pour l'adrénaline dont l'addition à la solution physiologique est certainement utile, comme nous allons le voir.

b) SHOCK. — Il y a lieu ensuite de s'inquiéter de *l'état général du blessé*. Cet état général est souvent mauvais. Toutes choses égales, les blessures de guerre s'accompagnent, beaucoup plus fréquemment que les blessures ordinaires, des phénomènes du *shock*.

Le shock est, bien entendu, indépendant de l'hémorragie. Il existe souvent, à un très haut degré, sans que le malade ait perdu une quantité notable de sang. Mais, d'autre part, une hémorragie abondante donne lieu à un état d'anémie aiguë dont les symptômes sont très voisins de ceux du shock, à tel point que la distinction est souvent difficile. Il n'est d'ailleurs pas indispensable de la faire, puisque le traitement des deux états est le même.

On admet généralement que les blessures par projectiles d'artillerie s'accompagnent plus souvent de shock
que les blessures par balles de fusil. Cela est vrai dans
une certaine mesure, en ce sens que les projectiles d'artillerie produisent des plaies larges, déchirées, déchi-
quetées. Mais la règle n'est pas absolue et lorsque la
balle de fusil donne lieu à des effets explosifs, on constate le shock, absolument comme pour les plaies par
éclats d'obus.

Ce qui détermine donc le shock, ce n'est pas la nature
du projectile, ce sont les caractères des lésions qu'il a
produites.

Lorsqu'une balle, ou un petit éclat d'obus, a traversé
les parties molles sans y occasionner de grands délabrements, le shock sera minime ou absent. Lorsqu'au
contraire, un gros éclat a labouré les muscles, ou qu'une
simple balle de fusil a dévié par ricochet, la plaie sera
vaste, déchiquetée, anfractueuse, et le shock sera pro-
noncé.

Tous les degrés s'observent dans le shock. Tantôt, c'est
un peu de pâleur, avec petitesse du pouls. Tantôt au contraire, le blessé est blanc, froid, sans pouls et plongé
dans une sorte de stupeur, ou en proie à une grande
excitation.

Pourquoi les plaies de guerre s'accompagnent-elles de
shock, plus souvent que les plaies de la pratique civile?

Est-ce simplement parce que ces plaies sont souvent
plus étendues, plus déchirées, les tissus plus contus? Il
est probable qu'il en est ainsi pour une part. Mais un
autre élément intervient sans doute, c'est la violence que
met le projectile à traverser les tissus, violence incomparablement plus grande que celle des traumatismes ordinaires. Il est probable aussi que l'état antérieur du blessé

joue un rôle, par la fatigue, l'épuisement moral et physique,

Bien que nous ne connaissions encore rien de positif au sujet de la pathogénie du shock, il est certain que ces phénomènes se rattachent à des troubles de l'innervation vasomotrice, dans lesquels intervient le système sympathique. On conçoit donc qu'un épuisement nerveux préexistant puisse s'ajouter à la violence du traumatisme pour produire l'ébranlement et le dérèglement du système nerveux splanchnique qui est à la base des symptômes du shock.

Si ces symptômes ne sont pas très accentués, on peut attendre de les soigner jusqu'après le pansement. Aussitôt que le blessé est mis au lit, incliné en arrière pour retenir le sang dans les parties supérieures du corps, on le réchauffe au moyen de cruchons et on lui administre du *sérum physiologique sous-cutané*. Il est utile d'ajouter à la solution saline une petite dose d'adrénaline.

Il faut donner le sérum à forte dose, 1 à 2 litres en une fois et le répéter aussitôt que le pouls fléchit de nouveau, et cela aussi souvent qu'il est nécessaire. Il ne faut pas craindre d'arriver en vingt-quatre heures à administrer ainsi plusieurs litres de liquide. Nous n'en avons jamais constaté aucun inconvénient.

Si l'on veut aller plus vite, on combine au sérum sous-cutané le *sérum intrarectal*, donné goutte à goutte, auquel on peut ajouter de l'eau-de-vie, et qui s'absorbe au fur et à mesure de son entrée dans l'intestin.

Mais si le shock est profond, si le blessé est sans pouls, il ne faut pas attendre que le pansement soit terminé, il faut s'occuper en même temps de la plaie et de l'état général. Dans ce cas, comme la circulation est quasi abolie, le sérum sous-cutané n'est pas absorbé. Il faut alors s'adresser au *sérum intraveineux*.

De préférence additionné d'adrénaline, il est injecté à dose massive, et au lieu de faire la ponction sous-cutanée de la veine avec une canule pointue, ce qui est souvent difficile par suite de l'affaissement des vaisseaux, nous employons une canule large de 2 millimètres et mousse, qu'on introduit dans une petite incision pratiquée à la veine mise à nu. La pénétration du liquide est ainsi très

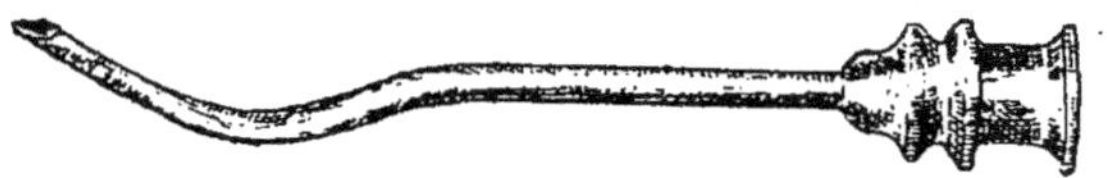

Fig. 5. — Canule pour l'injection intraveineuse du sérum physiologique, grandeur naturelle.

rapide et en un quart d'heure on peut en introduire 1 1/2 à 2 litres (fig. 5).

L'effet est immédiat, et l'on sent le pouls revenir à mesure de l'entrée du liquide. Si, au bout de quelques heures, les accidents se reproduisent, on revient à l'infusion intraveineuse et ainsi de suite, jusqu'à ce que la circulation soit définitivement rétablie. Il faut évidemment se servir d'une solution parfaitement stérile.

L'injection intraveineuse est un moyen héroïque. Rien n'égale son efficacité, à condition qu'on donne de fortes doses et qu'on les répète autant de fois qu'il est nécessaire. Il faut, bien entendu, y combiner tous les autres moyens propres à stimuler l'action du cœur, notamment les injections sous-cutanées de camphre, d'éther, de strychnine, etc.

Transfusion du sang. — Les moyens que nous venons d'indiquer pour le traitement du shock s'appliquent exactement et de la même manière au *traitement des états hémorragiques*. On doit donc y avoir recours chaque fois que le blessé, avant son entrée, a subi une perte de sang abondante, et présente des symptômes plus ou moins graves d'anémie aiguë.

Il est un autre moyen destiné à combattre l'anémie aiguë, dont nous devons dire un mot, c'est la *transfusion du sang*.

Cette opération, très ancienne, a été reprise dans ces dernières années, et sa technique a été très améliorée.

On peut faire la transfusion *directe*, qui évite la coagulation, et consiste à faire passer directement le sang d'un vaisseau dans l'autre, sans qu'il perde contact avec l'endothélium vasculaire, ce qu'on obtient en introduisant au moyen d'une canule spéciale, — la meilleure est celle d'Elsberg, — le bout de l'un des vaisseaux, retourné en doigt de gant, dans la lumière de l'autre.

On peut faire aussi la transfusion *indirecte*, en anastomosant l'artère du « donor » avec la veine du « receptor », par un tube métallique *paraffiné*, qui ne coagule pas le sang.

De ces deux méthodes, la dernière est incontestablement la plus simple.

S'il était démontré que le danger de l'anémie résulte, non de la chute de la pression artérielle par déperdition de liquide, mais de la pénurie des globules rouges, il est clair que la transfusion serait supérieure au sérum intraveineux. Mais c'est le contraire qui est probable, et le sérum suffit donc dans la plupart des cas d'hémorragie.

Il suffit aussi quand le shock se combine à l'anémie, comme il arrive fréquemment. Et quand il s'agit de shock pur, la transfusion paraît inutile et même dangereuse.

Dans l'état actuel de la question, nous pensons que la

transfusion, moyen infiniment plus compliqué que le sérum (technique délicate, difficulté d'avoir sous la main des donneurs) doit être réservée aux cas assez rares où le sérum reste impuissant. Réduite à ces indications, la transfusion est une ressource qu'il faut connaître et savoir utiliser.

c) TRAITEMENT DE LA PLAIE. — Au point de vue des *soins à donner à la plaie elle-même*, il y a une première règle générale à suivre, quelles que soient l'importance et la gravité du cas. Il faut toujours commencer par *désinfecter la peau environnante*. Ceci est capital, si l'on veut éviter que pendant les manipulations, la plaie ne soit contaminée par ses alentours.

La désinfection de la peau comprend : 1° Le *rasage à sec* et sans savon, dans une grande étendue autour de la plaie.

2° Le *décapage* au moyen de compresses imbibées d'éther, pour enlever toute la graisse et la crasse de la peau. A défaut d'éther, qui est, à notre avis, le meilleur dissolvant des graisses cutanées, on pourrait employer la benzine ou le pétrole.

Il faut surtout *ne jamais employer de savon,* comme on le faisait toujours autrefois et comme on le fait encore de nos jours. L'eau savonneuse a l'inconvénient de gonfler les cellules épidermiques, de les serrer plus étroitement les unes contre les autres et de rendre plus difficile la pénétration de la teinture d'iode entre leurs interstices.

Le décapage doit comprendre toute la région qui sera couverte par le pansement, c'est-à-dire qu'en cas de plaie d'un membre, toute sa circonférence devra être désinfectée.

Il s'agit maintenant de faire la *toilette de la plaie* elle-même.

Avant de commencer cette toilette, le chirurgien doit se brosser les mains au savon et à l'eau chaude et *mettre des gants* de caoutchouc. Cette précaution est d'autant plus nécessaire, qu'on est souvent encombré de blessés et qu'on n'aurait pas le temps de se désinfecter suffisamment les mains après chaque pansement. On sait d'ailleurs qu'une désinfection complète des mains est chose impossible à obtenir en pratique. Il est donc beaucoup plus simple et plus sûr de changer de gants pour chaque blessé. Ces gants doivent avoir passé à l'autoclave ou tout au moins avoir été bouillis assez longuement.

La conduite à tenir varie maintenant d'après l'importance et la nature de la plaie qu'il s'agit de panser.

Si l'on a affaire à une *simple perforation par balle de fusil*, avec un orifice d'entrée et un orifice de sortie, ou avec un orifice d'entrée seulement, il suffit de désinfecter ces orifices en les débarrassant, au moyen de compresses imbibées d'éther, de toutes les souillures qu'ils peuvent présenter : caillots et corps étrangers.

Comme la balle de fusil est présumée stérile, sinon absolument, du moins en pratique, et que cette balle, par suite de sa force de pénétration et de sa forme, procède plutôt par écartement des tissus que par déchirure en traversant les parties molles, il n'y a pas lieu de s'occuper du trajet très simple et très étroit qu'elle a produit. Une exploration quelconque est superflue et pourrait être nuisible, parce qu'elle risquerait d'y introduire des impuretés arrêtées près des orifices et de produire des décollements.

Si la *perforation est le fait d'une balle de shrapnell ou*

d'un petit éclat d'obus, les choses se présentent autrement. Ces projectiles sont toujours infectés et ils entraînent habituellement avec eux des corps étrangers, infectés aussi, et notamment des fragments de vêtement. Leur forme fait qu'ils ne procèdent plus par écartement en traversant les tissus, mais par déchirure et arrachement, et, leur force de pénétration étant ordinairement moindre que celle de la balle de fusil, ils restent maintes fois inclus dans les tissus, où ils n'ont produit qu'un orifice d'entrée et un trajet borgne.

Faut-il, en pareil cas, essayer de nettoyer le trajet par un curettage, des irrigations? Faut-il aller plus loin et fendre tout le trajet pour mieux le nettoyer et extraire les corps étrangers?

Nous ne le faisons pas systématiquement. En présence d'une plaie de ce genre, nous commençons toujours par explorer le trajet au doigt, après avoir au besoin débridé l'orifice d'entrée. Si nous trouvons derrière l'orifice une cavité plus ou moins anfractueuse, nous débridons davantage et nous remontons souvent ainsi jusqu'au projectile que nous enlevons. Mais si le doigt explorateur ne rencontre qu'un trajet, et non une cavité, nous renonçons au débridement immédiat et nous nous contentons de nettoyer la plaie d'entrée, nous réservant d'extraire le projectile après localisation par la radiographie.

Cette manière de faire nous permet, en cas de longs trajets, d'extraire le corps étranger par une incision spéciale et de ménager toute la partie restante du trajet, souvent profond, et dont le débridement complet donnerait lieu à des plaies énormes qui mettraient un temps fort long à se cicatriser.

Mais il est bien entendu que ces projectiles doivent toujours être enlevés, quand ils occupent les parties molles.

Il ne faut pas compter pour eux sur une tolérance définitive, observée quelquefois, mais dont la possibilité ne
compense nullement le danger des infections qu'ils provoquent le plus souvent.

Il sera même prudent de ne pas attendre que leur présence ait provoqué la suppuration de la plaie, qui est
presque inévitable pour les petits fragments d'obus, très
fréquente pour les balles de shrapnells.

Supposons maintenant le cas d'une *plaie plus ou moins
vaste avec déchirure des muscles*, produite par un gros
éclat d'obus. Ici il n'y a plus d'hésitation possible : un
débridement et une *toilette minutieuse* sont nécessaires.

On commence par explorer au doigt toute l'étendue de
la plaie, pour reconnaître les· décollements, les déchirures musculaires, les anfractuosités. Au moyen de compresses imbibées abondamment d'éther, on débarrasse la
plaie avec le plus grand soin de tous les corps étrangers
qu'elle renferme : caillots, terre, débris de projectiles,
d'étoffes, de bois, etc.

Lorsque cette toilette préliminaire est faite, on débride
tous les décollements, toutes les anfractuosités, tous les
trajets, et cela complètement, jusqu'au bout, de manière
à étaler la plaie dans toute son étendue. La suppression
du moindre clapier n'est pas seulement indispensable
pour qu'on puisse compléter le nettoyage, mais aussi en
vue du libre écoulement ultérieur des sécrétions. Il ne
faudrait pas hésiter, le cas échéant, à réséquer les lambeaux de parties molles flottants et voués à la gangrène,
et surtout les parties de muscles fortement contuses,
auxquelles le nettoyage le plus soigneux ne restitue pas
l'aspect du muscle sain.

Au besoin, on ne reculerait pas devant la section com

plète des ponts musculaires ou cutanés, pour extérioriser mieux toute la plaie.

Si l'on a l'impression d'être parvenu à un décapage complet de la plaie, on termine, sans pratiquer aucune irrigation, par un *pansement sec, épais*, après avoir badigeonné de nouveau les alentours à la teinture d'iode. Ce pansement comportera, comme toujours, un tamponnement exact de la plaie au moyen de gaze stérile, recouverte d'une couche d'ouate également stérile, le tout fixé par une bande. Un tel pansement est destiné à n'être levé qu'après plusieurs jours.

Si, au contraire, on a affaire à une plaie tellement souillée par des impuretés de toute espèce, ou tellement déchiquetée que le nettoyage mécanique le plus minutieux ne parvient pas à lui donner bon aspect, il faut renoncer au pansement sec et appliquer d'emblée le *traitement à l'eau salée*.

On pratique une irrigation abondante et prolongée. La solution doit pénétrer dans tous les recoins, et il ne faut cesser l'irrigation que lorsque le liquide revient absolument clair.

On remplit ensuite la plaie de compresses fortement imbibées d'une solution salée forte, à 5 p. 100 ; et le tout est recouvert d'une toile imperméable et d'une bande.

Ce pansement humide doit être renouvelé au moins deux fois par jour, et même toutes les quatre heures, d'après l'évolution. Chaque fois, une nouvelle irrigation doit être faite, aussi abondante qu'au premier pansement.

Dans les cas heureux, ce traitement débarrasse progressivement la plaie des lambeaux gangrénés, et la transforme bientôt en une surface nette où le bourgeonnement commence. C'est le moment de remplacer les irrigations par le pansement sec.

d) Prévention du tétanos. — Il y a lieu, au moment du premier pansement, de pratiquer une *injection préventive de sérum antitétanique.*

La plupart des chirurgiens qui ont expérimenté ce sérum, lui reconnaissent une haute valeur comme moyen préventif. Des observations comparatives faites dans certains hôpitaux n'ont laissé aucun doute à cet égard : le tétanos disparaissait dans les services où tous les blessés recevaient l'injection préventive, et continuait à se montrer dans les autres.

Par contre le sérum ne semble pas posséder une grande valeur comme moyen curatif. Une fois le tétanos déclaré, il ne paraît pas que des injections, même de doses massives, soient en état de l'enrayer. C'est que les toxines sont trop rapidement fixées par les cellules nerveuses.

Si, dans la chirurgie civile, le sérum préventif est indiqué pour toutes les « plaies de rue », et toutes celles qui sont souillées de terre, il l'est à plus forte raison pour les plaies de guerre qui, plus que d'autres, renferment toutes sortes de malpropretés et en particulier de la terre. Or les cantonnements de chevaux qui couvrent toute l'étendue du front infectent à un haut degré le sol par le bacille de Nicolaïer.

L'idéal serait que tous les blessés fussent immunisés aussitôt la blessure reçue. Cette mesure excellente est appliquée sur le front britannique, dans la tranchée même, cu au poste de secours. Nous l'avons adoptée pour tous les blessés qu'on amène à l'hôpital. Si le sérum existait en quantité insuffisante pour une application générale, il faudrait tout au moins injecter tous les blessés par projectiles d'artillerie et par bombes.

Une autre mesure permettrait peut-être de généraliser le sérum préventif. Ce serait de donner à chaque blessé une quantité moindre que les 10 centimètres cubes employés d'ordinaire. Quelques essais tendent à faire croire qu'une dose de 5 centimètres cubes et peut-être même de 2 centimètres cubes serait suffisante. Il faut, bien entendu, répéter la dose après huit à dix jours.

S'il était démontré que ces faibles doses sont vraiment suffisantes, il y aurait là un moyen de faire profiter un plus grand nombre de blessés des bienfaits de l'immunisation. Malheureusement, cette preuve n'est pas encore fournie d'une manière rigoureuse et, en attendant, nous continuons d'employer la dose de 10 centimètres cubes.

4° Évolution de la plaie. — Nous avons laissé le blessé muni de son premier pansement. Voyons maintenant quelle sera l'évolution de la plaie, et en quoi doit consister le traitement consécutif.

Supposons d'abord le cas où un pansement sec a été appliqué sur une simple perforation ou sur une plaie plus ou moins vaste, mais dont le nettoyage mécanique a pu être fait de façon satisfaisante. Un tel pansement est, en principe, un pansement rare, c'est-à-dire destiné à n'être levé qu'après plusieurs jours. La plaie, en effet, est présumée aseptique, et la levée intempestive du pansement l'exposerait à l'infection secondaire.

Mais, comme il n'y a qu'une présomption d'asepsie, il faut qu'une surveillance attentive puisse, le cas échéant, dépister l'infection dès son début.

Cette surveillance doit s'exercer avant tout par l'*observation stricte de la température*. Il faut mettre le thermomètre au moins deux fois par jour, matin et soir, et dans les cas graves, toutes les quatre heures.

Les indications que fournit le tableau de température sont multiples. Si la température est le matin aux environs de 37 et que l'ascension vespérale n'atteint pas et, en tout cas, ne dépasse pas 38, on peut affirmer que tout va bien au point de vue de l'asepsie, à condition, bien entendu, qu'il y ait concordance avec le pouls, qui ne doit pas dépasser 80 à 85 pulsations, à condition aussi que le blessé n'accuse pas de douleur très vive. Dans ce cas, le premier pansement peut et doit rester en place six, huit, dix jours et lorsqu'on l'enlève au bout de ce temps, on trouve une plaie déjà bourgeonnante, avec, de-ci de-là, des lambeaux gangrénés en voie d'élimination.

Pour l'enlèvement de ces pansements, souvent collés par suite de l'insignifiance de la suppuration, on peut avantageusement irriguer à l'eau oxygénée, que les bourgeons charnus supportent très bien, et qui détache très bien les pièces de pansement.

Dès ce moment, la plaie étant protégée par une couche de bourgeons charnus, l'infection grave n'est plus guère à craindre et la guérison s'obtient en un minimum de temps, sous des pansements secs qu'on continue de renouveler de loin en loin, à mesure qu'ils se percent ou gênent par la dessiccation.

Cette évolution en quelque sorte idéale est, en somme, assez rare pour les plaies de guerre. Habituellement, elles deviennent de bonne heure le siège de *phénomènes infectieux*, qui changent le tableau. L'infection présente les formes les plus variées et la gravité la plus différente.

Pour la facilité de l'exposé et en schématisant un peu les choses, nous distinguerons des *phénomènes infectieux purement locaux*, sans symptômes généraux autres que la fièvre, et des *phénomènes infectieux accompagnés de symptômes généraux plus ou moins graves*. Nous ne disons pas infection locale et infection générale, car dans les cas où les symptômes généraux sont les plus graves, il est fréquent de ne pas trouver de microorganismes dans le sang. Dans les deux groupes, il y a lieu de distinguer des degrés et des modalités différentes.

INFECTIONS SANS SYMPTÔMES GÉNÉRAUX GRAVES

Premier cas. — Dès les premiers jours, on voit la température du soir monter au delà de 38 et souvent dépasser 37° le matin. Si, au bout du troisième jour, l'ascension ne s'arrête pas, il faut enlever le pansement. On constate alors que la plaie a un aspect terne, est couverte par places d'une sorte d'exsudat grisâtre, et donne un liquide séro-purulent, dont l'odeur peut être mauvaise dès l'abord. L'indication est formelle de remplacer immédiatement le pansement sec par le traitement physiologique, et de faire toutes les quatre heures d'abondantes irrigations dans tous les recoins de la plaie, de manière à entraîner toutes les sécrétions et les lambeaux gangrénés à mesure qu'ils se détachent. Après chacun de ces nettoyages, la plaie est remplie de compresses trempées dans la solution salée forte à 5 p. 100, et le pansement complété comme il est dit plus haut.

Souvent, après quelques jours de ce traitement, la température est retombée à la normale et la plaie a pris le caractère bourgeonnant. C'est le moment de reprendre le pansement sec et rare, jusqu'à la guérison complète.

Deuxième cas. — Le traitement physiologique peut ne pas faire tomber la température, qui continue de dépasser 38, en même temps qu'il persiste de la suppuration et qu'il se marque une tendance au décollement de la peau et à la formation de trajets intermusculaires.

On modifie très bien ces plaies, en faisant une irrigation

d'eau oxygénée, immédiatement après le lavage détersif

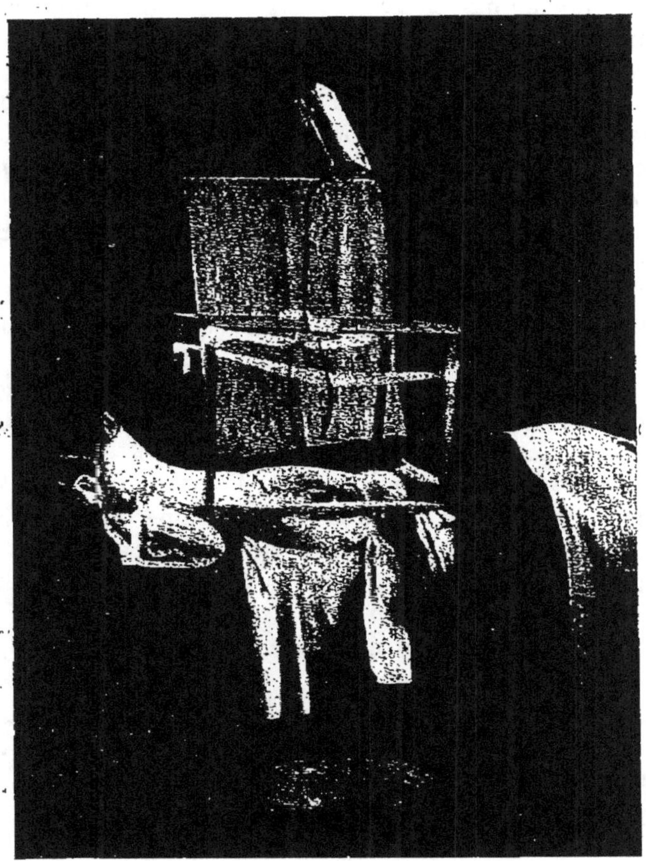

Fig. 6. — Irrigation continue pour résection du genou. Installation
de fortune.

à l'eau salée, et tout en continuant le même pansement

humide. Si l'on ne réussit pas, on s'adresse à l'irrigation continue au moyen du sérum. L'irrigation continue est le moyen le plus puissant dont nous disposions pour modifier les plaies de ce genre (fig. 6).

Il arrive, surtout quand la plaie est très vaste, que la température atteigne pendant quelques jours 39 et même 40°, tandis que la plaie se nettoie régulièrement sous l'influence des irrigations salées, et ne présente rien d'anormal. Cette fièvre élevée fait naturellement craindre une infection grave. Mais on n'observe pas d'accélération excessive du pouls, qui atteint à peine 100 et la fièvre ne présente pas de rémission matinale ni d'ascension vespérale régulières. L'état général, à part une certaine agitation et souvent un état saburral des voies digestives, reste très bon. Le teint, en particulier, ne change pas.

Après quelques jours de cette fièvre à marche irrégulière, tout rentre dans l'ordre. La température retombe au-dessous de 38, sans que rien puisse expliquer ces incidents, dus peut-être à des phénomènes de résorption.

Il n'y a, en pareil cas, qu'à continuer le traitement physiologique, et à attendre la chute de la température. Ce qui doit écarter l'idée d'une infection grave, ce sont les caractères des tracés de température qui montrent un plateau plutôt que des crochets, c'est la faible fréquence du pouls malgré une forte ascension thermique (fig. 7 et 8), et c'est le maintien de l'état général. Dans les infections graves, comme nous le verrons plus loin, c'est le contraire : la discordance du pouls et de la température est en sens inverse, c'est-à-dire qu'avec une fièvre peu élevée, on observe une accélération considérable des pulsations.

Troisième cas. — La suppuration de la plaie peut n'être pas enrayée par les irrigations à l'eau oxygénée. Elle se transforme quelquefois en une véritable cavité suppu-

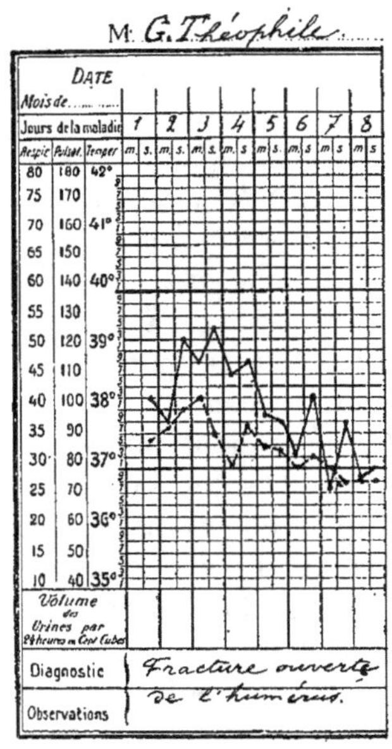

Fig. 7. — Plaie gangréneuse de la fesse. La température (ligne pleine) dépasse 39 le premier jour, mais le pouls (ligne pointillée) n'atteint pas 90 pulsations. Pronostic favorable. Guérison rapide.

Fig. 8. — Fracture ouverte de l'humérus. La température (ligne pleine) dépasse 39, mais le pouls (ligne pointillée) atteint à peine 100. Bon pronostic. Guérison.

rante, avec des trajets accessoires et des décollements. Le pus peut présenter de l'odeur. La température reste élevée.

Il faut revenir immédiatement au débridement de la

plaie et de tous ses diverticulums, pour obéir au principe de transformer la cavité en une surface plane. Il faut aussi rechercher les projectiles et les débris de vêtements qui auraient pu échapper lors du premier débridement, et qui sont souvent la cause des suppurations tenaces. Dans certains cas cependant, un trajet traversant le membre de part en part, il peut être préférable de pratiquer une ou plusieurs contre-ouvertures, à condition de les faire larges. On y place de très gros drains.

Ce n'est que dans ces cas de suppuration simple que nous employons le drainage. Les irrigations abondantes d'eau salée, et surtout d'eau oxygénée une fois par jour, tariront la suppuration. Pour ces surfaces suppurantes, l'eau oxygénée est sans inconvénients, et nous paraît activer la cicatrisation.

Une fois que la suppuration est suffisamment réduite et qu'il ne se forme plus de nouveaux décollements, on revient au pansement sec.

Quelquefois on voit la suppuration envahir les environs de la plaie et s'y propager rapidement, en y produisant un véritable phlegmon, plus ou moins envahissant. Ces phlegmons doivent être largement débridés et poursuivis dans toutes leurs extensions.

Quatrième cas. — D'autres fois, et sans que la température s'élève beaucoup, on voit la surface de la plaie et ses bords prendre l'aspect gangréneux. Il n'y a, malgré cela, aucune altération notable de l'état général, ni aucune modification de la peau ni du tissu cellulaire environnants. La gangrène résulte ici, non d'une infection, mais de l'intensité de la contusion.

Lorsqu'elle est superficielle, il suffit ordinairement du traitement physiologique accompagné d'irrigations à l'eau oxygénée, pour voir la surface se déterger graduellement et se couvrir de bourgeons charnus. Quelquefois cependant, d'épais lambeaux de parties molles s'éliminent en bloc, et laissent des pertes de substance qui mettent des mois à se combler. Si la surface de la plaie tarde à se nettoyer, et si le bourgeonnement reste sans vivacité, on peut remplir la plaie de gaze imbibée de baume du Pérou, excellent stimulant de la cicatrisation.

Toutes ces infections ont cela de particulier, qu'elles n'altèrent pas sensiblement l'état général, dont il n'y a pas à se préoccuper. Il faut cependant prendre certaines précautions.

Les blessés doivent être tenus au lit pendant les premiers jours, jusqu'à ce que l'évolution de la plaie se dessine comme devant être favorable. Le régime sera réglé comme celui de tout blessé ou de tout opéré. Il y aura lieu de soigner pour des évacuations régulières. Il est recommandable aussi de faire systématiquement l'examen de l'urine pour y dépister le sucre et l'albumine.

Une fois les premiers jours passés, et si tout va bien, il est bon de ne pas immobiliser absolument le membre. De petits mouvements actifs sont utiles pour éviter l'enraidissement des articulations.

Sans compter les soins à donner à la peau, un massage léger au-dessus et au-dessous de la plaie aidera à maintenir en état le système musculaire. Il n'est pas rare que, malgré cela, de simples plaies de parties molles laissent des épaississements fibreux profonds et des rétractions musculaires, qui exigeront un traitement mécanothérapique et la rééducation fonctionnelle.

Les complications infectieuses avec symptômes généraux graves seront étudiées dans le chapitre suivant.

5° Petites plaies multiples de la peau. — Certains blessés ont la peau de toute une face du corps comme truffée ou poivrée par un nombre considérable de toutes petites plaies. Certaines d'entre elles sont de simples éraflures, mais quelques-unes se prolongent en un trajet sous-cutané ou même un véritable décollement. Elles sont produites par de petits éclats de grenades, de bombes ou d'obus, qu'on trouve souvent dans la peau ou dans le trajet profond.

La plupart des projectiles qui les produisent étant percutants, et par conséquent souillés de terre, ces plaies minuscules sont très sujettes aux infections, bien que d'apparence bénigne.

Il faut explorer très soigneusement ces petites plaies, débrider toutes celles qui conduisent dans un trajet, enlever tous les corps étrangers révélés par la radiographie et toutes les malpropretés. Malgré cela, on n'évitera pas toujours des complications infectieuses quelquefois graves.

D'ailleurs ces petites plaies peuvent être la porte d'entrée de projectiles volumineux, qu'on trouve dans la profondeur, et dont on ne peut expliquer la pénétration que par la grande élasticité de la peau (J.-L. Faure).

6° Réveil de l'infection. — Après une opération pratiquée dans une région qui a été le siège d'une infection, guérie en apparence, les phénomènes infectieux peuvent se réveiller brusquement, avec une grande violence, comme si des microorganismes, emprisonnés dans les tissus, étaient mis en liberté et produisaient une nouvelle inoculation.

Ces faits qui font supposer un état de *microbisme latent,* se sont montrés, depuis la guerre, dans des conditions qui ne permettent pas de les contester, malgré la difficulté d'éliminer toujours l'hypothèse d'une infection exogène.

Ils doivent rendre circonspect quand il s'agit de rouvrir un ancien foyer d'infection, ou d'intervenir, même tardivement, dans son voisinage.

CHAPITRE III

INFECTIONS GRAVES. GANGRÈNE GAZEUSE

Tétanos. — Lorsqu'on utilise systématiquement le,
sérum antitétanique préventif, on ne voit que rarement le
tétanos compliquer les blessures de guerre.

Nous avons vu que le sérum ne mérite en revanche
aucune confiance comme moyen curatif. Parmi les autres
moyens recommandés comme spécifiques, nous estimons
que les injections d'eau phéniquée par la méthode de
Bacelli, qui n'ont certes pas la valeur que leur attribuent
les auteurs italiens, peuvent cependant rendre des services. Il faut injecter sous la peau une solution aqueuse
de 2 ou 3 p. 100 d'acide phénique. La dose doit correspondre à 1 centigramme d'acide phénique par kilogramme
de poids et par jour. Un homme pesant 70 kilogrammes
recevra donc 70 centigrammes d'acide phénique en vingt-
quatre heures.

Cette dose énorme est renouvelée tous les jours, en
deux fois, pendant quinze jours et plus, jusqu'au moment
où les contractures rétrocèdent suffisamment.

Elle est toujours admirablement supportée et ne produit que rarement un peu d'irritation locale. Elle ne
donne jamais lieu au moindre symptôme d'intoxication ;
il n'y a même pas de coloration de l'urine.

Il semble donc y avoir une tolérance spéciale pour

l'acide phénique chez les tétaniques. Quant à son action curative, il faut être prudent pour l'apprécier, et surtout tenir compte de ce fait que le tétanos est d'autant moins grave que sa période d'incubation a été plus longue. Nous avons cependant l'impression que plusieurs des blessés auxquels nous avons appliqué ce traitement, lui doivent leur guérison.

Il est bon d'ailleurs d'y ajouter l'administration des sédatifs du système nerveux, et surtout le chloral, dont les tétaniques supportent de très fortes doses, ainsi que les injections de morphine.

Nous n'avons pas utilisé le sulfate de magnésie, dont il a été souvent question. Une solution à 15 p. 100 en injection intraveineuse, aurait, comme le curare, la propriété d'interrompre la conductibilité nerveuse et modérerait les contractures. Ces injections pourraient être répétées impunément plusieurs fois par jour.

Septicémie. — Les infections locales dont nous avons parlé dans le chapitre précédent peuvent, dans certains cas, s'accompagner de symptômes généraux graves et aboutir à la *septicémie* vulgaire. Tandis que la plaie, malgré tous les moyens mis en œuvre pour la modifier, suppure de plus en plus, que de nouveaux décollements continuent à se produire, que de nouvelles collections se montrent à distance, que le pus devient de plus en plus fétide, la fièvre prend le caractère des grandes oscillations, avec frissons et transpirations profuses. L'état général s'altère, l'amaigrissement est rapide, et finit par atteindre les extrêmes limites de l'émaciation. Le teint est terreux, sub-ictérique ou ictérique, les urines albumineuses, toutes les fonctions languissantes, et le blessé finit par succomber à la cachexie, avec des désordres locaux, qui ont abouti à la désorganisation complète des tissus de la région.

S'il est juste d'imputer quelquefois la responsabilité de cette évolution à l'insuffisance des moyens employés pour la combattre, il ne dépend pas toujours de nous de l'arrêter. Certaines formes de cette infection sont si virulentes que, ni les débridements répétés les plus larges, ni les lavages les plus abondants à l'eau salée, l'eau oxygénée, le permanganate, ne parviennent à enrayer son extension. Nous n'avons qu'un seul moyen de lui barrer la route, c'est l'amputation. Et encore faut-il que nous sachions y recourir à temps.

Nous devons savoir nous résoudre au sacrifice du membre avant que l'extension des lésions au tronc ne rende toute intervention impossible, avant que la perte des forces ne soit telle qu'aucune intervention ne puisse plus être supportée. Une amputation faite à temps pourra sauver le blessé; faite trop tard, elle ne pourra plus que charger injustement les statistiques des interventions opératoires.

GANGRÈNE GAZEUSE. — De toutes les infections graves qu'on rencontre chez les blessés de la guerre actuelle, la plus redoutable de beaucoup est la *gangrène gazeuse*. Elle est par excellence l' « infection de guerre », presque inconnue en chirurgie civile, et dont on commence à peine à dégager la physionomie clinique et le traitement.

Étiologie. — Certaines blessures exposent plus que d'autres à la gangrène gazeuse, et nous savons à peu près quels sont les cas dans lesquels nous devons être en garde contre elle.

Ce sont les projectiles d'artillerie qui semblent avoir le monopole de provoquer la gangrène gazeuse, et particulièrement dans deux conditions : lorsque le projectile est resté dans les tissus, et lorsqu'il existe des broiements musculaires. Nous savons en effet que la bouillie de muscles constitue un excellent milieu de culture.

Ce sont particulièrement les gros éclats d'obus, de bombes ou de grenades qui donnent lieu à cette complication, peut-être par suite des débris de vêtements, de la terre et des autres corps étrangers qu'ils entraînent toujours avec eux.

Les blessures multiples, les grands délabrements des parties molles, les fracas osseux sont les lésions qui y exposent le plus, surtout quand elles occupent le membre inférieur, et particulièrement *la cuisse* et *la fesse*.

La gangrène gazeuse est surtout fréquente pendant les périodes de grande activité sur le front, alors que les blessés encombrent les hôpitaux, et que le manque de temps ne permet pas toujours la désinfection immédiate, dont nous allons voir la nécessité.

L'éclosion des accidents est presque toujours précoce. Ils deviennent rares après deux ou trois jours, quelquefois il suffit de quelques heures, et ce sont là les formes les plus graves, celles dont la marche est souvent foudroyante.

Il importe de signaler ici le danger de transmission des infections des plaies, dans les hôpitaux, par l'intermédiaire des mouches. La chasse à ces insectes et l'emploi de moustiquaires constituent des précautions qui ne peuvent être négligées.

Les microbes habituels de la gangrène gazeuse sont le *vibrion septique* de Pasteur et d'autres bacilles anaérobies, le *Bacillus aerogenes capsulatus* de Welch, le *Bacillus phlegmonis emphysematosæ* de Fränkel, qui ne seraient eux-mêmes que des variétés du *Bacillus perfringens* de Veillon et Zuber. Depuis la guerre, on a découvert d'autres anaérobies dans la gangrène gazeuse. Sacquépée en a décrit une espèce qu'il considère comme spécifique d'une forme de la maladie, et tout récemment Weinberg et Séguin ont isolé dans un certain nombre de cas une autre forme, à laquelle ils donnent le nom de *Bacillus œdematiens*.

Il règne encore beaucoup de confusion dans l'étude de la riche flore anaérobie qu'on trouve dans les infections gangréneuses. On commence seulement à en dénombrer les espèces et il semble qu'il soit trop tôt pour décider lesquelles d'entre elles jouent le rôle étiologique le plus important. Il est surtout trop tôt pour pouvoir affirmer qu'à des formes différentes de la maladie correspondent des espèces déterminées, comme on a essayé de le démontrer. Pour le chirurgien, il suffit d'ailleurs de savoir que les microbes propres à la gangrène gazeuse sont des anaérobies.

Mais ces microorganismes ne sont pas les seuls qu'on trouve dans les infections à forme gangréneuse, et très souvent on a affaire à des associations microbiennes dans lesquelles interviennent divers staphylocoques, des streptocoques, le colibacille, le bacille pyocyanique, certaines sarcines, etc.

Anatomie pathologique. — La lésion initiale, dans les formes graves, est un *foyer de gangrène profonde* occupant un muscle, transformant celui-ci en une bouillie molle, brun chocolat, ou en une masse noirâtre d'apparence desséchée. Ce foyer musculaire profond apparaît souvent moins de vingt-quatre heures après la blessure, toujours dans les premiers jours. Il s'étend rapidement et amène une sorte de fonte, de déliquescence musculaire. D'autres fois, la gangrène musculaire est *diffuse d'emblée*, la déliquescence est primitive.

Il est habituel que le foyer musculaire profond soit accompagné, dès l'abord, de *productions de bulles gazeuses* dans son voisinage. Ce sont des gaz de putréfaction.

Presqu'en même temps apparaît l'*œdème*, d'abord au voisinage du foyer, envahissant le tissu cellulaire interstitiel et sous-cutané, progressant rapidement au-dessus et au-dessous de la plaie, et dégénérant rapidement en un œdème total dur et crépitant. Le liquide de l'œdème est brun sale au voisinage de la lésion, incolore à distance, et dégage, comme tous les tissus atteints, l'odeur spéciale de la gangrène. Le tissu cellulaire envahi et la graisse prennent une coloration vert sale.

De la plaie partent, en suivant de préférence la direction des lymphatiques, des traînées bronzées ou vert-bronzées, se dirigeant spécialement vers la racine du membre et couvrant quelquefois toute la région œdématiée. C'est la *lymphangite bronzée*. La peau tout entière du membre peut prendre une teinte cuivrée foncée.

L'infection gazeuse est donc caractérisée anatomiquement par un foyer de gangrène profonde aboutissant rapidement à la putréfaction, dont les liquides et les gaz infiltrent le tissu cellulaire du membre. Ces gaz sont ordinairement inflammables, ce qui permet de les distinguer de l'emphysème ordinaire.

Symptômes et formes cliniques. — Il existe encore de grandes divergences d'idées au sujet des formes cliniques qu'il y a lieu de distinguer dans la gangrène gazeuse. On a essayé de les classer d'après la prédominance de l'œdème ou de l'emphysème, d'après la profondeur de la lésion, d'après l'importance des symptômes généraux, etc.

Toutes ces classifications ont le tort de venir trop tôt, à un moment où il n'est pas encore possible de rattacher sûrement chaque forme clinique à une lésion déterminée.

La classification que nous adopterons, puisqu'on est bien obligé d'en choisir une, préjuge, comme les autres, certaines données insuffisamment démontrées, mais elle a l'avantage d'être simple, et elle nous permettra de nous orienter assez bien pour les indications thérapeutiques.

Nous ne l'adoptons d'ailleurs qu'à titre provisoire.

Nous distinguerons des *formes bénignes ou superficielles*, et des *formes graves ou profondes*.

I. FORMES BÉNIGNES OU SUPERFICIELLES. — Elles se caractérisent par l'apparition, autour de la plaie, d'un œdème crépitant limité, avec ou sans lymphangite bronzée. Il n'y a ni foyer gangréneux profond, ni les symptômes généraux graves, ni l'odeur caractéristique des gangrènes profondes.

Ces formes sont au nombre de deux, la *forme cutanée* et la *forme sous-cutanée*.

1° *Forme cutanée*. — Il s'agit ici du développement autour d'une plaie plus ou moins importante, d'une zone d'œdème dur, bosselé, rappelant par sa surface inégale l'aspect de la pelure d'orange. La zone œdématiée présente de la crépitation gazeuse et une résonnance spéciale sous la lame du rasoir. La crépitation gazeuse donne au palper la sensation de neige écrasée. Il peut y avoir des traînées ou des plaques bronzées.

La plaie elle-même ne présente rien de particulier. La fièvre est modérée et l'état général reste excellent.

Au bout de quelques jours, la tuméfaction, les placards bronzés et les gaz disparaissent, et tout rentre dans l'ordre.

2° *Forme sous-cutanée.* — Dans cette forme, on a affaire à une plaie qui prend le caractère phlegmoneux, présente des décollements plus ou moins étendus, et autour de laquelle se développe une zone toujours assez limitée de crépitation gazeuse, avec ou sans traînées ou placards de lymphangite bronzée.

On a appelé cette forme *phlegmon gazeux* ou *cellulite gazeuse.*

Ce qui distingue encore une fois cette variété des formes graves, c'est l'absence de foyer gangréneux profond. Les lésions sont superficielles, n'occupent que le tissu cellulaire sous-cutané, et les gaz qui se forment dans ce tissu n'ont aucune tendance à infiltrer profondément le membre.

Dans cette forme, pas plus que dans la précédente, il n'y a de symptômes généraux graves.

Il faut connaître ces formes bénignes, parce qu'il semble bien qu'on a été quelquefois trop pressé d'amputer, dès que des bulles de gaz apparaissaient dans une plaie. Il faut que l'on sache qu'il existe des infections gazeuses qui, non seulement ne réclament pas l'amputation, mais qui n'offrent aucune gravité réelle et guérissent toujours par les moyens ordinaires.

II. Formes graves ou profondes. — Elles se caractérisent par un œdème crépitant, non plus limité, mais étendu et envahissant, avec lymphangite bronzée, par l'existence constante d'un foyer gangréneux musculaire profond, par des symptômes généraux graves, et par une odeur *sui generis.*

Les symptômes généraux sont dominés par une fièvre à ascensions brusques, en même temps que le pouls augmente de fréquence, devient petit et rapidement incomptable.

Il y a souvent une discordance manifeste entre le pouls et la température, et cette discordance est inverse de celle qu'on peut observer dans certaines infections bénignes. La température qui est élevée au début, peut baisser au bout de quelques heures; la fréquence du pouls, au contraire, augmente jusqu'au bout, de sorte qu'on voit des températures inférieures à 38 être accompagnées de 150 pulsations et plus (fig. 9 et 10).

Le blessé prend rapidement un teint plombé, subictérique et quelquefois ictérique vrai. Il est plongé dans un état de somnolence, entrecoupé de périodes d'agitation. Il s'installe du subdélire, ordinairement tranquille, et la mort arrive dans le collapsus, très rapidement, souvent en quelques heures.

L'aspect de la plaie s'est modifié dès le premier moment. Si on en explore le fond, on trouve en un point d'un muscle, les caractères de la gangrène. A cet endroit il est noirâtre, brun chocolat, ou blafard. s'en allant en bouillie ou s'effritant au toucher en fragments desséchés. Il s'écoule de la plaie une sérosité brune, à odeur infecte.

En même temps, il se développe autour de la plaie un œdème plus ou moins dur, présentant à sa surface des traînées ou des plaques bronzées, qui remontent vers la racine du membre et même sur le tronc.

Dans la partie œdématiée et ordinairement au delà, on

reconnaît une crépitation gazeuse. Les gaz précèdent ordinairement les liquides dans leur extension.

Dans certains cas, il se forme dans la région œdématiée des phlyctènes et des escharres. Le membre entier

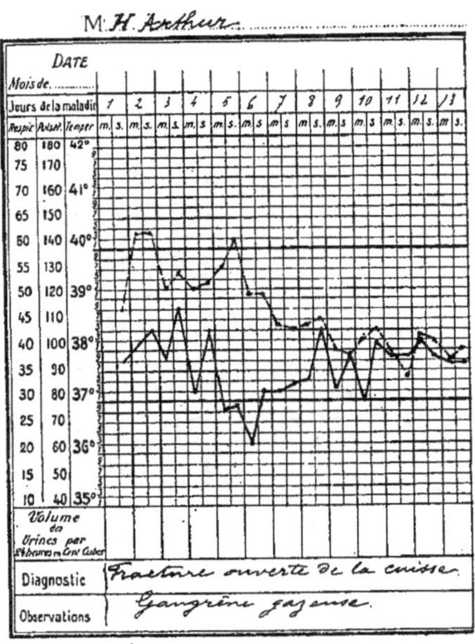

Fig. 9. — Fracture ouverte de la cuisse. Gangrène gazeuse. La température (ligne pleine) n'atteint pas 39. Mais le pouls (ligne pointillée) dépasse 140 dès le dixième jour.

peut même présenter l'apparence de la gangrène en masse.

La marche de ces formes graves est toujours rapide. Dans les cas, assez rares, où l'évolution n'est pas fatale, on voit les choses changer brusquement, les marbrures bronzées disparaître en quelques heures, ainsi que l'emphysème et l'œdème, et la plaie reprendre bientôt son aspect antérieur.

Dans ces formes graves, on a voulu distinguer, d'après la prédominance de certains symptômes, deux variétés

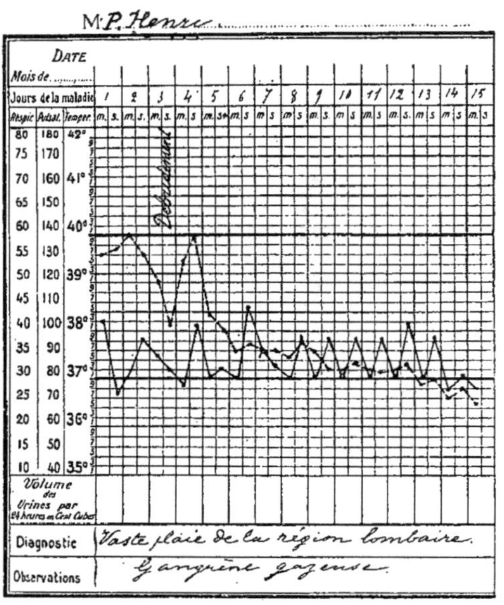

Fig. 10. — Vaste plaie de la région lombaire. Gangrène gazeuse. La température (ligne pleine), n'a guère dépassé 38. Le pouls (ligne pointillée) atteint à plusieurs reprises 140 pulsations.

cliniques auxquelles on a donné le nom de *septicémie gazeuse* et d'*œdème gazeux malin* (Sacquépée).

Voici quels seraient leurs signes distinctifs.

La *septicémie gazeuse* serait ordinairement causée par le vibrion septique de Pasteur ; l'*œdème gazeux malin*, par un bacille anaérobie spécial.

Dans la septicémie gazeuse, la gangrène musculaire serait diffuse, les muscles seraient diffluants, tandis que dans l'œdème gazeux malin, on trouverait la gangrène musculaire profonde sous forme d'un foyer circonscrit.

Même différence au point de vue des symptômes. Dans la septicémie gazeuse, l'œdème serait modéré et limité, mais il y aurait beaucoup de gaz. Dans l'œdème malin au contraire, comme son nom l'indique, c'est l'œdème qui l'emporterait sur l'infiltration gazeuse.

Les caractères de cet œdème seraient différents dans les deux formes. Dans la septicémie gazeuse, l'œdème serait mou et ordinairement bronzé par traînées lymphangitiques ou par placards. Dans l'œdème gazeux malin, il serait au contraire dur et se limiterait par un bourrelet. Il serait généralement bronzé au-dessus de la lésion et blanc au-dessous. Cet œdème serait moins envahissant que dans la forme septicémique.

La septicémie gazeuse entraînerait la mort par septicémie, l'œdème gazeux malin plutôt par intoxication.

L'œdème gazeux malin pourrait offrir des caractères un peu différents lorsque, au lieu d'un foyer musculaire unique, il existe des foyers multiples, bien que toujours circonscrits. Cette variété s'observerait surtout quand le délabrement musculaire est étendu. L'affection prendrait alors des allures qui la feraient ressembler assez bien à la septicémie gazeuse, en ce sens que les gaz seraient plus abondants que dans la forme à foyer unique ; mais l'œdème serait toujours plus développé et plus dur que dans la forme septicémique. Il serait aussi envahissant que dans cette dernière.

Dans cette variété à foyers gangréneux multiples, on trouverait ordinairement le bacille spécifique associé à d'autres microbes. La mort aurait pour cause soit la septicémie, soit l'intoxication.

Le tableau pages 56-57, dans lequel nous avons mis en regard les symptômes appartenant à chacune des variétés que nous venons d'étudier, fera bien saisir les différences qui les séparent. Nous ne le donnons du reste qu'à titre documentaire.

Traitement. — I. TRAITEMENT PRÉVENTIF. — Un grand principe domine le traitement préventif de la gangrène gazeuse. C'est la nécessité de la *désinfection immédiate de toute plaie par éclat d'obus.*

Nous avons affirmé cette nécessité dans le chapitre précédent. C'est surtout contre la gangrène gazeuse qu'elle acquiert toute sa signification.

La rapidité avec laquelle évoluent ses formes graves, montre combien il est indispensable que la désinfection soit immédiate, puisqu'après quelques heures, il peut être trop tard, et combien, par conséquent, il est important que l'évacuation soit faite sur l'hôpital le plus proche. Il est évident que ces blessés ne doivent pas être évacués d'emblée à longue distance, où ils arriveraient déjà infectés.

Nous avons dit ce que devait être cette désinfection d'une plaie par éclat d'obus. Nous avons dit qu'elle exigeait d'abord le débridement large, sans autre limite que l'étalement complet de la plaie par la suppression de la moindre anfractuosité. Nous avons dit qu'il fallait extraire le projectile et tous les autres corps étrangers, parce que ce sont les plaies où le projectile est resté inclus qui sont le plus exposées aux complications septiques et tout particulièrement à l'infection gazeuse. Nous avons dit enfin ce que devait être la désinfection proprement dite, à savoir l'excision de tous les lambeaux flottants et contus et les lavages abondants et répétés à l'eau salée.

On a, d'autre part, fait quelques tentatives de vaccination contre la gangrène gazeuse.

Wright prépare des *vaccins antigangréneux* contre le staphylocoque et le perfringens, qu'il recommande d'injecter le plus tôt possible après la blessure, de préférence au poste de secours.

Weinberg a préparé un vaccin en utilisant une culture de *perfringens* vieillie de vingt-quatre heures. Ce vaccin a été bien toléré, n'a provoqué aucune réaction, ni générale, ni locale, et la plaie a bien évolué.

Leclainche et Vallée ont cherché à réaliser la désinfection préventive des plaies par un sérum spécifique polyvalent opposable aux germes aérobies et anaérobies les plus répandus.

Ces tentatives isolées n'ont guère eu d'écho jusque maintenant, et il est impossible de prévoir quel sera l'avenir de la vaccination préventive.

II. Traitement curatif. — On peut dire qu'il n'existe pas de traitement spécifique de la gangrène gazeuse, bien que quelques essais de sérothérapie aient été faits. Ainsi Weinberg a préparé un *sérum antiperfringens*. Il a pratiqué à un cheval des injections intraveineuses, d'abord de cultures mortes, puis de cultures vivantes des microbes qui lui avaient servi à préparer son vaccin. Sur le cobaye, ce sérum est préventif et curatif. Dans un cas grave, un malade en a reçu 22 centimètres cubes, et en a retiré une amélioration rapide.

Le sérum polyvalent de Leclainche et Vallée a été employé non seulement contre des infections locales, sous forme de pansements, mais aussi dans des cas d'in-

fections graves, soit localement, soit en injections hypo-
dermiques ou intraveineuses, et semble avoir donné des
résultats encourageants.

Cependant ces essais ne permettent encore aucune
conclusion ferme.

D'autre part, certains chirurgiens considèrent l'*oxygène*
comme le spécifique de la gangrène gazeuse. Les microbes
en cause étant des anaérobies, on devait naturellement
songer à leur opposer l'oxygène. On a été jusqu'à dire
que l'oxygène est à la gangrène gazeuse ce que le sérum
spécifique est au tétanos, avec cette supériorité pour
l'oxygène que son action est aussi bien curative que pro-
phylactique.

On recommande d'injecter l'oxygène gazeux en grande
quantité au-dessus de la plaie. Il faudrait gonfler le membre
comme un ballon, injecter 2 à 8 litres toutes les vingt-
quatre ou quarante-huit heures, en plaçant un lien serré à
la racine du membre pour empêcher la diffusion du gaz.

Mais on n'a jamais produit un cas probant de guérison
d'une infection profonde, à foyer musculaire, ce qui
serait cependant nécessaire. Car on ne peut tirer aucune
conclusion de succès obtenus dans la gangrène superficielle, où les gaz n'ont aucune tendance à infiltrer le
membre, et qui guérit, pour ainsi dire, par n'importe quel
traitement.

La plupart des chirurgiens qui ont utilisé les insufflations gazeuses les ont abandonnées, non seulement parce
que la méthode n'a pas répondu à leur attente, mais
parce que, ainsi que nous l'avons dit, ces injections
peuvent être nuisibles en décollant le tissu cellulaire et
en favorisant la propagation de l'infection.

Un autre reproche qu'on a fait aux injections oxygénées,
c'est de ne pas permettre les larges débridements qui,

GANGRÈNE GAZEUSE

I. — FORMES BÉNIGNES [SUPERFICIELLES]

Œdème crépitant avec ou sans lymphangite bronzée. Pas de foyer gangréneux profond.
Pas de symptômes généraux graves. Pas d'odeur.

1° FORME CUTANÉE	2° FORME SOUS-CUTANÉE
Œdème dur, bosselé [pelure d'orange] avec crépitation gazeuse, avec ou sans lymphangite bronzée.	Phlegmon gazeux ou cellulite gazeuse, avec ou sans lymphangite bronzée.

II. — FORMES GRAVES [PROFONDES]

Œdème crépitant étendu et envahissant avec lymphangite bronzée. Foyer gangréneux profond.
Symptômes généraux graves. Odeur caractéristique.

1° SEPTICÉMIE GAZEUSE [Sacquépée] [Vibrion septique.]	2° ŒDÈME GAZEUX MALIN [Sacquépée]. [Bacille anaérobie spécial [Sacquépée].	
Gangrène musculaire diffuse. [Muscles diffluants.]	Gangrène musculaire en foyers circonscrits.	
Gaz abondants.	A. *Forme à foyer unique.* Gaz rares.	B. *Forme à foyers multiples.* Gaz abondants.
Œdème modéré et limité.	Œdème étendu.	Œdème étendu.
L'œdème est mou, ordinairement bronzé par traînées ou placards [lymphangite bronzée.]	L'œdème est dur et se limite par un bourrelet. Il est généralement bronzé au-dessus de la plaie et blanc au-dessous.	Cette forme s'observe en cas de délabrements musculaires étendus. Elle ressemble à la septicémie gazeuse, mais l'œdème est plus développé et plus dur. L'abondance des gaz s'explique par la multiplicité des foyers de gangrène. Ordinairement le bacille spécifique est associé à d'autres microbes.
Marche très envahissante.	Marche peu envahissante.	Marche très envahissante.
Mort par septicémie.	Mort par intoxication.	Mort par septicémie ou par intoxication.

comme nous allons le voir, sont le moyen le plus efficace dont nous disposions contre la gangrène gazeuse. Les partisans de l'oxygène recommandent d'éviter les longues incisions et de ne faire qu'une contre-ouverture suffisante pour le placement d'un drain.

Il faut donc, pour le moment tout au moins, renoncer à toute thérapeutique spécifique, et s'adresser aux moyens chirurgicaux ordinaires. Voyons comment il convient de les appliquer.

Formes bénignes. — Dans les formes superficielles, le traitement ne comporte aucune mesure spéciale. Il suffit de débrider largement la plaie jusqu'au bout de tous les décollements, et de la soigner à plat, pour voir les gaz disparaître presque aussitôt, et l'évolution se poursuivre normalement.

Formes graves. — Aussitôt que les symptômes de la gangrène gazeuse apparaissent, il faut débrider à nouveau la plaie pour découvrir et extérioriser le foyer musculaire.

Dans la forme à foyer limité, il est avantageux de réséquer largement ce foyer, en passant carrément dans les tissus sains, à la profondeur nécessaire.

Si des décollements se sont produits depuis le premier pansement, il faut les inciser tous jusqu'à leur extrémité. Il faut qu'après ce débridement secondaire, la plaie soit aussi complètement étalée qu'au premier jour du traitement (fig. 11 et 12).

On s'attaque ensuite à la région infiltrée du membre et on y pratique de grandes incisions parallèles, distantes de quelques centimètres, coupant dans le sens longitudinal toute la région œdématiée et s'étendant même au delà jusqu'aux limites de l'infiltration gazeuse. Ces incisions, qui peuvent être faites au bistouri ou au thermocautère,

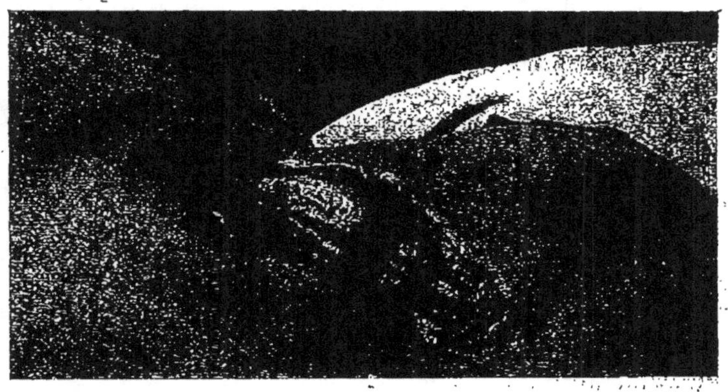

Fig. 11. — Plaie par éclat d'obus de la région lombaire, allant jusqu'au rein. Gangrène gazeuse. Etendue du débridement

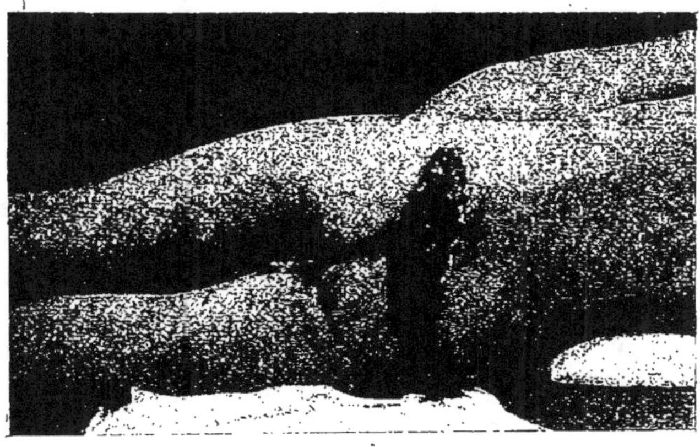

Fig. 12. — Perforation de la région sacrée par éclat d'obus. Fracture esquilleuse du sacrum. Etendue du débridement.

doivent aller en profondeur jusqu'au delà de l'aponévrose.

Elles laissent échapper les liquides et les gaz, et mettent les tissus à l'air. Elles sont destinées de plus à arrêter l'infiltration.

On a cru préférable, dans ce dernier but, de faire, au lieu d'incisions verticales, une incision circonférentielle au-dessus de la lésion. Nous pensons que les incisions verticales parallèles vident mieux le tissu cellulaire des liquides et des gaz qui l'ont envahi.

Il y a encore de grandes divergences d'opinion au sujet du traitement à instituer après que le débridement a été pratiqué.

Les partisans de l'oxygène, en même temps qu'ils recourent aux insufflations gazeuses, emploient pour le pansement force eau oxygénée.

On a eu recours à d'autres antiseptiques et récemment, on a recommandé l'éther. On tamponne la plaie et toutes les incisions avec des compresses imbibées très largement d'éther, et on recouvre d'une toile imperméable. Ce pansement est renouvelé fréquemment. Il aurait donné des succès brillants. Nous l'avons utilisé, sans avoir constaté de résultats bien appréciables.

C'est de la méthode physiologique que nous avons retiré le plus d'avantages. Nous pensons qu'elle mérite la préférence et qu'il est indiqué d'y associer la *suppression de tout pansement*. Voici comment nous avons procédé d'abord.

On faisait toutes les quatre heures, comme nous l'avons dit à propos des infections moins graves, un large lavage de la plaie et des incisions au moyen de la solution de sel marin. Après cela, pour tout pansement, on couvrait les plaies de deux ou trois doubles de gaze qui les protégeaient contre les microorganismes de l'atmosphère.

La gaze n'empêchait pas l'accès de l'air et de la lumière,

et cette méthode nous avait semblé donner des résultats bien supérieurs à ceux que nous avions obtenus jusqu'alors.

Mais nous avons maintenant l'habitude d'aller plus loin dans cette exposition à l'air et à la lumière. Nous plaçons le blessé dans une galerie ouverte, orientée au midi, et dans laquelle il séjourne nuit et jour. La plaie n'est recouverte que d'une seule feuille de gaze et nous la soumettons à l'irrigation continue à l'eau salée à 5 p. 100 (fig. 6, p. 34).

Dans les cas heureux, cette exposition ininterrompue modifie très rapidement l'état local et l'état général.

Au bout de quelques heures déjà, les traînées et les plaques de lymphangite ont disparu, il n'y a plus trace ni d'œdème, ni de gaz, et la peau a repris son aspect normal. Les incisions de la zone infiltrée montrent une grande vitalité. Quant à la plaie elle-même, elle se déterge, mais plus lentement. Sa surface perd sa coloration brune ou gris sale, et, insensiblement, devient bourgeonnante.

En même temps, l'état général se relève. Dès les premières heures, la température a cessé ses grands écarts, le pouls, de mieux en mieux frappé, est descendu bientôt à moins de 100 pulsations. Point important, et qui peut à lui seul faire bien augurer de la suite, le teint plombé ou le subictère disparaît. Les forces reviennent assez rapidement.

Il arrive d'autres fois que l'infection gangréneuse se transforme en suppuration simple, qui devient alors justiciable du traitement que nous avons exposé plus haut.

Malheureusement, on a beau instituer cette thérapeutique dès les premiers symptômes, elle peut rester impuissante. L'infiltration séro-gazeuse continue de progresser et l'état peut devenir si menaçant en quelques heures, que l'amputation s'impose comme dernière ressource. Il ne faut pas attendre, pour la pratiquer, que l'extension à la racine du membre et au tronc, que l'aggravation de l'état général, rendent bientôt toute intervention impossible.

C'est en pareil cas surtout, que le procédé d'amputation doit être élémentaire et rapide, qu'il faut sectionner tous les tissus au même niveau, sans manchette, procédé sur lequel nous aurons l'occasion de revenir. C'est aussi dans de tels cas qu'il ne faut pas vouloir à tout prix dépasser les tissus infectés. On peut parfaitement faire porter la section immédiatement au-dessus de la plaie, donc en plein tissu œdémateux. On laisse le moignon ouvert, et la plaie opératoire est traitée comme l'était la plaie primitive.

Mais le sacrifice du membre peut être lui-même inopérant et l'on voit des amputés pour gangrène continuer leur infection, on voit la plaie opératoire prendre le caractère gangréneux, l'infiltration s'étendre, et le malade succomber en quelques jours ou en quelques heures.

D'autres fois, on n'a même pas le temps d'opérer. Il y a des formes foudroyantes dans lesquelles, après l'apparition d'une zone de crépitation gazeuse, et une ascension brusque de la température, le pouls tombe presque instantanément, et la mort survient avant que rien n'ait pu être tenté.

CHAPITRE IV

PLAIES DES GROS VAISSEAUX

Nous n'aurons en vue ici que les plaies des gros troncs
vasculaires. Ce qui concerne les hémorragies résultant
de l'ouverture de vaisseaux de moyen et de petit calibre,
a été étudié à propos du traitement des plaies.

Nous ne séparerons pas les artères des veines. Ce que
nous aurons à dire s'applique presque exclusivement aux
artères, dont les lésions sont beaucoup plus importantes
et plus graves que celles des veines. Nous signalerons
cependant, chaque fois qu'il le faudra, les particularités
qui concernent les gros troncs veineux.

Les balles modernes ont modifié dans une large mesure
les caractères et les conséquences des plaies des gros
vaisseaux.

La différence ne concerne du reste que la balle de fusil.
La balle ancienne donnait lieu à des plaies et à des trajets relativement larges et si une grosse artère était
ouverte dans cette plaie, le sang ne rencontrait aucun
obstacle pour s'épancher au dehors. Une hémorragie
extérieure immédiate, rapidement mortelle, en était la
conséquence ordinaire.

Il en va autrement avec les balles pointues actuelles,
qui ne creusent que des trajets étroits, dans lesquels une
grosse artère ouverte ne peut déverser son sang que len-

tement. Ce sang s'infiltre insensiblement dans les tissus et acquiert là, à un moment donné, une pression équivalente à la pression intra-artérielle : le débit cesse ou à peu près, et l'hémorragie est arrêtée provisoirement par une sorte de caillot extra-vasculaire, restant ou non en communication avec la lumière du vaisseau.

De là aussi, une grande différence de gravité. Autrefois les plaies des grosses artères étaient suivies de mort immédiate; aujourd'hui, beaucoup de ces blessés font un anévrisme, au lieu d'une hémorragie, et guérissent[1].

Cela ne veut pas dire que la blessure d'une grosse artère ait cessé d'être une lésion grave. La balle de fusil a seule le privilège d'une moindre nocivité. Déjà la balle de shrapnell et surtout les éclats d'obus et de bombes font des plaies larges, tout comme les balles des anciens fusils, et plus qu'elles, et il est certain que les hémorragies par ouverture des gros vaisseaux continuent d'être la cause principale des morts immédiates.

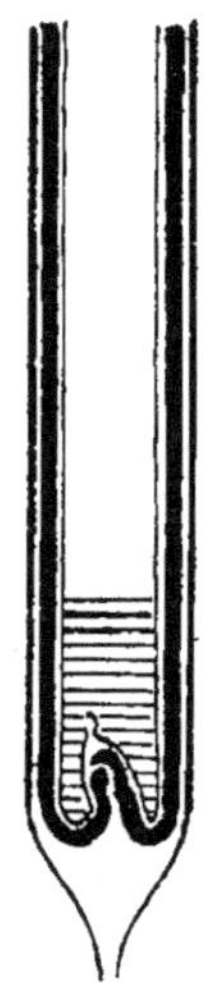

Fig. 13. — Arrachement d'une artère. Rupture et rétraction des deux tuniques internes. Effilement de la tunique externe. Thrombose.

La gravité d'une plaie artérielle sera d'ailleurs influencée par d'autres facteurs que la nature du projectile. D'abord l'étendue de la plaie vasculaire. Il est clair qu'une

1. La fréquence des anévrismes nous avait beaucoup frappé pendant la guerre des Balkans, chez les blessés Serbes, atteints par la balle pointue qu'employaient les Turcs.

perforation étroite de l'artère aura une gravité immédiate moindre qu'une large déchirure. Ensuite le genre de blessure. Tout le monde connaît la rareté des hémorragies dans les *arrachements* complets des membres, où l'artère est étirée à tel point que les deux tuniques internes se rompent et se retroussent, pendant que la tunique externe s'allonge et s'effile avant de céder. La diminution de calibre et la rupture des tuniques profondes provoquent presque instantanément la formation d'un caillot obturateur (fig. 13).

Un mécanisme à peu près identique empêche les hémorragies par les gros vaisseaux dans les *écrasements* des membres.

Enfin, la gravité d'une plaie de gros vaisseau dépendra de la rapidité qu'on apportera à la soigner. Cette gravité étant tout entière dans l'hémorragie, c'est de son arrêt plus ou moins prompt que peut dépendre le sort du blessé.

Suites de la blessure des gros vaisseaux. — La blessure d'une grosse artère peut avoir trois conséquences différentes : la *thrombose*, l'*hémorragie*, l'*anévrisme*.

1° Thrombose. — Lorsqu'un projectile traverse un membre, il déchire et arrache les parties molles, en laissant souvent l'artère intacte : la souplesse, l'élasticité, la mobilité du vaisseau lui permettent de fuir en quelque sorte devant le danger. Mais il n'échappe pas toujours au traumatisme et, sans être ouvert, il peut subir une *contusion* plus ou moins profonde.

Delorme avait déjà décrit ces contusions des artères et en distinguait trois degrés.

La thrombose se produit ici par un mécanisme identique à celui qui assure l'occlusion artérielle dans les arra-

chements des membres. Au moment du passage du projectile, l'artère est si violemment tiraillée, que ses
tuniques interne et moyenne se rompent, tandis que l'externe résiste. La déchirure interne
détermine la formation d'un caillot et
l'obturation définitive de la lumière du
vaisseau (fig. 14).

Les effets de cette occlusion seront
les mêmes qu'après une ligature. Ou
bien le système collatéral pourra rétablir la circulation dans le membre et
tout se bornera à la *suppression du
pouls distal*. On connaît plusieurs
exemples de cette terminaison heu-
reuse, notamment pour l'humérale.

Ou bien les voies collatérales seront
insuffisantes, et la lésion artérielle se
terminera par la formation d'une escharre ou par la *gangrène ischémique*
du segment de membre sous-jacent.

En tout état de cause, la terminaison
des lésions artérielles par thrombose
est rare.

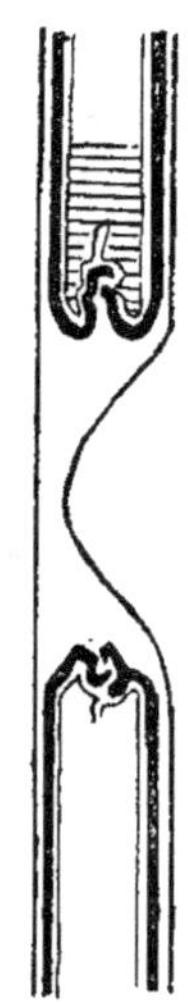

Fig. 14. — Contu-
sion d'une artère.
Rupture et rétrac-
tion des deux tu-
niques internes.
Résistance de la
tunique externe.
Thrombose.

2° HÉMORRAGIE. — Dans l'immense
majorité des cas, la blessure d'un gros
vaisseau est suivie immédiatement d'une hémorragie
profuse.

Il est facile de distinguer l'hémorragie artérielle de
l'hémorragie veineuse. Dans l'hémorragie artérielle, le
sang est rouge vif, est lancé par jets isochrones avec le
pouls et s'arrête par compression entre le point qui
saigne et le cœur. Dans l'hémorragie veineuse, le sang est

noirâtre, sort en jet ininterrompu ou en bavant, et s'arrête par compression distale.

Lorsque l'artère et la veine sont ouvertes en même temps, ces signes distinctifs font naturellement défaut.

Il va sans dire que la violence de l'hémorragie variera d'après les dimensions de la plaie vasculaire. Son importance pourra être masquée par l'état syncopal du sujet, par l'étroitesse et la sinuosité de la plaie extérieure. Dans ces conditions, on peut même voir l'hémorragie s'arrêter momentanément pour reprendre à l'improviste.

Les symptômes généraux qui accompagnent l'hémorragie sont ceux de l'anémie aiguë. Ce sont les seuls dont on dispose pour poser le diagnostic des hémorragies internes. Ils se résument en la pâleur, le refroidissement, l'absence de pouls, l'anxiété ou le collapsus, la syncope. Ces symptômes sont superposables à ceux du shock, et la distinction est souvent difficile, sinon impossible, d'autant plus que les deux états peuvent coexister.

L'hémorragie par ouverture d'une grosse artère menace à bref délai la vie du blessé.

3° ANÉVRISME. — C'est presque uniquement dans les plaies par balles pointues, qui ne produisent qu'une perforation de l'artère, qu'on observe l'anévrisme. Dans ce cas, comme nous l'avons dit, le sang ne sort pas du vaisseau à plein jet, et, au lieu de pouvoir s'écouler immédiatement au dehors, ne trouve devant lui qu'un canal étroit. Il s'infiltre dans le tissu cellulaire environnant, le refoule, le tasse insensiblement, et finit par former autour de l'artère lésée un hématome dont le centre reste en communication avec la lumière du vaisseau. Cette communication fait que de nouvelles quantités de sang tendent continuellement à distendre la poche, qui augmente de volume et finit par être entourée d'une sorte de coque.

Tel est l'*anévrisme artériel traumatique*, qui n'a donc rien de commun avec l'anévrisme vrai, formé par une

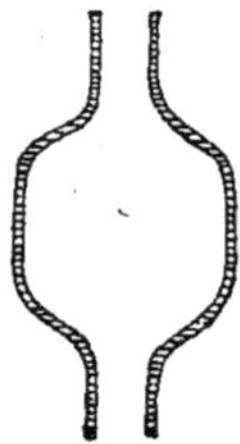

Fig. 15. Anévrisme vrai ampullaire.

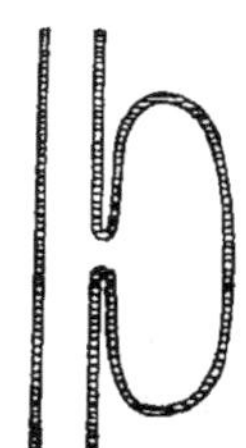

Fig. 16. — Anévrisme vrai sacculaire.

dilatation de la paroi artérielle. Le terme d'*hématome anévrismal* conviendrait mieux à ces productions.

Lorsqu'il y a à la fois perforation de l'artère et de la

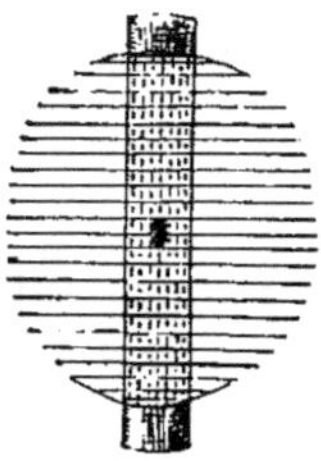

Fig. 17. — Anévrisme artériel traumatique ampullaire.

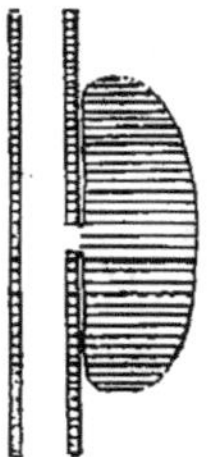

Fig. 18. — Anévrisme artériel traumatique sacculaire.

veine, leur sang se mélange dans la poche, et l'on a affaire à l'*anévrisme artério-veineux,* constitué exactement comme l'anévrisme artériel, mais ayant en son centre les deux vaisseaux accolés et troués (fig. 15, 16, 17, 18, 19, 20). Comme les anévrismes vrais, les anévrismes traumatiques peuvent être *ampullaires* ou *sacculaires,* c'est-à-dire que la poche peut entourer de toutes parts l'artère qui occupe son centre, ou être greffée latéralement sur elle.

La rapidité du développement des anévrismes traumatiques et leur degré d'extension sont variables. Il est en rapport avec les dimensions de la fistule vasculaire.

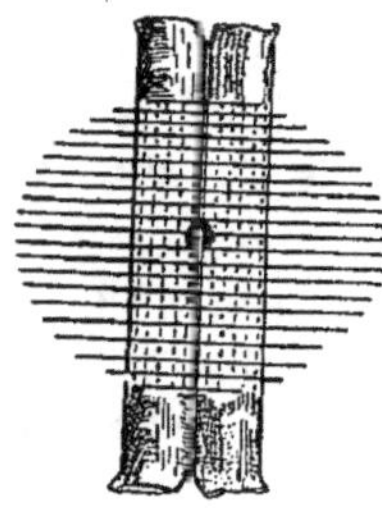

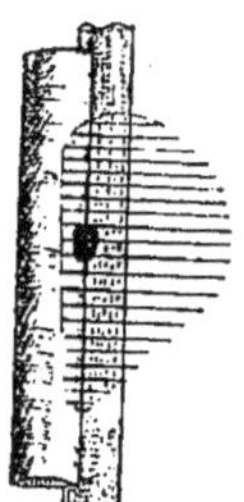

Fig. 19. — Anévrisme artério-veineux ampullaire.   Fig. 20. — Anévrisme artério-veineux sacculaire.

Il y a pour toutes ces tumeurs une période d'accroissement plus ou moins rapide et plus ou moins régulière, pendant laquelle leur consistance reste molle, pâteuse. Pour certaines d'entre elles, l'accroissement cesse au bout de quelques semaines, la coque s'épaissit et donne au palper la sensation d'une tumeur résistante et assez bien limitée.

A partir de ce moment, sauf poussées brusques, la tumeur conserve ses dimensions. Il peut même survenir une sorte de tassement qui diminue son volume. Mais à un moment donné l'hématome peut se remettre à croître, sans qu'aucune règle préside à ce phénomène.

Dans d'autres cas, surtout pour les anévrismes artério-veineux, l'accroissement est ultra-rapide, l'hématome infiltre les tissus dans une étendue considérable et y

créé de tels désordres que l'amputation ne tarde pas à
s'imposer.

Symptômes. — Le caractère distinctif de ces anévrismes faux, comme de l'anévrisme vrai, est d'être *pul-
satile*. La main appliquée à leur surface est soulevée à
chaque pulsation.

La tumeur est en plus le siège d'un *thrill*, c'est-à-dire
d'un frémissement perceptible au palper léger.

Enfin à l'auscultation, on entend un *souffle* puissant,
isochrone avec le pouls.

Ces signes, qu'il ne faut jamais négliger de rechercher,
sont en quelque sorte pathognomoniques, et ne permettent pas de confondre l'anévrisme avec l'hématome
simple, ni avec aucune autre tumeur.

Mais l'anévrisme peut s'infecter, devenir douloureux,
suppurer. Il prend alors quelquefois tout l'aspect d'un
phlegmon, et l'erreur est d'autant plus difficile à éviter
que les pulsations et le souffle peuvent être réduits au
minimum.

Traitement. — Nous envisagerons le traitement pour
les trois conséquences des lésions des gros vaisseaux :
la thrombose, l'hémorragie et l'anévrisme.

1° TRAITEMENT DE LA THROMBOSE. — Lorsque la topographie
de la plaie, ses caractères et la manière dont elle s'est
produite, peuvent faire craindre la contusion d'une grosse
artère, il faut astreindre le blessé à un repos complet,
afin de favoriser la formation du caillot et son adhérence,
car la thrombose est de toutes les terminaisons des
lésions artérielles, la moins grave.

L'oblitération artérielle une fois produite, la conduite à

tenir dépendra des conséquences de cette oblitération. Il
n'y aura rien à faire dans les cas heureux, où la circulation collatérale aura assuré la nutrition du membre. Les
escharres seront soignées de la manière habituelle, et
quant à la gangrène massive, elle nécessitera l'amputation, d'après les règles ordinaires.

2° TRAITEMENT DE L'HÉMORRAGIE. — Nous avons indiqué,
au chapitre du traitement des plaies, de quelle manière
doit être faite l'*hémostase provisoire* au moment de la
blessure. Le *garrot* doit être appliqué immédiatement
quand il s'agit d'artères des membres. Pour les gros
vaisseaux du cou et les vaisseaux iliaques, la compression localisée sur un tampon, bien qu'un pis aller, sera
seule applicable. Si l'hémorragie résistait à ce procédé,
il faudrait appliquer une pince à demeure sur le vaisseau, avant l'évacuation. C'est l'un des rares cas où le
médecin du premier poste de secours doit intervenir
activement. Le cas échéant, il ne faudrait même pas
attendre jusqu'au poste de secours, et, en cas de danger
pressant, on devrait s'arrêter en cours de route, n'importe où, pour pincer le vaisseau qui donne. En pareil
cas, on stérilisera la pince en chauffant simplement les
mors dans une flamme quelconque.

Nous avons insisté sur les précautions à prendre pour
éviter les inconvénients du garrot, et sur l'importance,
dans les hémorragies graves, de l'évacuation directe
sur l'hôpital de campagne.

Ligature. — En principe, toute hémorragie par une
grosse artère doit être traitée par la *ligature*, aussitôt
que possible, donc dès l'arrivée à l'hôpital.

Règle générale, il faut lier l'artère dans la plaie elle-même, et *lier les deux bouts*, afin d'éviter le retour du sang par voie collatérale. Pour faciliter la recherche, on peut faire relâcher temporairement le garrot, ce qui permet en outre de pincer et de lier tout ce qui donne, en dehors du tronc principal.

A titre exceptionnel, par exemple si l'artère est rompue plus haut que la plaie ou si ses parois sont très abîmées, on pourra être amené à lier le vaisseau au-dessus de la plaie. Certaines dispositions anatomiques peuvent également engager à recourir à la ligature à distance. Ainsi, lorsque l'artère axillaire est blessée tout à son origine, derrière la clavicule, nous avons préféré lier la sous-clavière en dehors des scalènes, plutôt que de sectionner la clavicule pour atteindre le bout supérieur.

Il faut à tout prix placer la ligature sur un segment intact du vaisseau, et ne pas s'exposer, en liant une paroi contuse, à la formation d'une escharre et au retour de l'hémorragie.

Il arrive, notamment en cas de plaie étroite des parties molles, que l'hémorragie soit arrêtée au moment de l'arrivée du blessé, tandis qu'il s'est formé un gros hématome dans le segment de membre atteint et que le pouls périphérique est absent. Il peut être difficile, en pareille circonstance, de savoir si l'artère principale a été vraiment blessée ou si elle est seulement comprimée par l'infiltration sanguine sous pression.

On est, dans ce cas, autorisé à surseoir à la ligature, tout en surveillant attentivement le blessé et en se tenant prêt à lier le vaisseau à l'instant, si l'hémorragie recommençait. Dans un certain nombre de cas, on verra, au bout de quelques jours, l'hématome diminuer et le pouls périphérique réapparaître.

Dans les cas favorables, les suites des ligatures arté-

rielles sont très simples. La circulation collatérale assure
la nutrition du membre. A peine, dans les premiers jours,
observe-t-on un peu de refroidissement et quelques four-
millements.

Mais les voies collatérales peuvent être insuffisantes et
la gangrène apparaît, souvent partielle sous forme d'escharres ou de nécrobiose, de l'extrémité terminale du
membre, quelquefois en masse, englobant toute la partie
du membre sous-jacent à la ligature. Aussitôt que la ligne
de démarcation est nettement tracée, il faut amputer.

Suture. — En principe, la suture des plaies artérielles
est le traitement idéal de ces lésions, puisqu'elle rétablit
le cours du sang dans le vaisseau atteint et restaure les
conditions physiologiques. Du coup, le danger de gangrène auquel expose toujours la ligature se trouve supprimé, et les troubles fonctionnels qu'elle peut déterminer
dans certains organes, comme le cerveau, n'entrent plus
en ligne de compte.

Mais la technique de la suture est délicate et demande
un certain entraînement, même chez des chirurgiens de
carrière. Disons à ce propos que, contrairement à ce qu'on
pourrait croire *a priori,* ce ne sont pas les perforations ou
les déchirures partielles de l'artère qui constituent les
conditions les plus favorables pour la suture. Elles exposent à des coudures et à des rétrécissements. La section
transversale complète, qui se répare par une suture cir-
culaire typique, semble plus avantageuse.

Cependant la suture vasculaire n'a pas été beaucoup
pratiquée au cours de la campagne actuelle. Dans certains
cas, la disparition d'un segment de l'artère et dans la
plupart, les altérations de la paroi, s'y sont opposées.

Intubation artérielle. — Pour éviter les inconvénients

de la suppression brusque et totale de la circulation, on a proposé de retarder la ligature et de réunir d'abord les deux bouts sectionnés par un tube métallique paraffiné à paroi mince, qui, bien que rétrécissant le calibre du vaisseau, permet à la circulation de continuer pendant quelques jours, dans une certaine mesure. La ligature ultérieure ne serait plus suivie d'aucun trouble, l'interruption du cours du sang ayant été progressif (Tuffier).

3° TRAITEMENT DE L'ANÉVRISME. — Tout anévrisme diagnostiqué doit être opéré. Le diagnostic n'est en général pas difficile, si l'on recherche les signes caractéristiques, et c'est pour n'avoir pas suffisamment examiné le blessé, qu'on a ouvert des anévrismes, croyant ouvrir des hématomes simples ou des phlegmons.

Faut-il opérer l'anévrisme immédiatement après la blessure ? Il y a avantage à le laisser d'abord s'organiser complètement, se limiter d'une sorte de coque qui le sépare de plus en plus nettement des tissus environnants. Si l'on opère plus tôt, pendant la période de formation, on tombe sur un hématome plus ou moins diffus, à limites imprécises, et les conditions de l'opération en sont rendues plus difficiles.

Il faut généralement attendre quelques semaines. Lorsqu'on constate que la tumeur a pris des contours assez nets, qu'elle est plus résistante et que son accroissement rapide est arrêté, le moment est venu.

Plusieurs méthodes opératoires peuvent être employées : la *ligature simple*, les *ligatures multiples*, avec ou sans *ouverture du sac*, l'*extirpation*, la *suture artérielle*.

La *ligature simple*, au-dessus de la tumeur, qui était seule utilisée autrefois, l'est peu actuellement. Elle passe pour être insuffisante, le sang pouvant revenir par les collatérales dans le bout inférieur. Nous avons néanmoins, pendant la guerre des Balkans, eu recours à maintes reprises à ce procédé, le plus simple de tous, et nous n'avons pas constaté son insuffisance.

C'est aux *ligatures multiples* qu'on s'adresse le plus volontiers de nos jours. Le procédé consiste à lier le vaisseau au-dessus et au-dessous de la tumeur. Pour l'anévrisme artériel, on fera ainsi une *double ligature*, et pour l'anévrisme artério-veineux, une *quadruple ligature*.

Ce procédé donne certainement plus de garantie que la ligature simple.

En tout cas, la ligature doit se faire contre le sac, et non pas à distance, où elle pourrait être inefficiente.

Beaucoup de chirurgiens ajoutent aux ligatures multiples l'*ouverture du sac*, soit qu'ils commencent par l'ouvrir pour le vider, et lier par l'intérieur de la poche tous les vaisseaux qui y débouchent, soit qu'ils fassent d'abord les ligatures et terminent par l'incision de la tumeur, afin de lier les branches accessoires qui pourraient y ramener le sang.

Enfin, lorsque l'anévrisme est bien limité, on peut l'*extirper* en bloc, comme une tumeur, en liant au fur et à mesure les vaisseaux qui y pénètrent. L'*extirpation* est évidemment la méthode de choix, parce qu'elle est la plus radicale.

Mais elle n'est applicable qu'en cas de tumeur bien limitée, séparée des tissus voisins par une coque suffisamment différenciée et suffisamment séparable. Dans bien des cas, il n'existe pas de poche à proprement parler, et ce serait s'exposer à faire des dégâts importants que de vouloir enlever un hématome mal délimité.

Il en serait de même s'il fallait intervenir d'urgence pour un *anévrisme rompu*, ou s'il fallait opérer un *anévrisme infecté*, qui aurait naturellement contracté des adhérences intimes avec les tissus environnants. Pour de tels cas, les ligatures peuvent seules être utilisées.

Les circonstances sont encore plus défavorables, lorsque l'anévrisme prend un développement extrêmement rapide et détermine une infiltration diffuse, étendue quelquefois à tout un segment de membre. Dans ce cas, les ligatures elles-mêmes sont inapplicables et c'est l'*amputation* qui s'impose.

Après les ligatures simples ou multiples, on voit, dans les cas qui évoluent bien, la tumeur se tasser, diminuer de volume, durcir et finalement disparaître. D'autre part, la circulation collatérale rétablit l'irrigation du membre et aucun trouble fonctionnel ne subsiste.

Mais la ligature de certaines grosses artères peut provoquer des désordres fonctionnels graves dans certains organes, telle la ligature de la carotide pour le cerveau. Plus souvent encore, l'insuffisance des voies collatérales donnera lieu à la *gangrène* d'un segment plus ou moins étendu du membre, absolument comme après la ligature immédiate du vaisseau blessé. Nous avons vu la mortification du pied et même de la jambe suivre la ligature de la fémorale pour anévrisme.

Il est vraisemblable que la ligature pour les gros anévrismes expose moins à la gangrène que celle pour les petits, parce que la compression plus forte aura favorisé le développement des voies collatérales.

C'est le danger de gangrène qui a déterminé certains chirurgiens à remplacer la ligature pour anévrisme par la *suture* de l'artère. On ouvre la tumeur, on débarrasse le vaisseau des caillots qui l'entourent et on suture la solution de continuité. Quand il s'agit d'un anévrisme artério-veineux, on sépare les deux vaisseaux, on suture l'artère et on lie généralement la veine.

Nous avons signalé les difficultés de la suture immédiate en cas d'hémorragie. Ces difficultés sont encore accrues quand on a affaire à un anévrisme, par suite des altérations plus étendues de la paroi vasculaire. Ces altérations remontent souvent très haut. Dans l'anévrisme artério-veineux, notamment, l'adhérence est très étendue et lorsqu'elle est rompue, la paroi de l'artère est souvent peu propre à une réunion par suture.

On a cependant, dès la guerre des Balkans, obtenu des succès encourageants. Il est possible que l'avenir appartienne à cette méthode, qui est en principe la meilleure parce que la plus physiologique.

Hémorragies secondaires. — Un gros vaisseau a saigné. L'hémorragie a été arrêtée. Au bout d'un certain temps, le vaisseau saigne de nouveau. C'est une hémorragie secondaire.

Des causes diverses la produisent, d'après qu'elle apparaît dans une plaie aseptique ou dans une plaie infectée.

Dans une plaie aseptique, une ligature mal serrée peut se détacher, la paroi trop contuse peut céder tardivement sous la pression du fil, un caillot obturateur peut se déplacer. Il suffit alors de repincer le vaisseau et d'appliquer une nouvelle ligature.

Mais le plus souvent c'est dans une plaie infectée que se produit l'hémorragie secondaire, et par un mécanisme différent. Par le fait de la suppuration et de la désagrégation des tissus, le moignon artériel devient libre dans la plaie, et baigne dans le pus. La fonte purulente s'étend au caillot qui bouche sa lumière, et qui finit par être expulsé. Ou, plus fréquemment, la plaie est le siège d'un processus gangréneux qui s'étend à l'artère et finit par trouer sa paroi.

Les plaies septiques au voisinage des gros vaisseaux doivent donc être surveillées. Si une hémorragie secondaire se produit, il est recommandable de lier l'artère au-dessus de la plaie, au lieu de s'exposer, en liant de nouveau dans la plaie, à placer le fil sur une paroi friable ou exposée à être atteinte encore par les progrès de la gangrène.

Ouverture tardive des artères. — L'ouverture tardive des artères n'a rien à voir avec l'hémorragie secondaire, dont nous avons parlé plus haut. Dans l'hémorragie secondaire, l'artère a saigné dès l'abord, mais un caillot ou un fil a arrêté le sang pendant un certain temps. Dans l'accident que nous envisageons maintenant, l'artère ne s'ouvre et ne saigne qu'après plusieurs semaines.

Plusieurs causes peuvent donner lieu à l'ouverture tardive des artères. Une esquille, en se déplaçant, peut piquer le vaisseau ; un projectile inclus dans les tissus peut user par frottement la paroi artérielle et finir par la trouer. Mais le plus souvent, il s'agira des suites de la contusion que l'artère a subie au moment de la blessure.

Nous avons vu que la contusion d'une grosse artère peut donner lieu à la thrombose du vaisseau. Cette thrombose peut n'être pas définitive. Le caillot peut être expulsé et l'artère s'ouvrir tardivement. La contusion peut aussi avoir donné lieu à la formation d'une escharre de la paroi artérielle, qui ouvre la lumière au moment de sa chute.

Enfin un gros vaisseau disséqué par le pus dans une plaie phlegmoneuse ou gangréneuse, peut finir par avoir sa paroi rongée et ulcérée.

A part ce dernier cas, l'ouverture tardive des artères se distingue de l'hémorragie secondaire en ce qu'elle apparaît en général, non dans une plaie infectée et anfractueuse, mais dans une plaie petite et aseptique. Trois semaines, un mois après la lésion, alors que la plaie est en bonne voie de cicatrisation, l'accident se produit, ordinairement, sans aucun prodrome (Grégoire).

Cet accident peut être, ou bien une *hémorragie tardive*, ou bien un *anévrisme tardif*.

Son traitement est celui de l'hémorragie ou de l'anévrisme immédiats. Mais l'habituelle petitesse de la plaie obligera ordinairement à la débrider, pour atteindre le vaisseau. Dans certains cas, on serait autorisé à placer la ligature au-dessus de la plaie.

On a été frappé de la bénignité des suites des ligatures dans les cas de l'espèce. Il est probable que la circulation collatérale a eu le temps de se développer, l'infiltration de la gaine conjonctive vasculaire ayant, depuis la blessure, rétréci le calibre de l'artère et amoindri son débit (Grégoire).

Il faut se préoccuper de prévenir l'ouverture tardive des artères : surveiller les petites plaies qui siègent sur le trajet d'artères importantes, éviter l'évacuation précoce et toute autre occasion de mouvement.

CHAPITRE V

PLAIES DES TRONCS NERVEUX

Les lésions des gros troncs nerveux des membres s'observent avec une fréquence très différente pour chacun d'eux. C'est le *nerf radial* qui tient, sous ce rapport, la première place, par suite de son accolement à l'humérus dans la gouttière oblique de cet os, si souvent fracturé dans la guerre actuelle.

Après lui, dans l'ordre de fréquence, vient le *plexus brachial*, qui est touché assez souvent dans les plaies du cou.

Déjà plus rare est l'atteinte du *nerf sciatique*, mieux protégé que le radial, mais exposé à être touché en cas de fracture du fémur, ou même directement par le projectile, en raison de son volume et de la surface relativement grande qu'il offre aux corps vulnérants.

Puis vient le *nerf médian,* le *nerf cubital*, blessés beaucoup plus rarement, tout au moins au niveau de leurs troncs.

Le *plexus lombaire* semble jouir d'une immunité assez curieuse.

Enfin, il faut, dans cette énumération, faire une place à part au *nerf facial*, nerf purement moteur qui peut, comme nous le verrons, être intéressé dans certaines plaies de la face, mais dont les lésions ne rentrent pas dans la catégorie de celles que nous étudions ici.

Étiologie. — La lésion nerveuse peut être produite directement par le projectile, au moment où il traverse les parties molles. Cela semble être l'exception.

Le plus souvent, la blessure du nerf est indirecte, et produite par un des fragments ou une esquille d'une fracture concomitante.

L'atteinte du nerf peut aussi n'être pas contemporaine de la blessure du membre. On peut admettre que, dans certains cas de fracture, le déplacement intempestif des fragments ait pu déterminer secondairement l'accident. Mais bien plus fréquemment, le nerf sera englobé dans le cal, inclus dans le tissu osseux, qui aura formé un pont pour le recouvrir ou un canal pour le loger. Plus fréquemment encore, il sera collé à la surface du cal par une carapace fibreuse plus ou moins épaisse.

Il n'est pas rare non plus de trouver le nerf comprimé dans une gangue de tissu cicatriciel résultant d'une plaie musculo-aponévrotique, sans aucune lésion osseuse.

Enfin lorsqu'un tronc nerveux baigne dans une plaie suppurante où il est dénudé et isolé, il peut être envahi par un processus destructif qui aboutit à la suppression de ses fonctions.

Anatomie pathologique. — Lorsqu'on découvre un nerf dans ces conditions, son aspect extérieur se montre fortement modifié. Sa surface, au lieu d'être blanche et lisse, est rouge, rugueuse et d'aspect cicatriciel. Ses limites sont souvent difficiles à reconnaître et en certains endroits, il est comme fusionné avec le tissu fibreux voisin. En cas de section complète, les deux bouts montrent une extrémité arrondie et renflée.

Que le nerf ait été sectionné complètement ou incomplètement, qu'il ait subi une simple compression ou un écrasement, les lésions histologiques qu'on constate sont toujours celles de la dégénérescence wallérienne ordinaire pour les tubes nerveux, et de la sclérose pour le tissu conjonctif interstitiel.

Dans les degrés extrèmes, les éléments nobles ont entièrement disparu et le nerf est réduit à un cordon fibreux, aminci, présentant souvent des renflements par places.

Il n'est pas rare que le nerf soit le siège d'un névrome plus ou moins nettement délimité, dont la dureté peut être telle qu'il en impose au toucher pour un corps étranger.

Symptômes. — L'*abolition de la sensibilité et de la motilité* dans le territoire d'innervation correspondant, est le symptôme capital de la lésion d'un gros tronc nerveux.

Dans les plaies de guerre, cette abolition est presque toujours complète. Elle est immédiate et totale quand il s'agit d'une section. Elle est au contraire tardive et progressive quand elle résulte de l'englobement dans un cal ou d'une compression par une gangue cicatricielle.

Il est fréquent d'observer des *douleurs* et des sensations thermiques anormales dans le domaine du nerf. Il faut sans doute les attribuer à une névrite consécutive, de même que les *contractures* qu'on observe de temps en temps.

D'autres troubles accessoires sont à signaler. Le membre paralysé peut présenter de l'œdème, de la cyanose et certaines lésions trophiques (phlyctènes, ulcérations, escharres).

Ces troubles trophiques ne semblent pas, en général, être sous la dépendance du système nerveux. Ils paraissent, au contraire, révéler le plus souvent des lésions vasculaires concomitantes, décelables par l'examen du pouls et de la pression sanguine (P. Marie).

L'atrophie musculaire, les raideurs articulaires et, en cas de névrite, les rétractions musculaires, sont les conséquences fatales de la paralysie, si elle se prolonge.

Nous n'avons pas à exposer ici les méthodes d'électrodiagnostic, qui ont pour but de s'assurer du degré de dégénérescence du nerf, et qui peuvent être très utiles pour établir le pronostic. C'est là une exploration qui est de la compétence du neurologiste, et il est indispensable de faire toujours examiner le blessé par un spécialiste, avant de se décider à une intervention.

Malheureusement, ce moyen de diagnostic, dans l'état actuel des choses, est loin de permettre toujours des conclusions fermes et plus d'une fois, les prévisions auxquelles a conduit l'examen le plus soigneux et le plus compétent ont été démenties par l'évolution ultérieure du cas.

Marche, terminaison. — L'évolution clinique des paralysies par lésions nerveuses tronculaires est extrêmement variable et il n'y a pas lieu de s'en étonner, si l'on songe à la diversité des lésions qui peuvent atteindre le nerf.

Dans un premier groupe de cas, la paralysie et l'anesthésie sont définitives et ne présentent à aucun moment la moindre amélioration. Ce sont eux qui correspondent aux sections complètes.

Dans une deuxième catégorie, l'abolition totale des fonctions n'est pas longue. Dès les premières semaines, voire les premiers jours, on assiste au retour de la sensibilité et de la motilité. Mais là peut s'arrêter l'amélioration, qui peut même n'être que transitoire.

Dans les cas les plus heureux, le retour des fonctions s'accentue progressivement et aboutit, sinon à la guérison complète, qui est peut-être plus rare qu'on ne l'a dit, du moins à des améliorations considérables. Ces cas correspondent sans doute à une compression simple, qui diminue par résorption du cal ou par tassement du tissu conjonctif.

Quel est le pourcentage de ces cas heureux? Il est impossible de le savoir avec certitude, mais il semble bien que des évaluations trop optimistes ont été faites, et que l'évolution naturelle des lésions des gros troncs nerveux n'est pas assez souvent favorable, pour justifier une expectation prolongée.

Traitement. — 1° TRAITEMENT MÉDICAL. — Certains médecins estiment que, dans toute lésion d'un gros tronc nerveux, il faut commencer par le traitement médical, appliqué avec tous les soins et la persévérance voulus, et qu'on n'est autorisé à intervenir chirurgicalement que lorsque les moyens médicaux ont manifestement échoué.

Cette règle ne peut être admise que pour les paralysies incomplètes et celles qui, d'abord totales, montrent au bout d'un certain temps des symptômes d'amélioration. On peut même concéder que des signes minimes de retour des fonctions suffisent pour justifier l'abstention provisoire.

Mais si rien n'indique un réveil fonctionnel au bout d'un temps donné, il est inutile d'attendre, parce que le temps ne peut qu'aggraver certains états du nerf, la compression par exemple, et risque de transformer en désordres irrémédiables ce qui n'est d'abord qu'un trouble fonctionnel. Il ne faut pas attendre non plus si une amélioration commencée ne progresse plus.

Il est cependant tout à fait contre-indiqué d'opérer tant que la plaie suppure, parce que c'est d'une asepsie rigoureuse que dépend le succès.

Il semble raisonnable ·de clore le délai d'attente au moment précis où la plaie est cicatrisée.

Il faut, en particulier, opérer sans plus de retard, si les phénomènes paralytiques sont apparus tardivement et qu'on a, par conséquent, des raisons de croire à la compression par du tissu cicatriciel.

Une autre indication opératoire urgente est fournie par l'apparition de fortes douleurs, ou d'autres signes de névrite.

2° TRAITEMENT CHIRURGICAL. — Il n'y a pas de contre-indications à l'intervention chirurgicale.

Le délai d'attente expiré, il faut toujours opérer, parce que la découverte du nerf pourra seule faire reconnaître la nature, l'extension et le degré de gravité de la lésion, et permettre de distinguer les cas réparables de ceux qui ne le sont pas. Pour ces derniers, l'opération aura été purement exploratrice, mais faite avec les précautions que nous allons exposer, elle est inoffensive.

TECHNIQUE. — Pour mener à bien une opération sur un gros tronc nerveux, une première condition est indispensable : c'est une *asepsie rigoureuse*.

Il y a, en chirurgie de guerre, peu d'interventions qui exigent aussi impérieusement cette condition, non que

son insuffisance risque de mettre la vie du blessé en
danger, mais parce que l'infection ferait à coup sûr man-
quer le but, qui est la restauration fonctionnelle. Dans
une plaie infectée, le nerf ne serait pas seulement incapable de réparation, mais serait détruit de plus en plus, par
envahissement du névrilème et du tissu inter-fasciculaire.

Il faut, en second lieu, éviter l'emploi de tout antiseptique quelconque. Le moins irritant pourrait encore
exercer une action fâcheuse sur la vitalité des tubes nerveux.

Il faut enfin recourir toujours à l'anesthésie générale,
et ne pas se laisser tenter par la situation assez superficielle de certains nerfs, comme le radial, pour se contenter
de l'anesthésie locale. Le sommeil anesthésique peut
seul permettre au chirurgien d'opérer avec soin et d'y
mettre le temps voulu, sans s'exposer à produire chez
le malade des douleurs et de la défense au moindre attouchement du tronc nerveux.

a) *Découverte du nerf.* — Il faut faire une incision rectiligne sur le trajet connu du nerf. Cette incision doit
être *longue*, son milieu correspondant au point présumé
lésé. C'est qu'il ne s'agit pas seulement de découvrir
l'endroit du nerf qui porte la lésion, mais aussi un segment au-dessus et au-dessous de ce point.

A moins qu'on ne tombe directement sur le point malade
et qu'il soit très circonscrit, on va d'abord à la recherche
de la partie saine du nerf, aux deux extrémités de la
plaie, parce que le nerf sain est toujours plus facile à
reconnaître et à isoler. Et c'est de là qu'on remonte ou
qu'on descend vers la lésion. Quand on l'a reconnue, la
conduite à tenir dépend de l'état dans lequel on trouve le
tronc nerveux.

b) *Traitement du nerf*. — Dans les cas les plus favorables, le nerf se montre collé aux tissus voisins par une gaine fibreuse plus ou moins épaisse et plus ou moins résistante. On incise cette gaine verticalement, jusqu'à ce qu'on arrive sur le nerf ou sur ce qu'il en reste, et on l'en sépare à petits coups.

Cette dissection doit être faite avec une grande délicatesse. Il faut surtout éviter de serrer le nerf dans des pinces. Si l'adhérence de la gaine fibreuse n'est pas trop forte, il est même recommandable de n'employer que des instruments mousses.

Lorsque le nerf est débarrassé de sa gangue, on peut se rendre compte de son état. Quelquefois il apparaîtra absolument normal. Mais souvent, il sera rétréci, aplati, présentant des inégalités à sa surface.

Il faut se garder de juger de l'état anatomique réel du nerf d'après son aspect extérieur. Même quand il paraît tout à fait sain, il peut être atteint de sclérose interstitielle, ou d'une autre lésion qui abolit sa fonction. Inversement, un nerf qui sort de sa gangue à l'état d'un misérable et mince cordon, écorné par endroits, à surface rugueuse d'aspect cicatriciel, n'est pas nécessairement privé de toute valeur physiologique, et peut contenir encore des fibres nerveuses intactes.

Il ne faut donc jamais réséquer ces nerfs, si altérés qu'ils paraissent. Fussent-ils même réellement réduits à un cordon conjonctif, ce cordon serait encore plus utile que la meilleure suture pour servir de conducteur à la régénération du tube nerveux.

Dans d'autres cas, on ne trouve guère de tissu cicatriciel autour du nerf, mais le nerf lui-même semble profondément transformé. Il est épaissi, bosselé, et sa surface lisse a disparu. On ne peut reconnaître autour de lui aucune enveloppe fibreuse isolable. Il faut alors faire le « *hersage* » du nerf, c'est-à-dire pratiquer à sa surface une série de petites incisions verticales, parallèles, très superficielles, et destinées à décomprimer les tubes nerveux emprisonnés, à leur « donner de l'air ».

Le nerf peut renfermer une nodosité dure, plus ou moins bien limitée, fibrome ou névrome vrai, tantôt central, tantôt excentrique. Sa consistance peut trancher tellement sur celle du tronc nerveux, qu'elle donne au toucher la sensation d'un corps étranger. Il est indiqué d'inciser verticalement le nerf pour arriver sur la tumeur et tenter prudemment de l'énucléer. Si l'énucléation ne paraît pas possible sans s'exposer à léser les éléments nerveux intacts, il faut se contenter de faire cesser la compression excentrique produite par la tumeur, en faisant le hersage ou même des incisions verticales plus profondes.

Une autre disposition qu'on rencontre, c'est l'inclusion du nerf dans un cal de fracture. Il peut être littéralement englobé dans le cal osseux ; plus fréquemment, il est accolé à l'os par une couche de tissu fibreux souvent très épaisse. Nous nous trouvons ici devant l'indication absolue de libérer le nerf, au besoin à la gouge et au maillet et, s'il montre des traces de compression ou de transformation fibreuse, d'exciser son enveloppe conjonctive ou de faire le hersage.

On agirait de même si l'adhérence du nerf s'était produite, non avec l'os, mais avec les parties molles. Il faudra souvent, en pareil cas, sculpter le nerf dans une énorme masse de tissu cicatriciel, au milieu de laquelle il se trouve enfoui.

Ce sont là les cas les plus favorables, où la continuité du nerf n'est pas interrompue. Nous venons de dire que, sous aucun prétexte, on ne doit réséquer le segment compromis, encore moins procéder à des sections étagées jusqu'à ce qu'on rencontre des surfaces apparemment saines, dans le but de les rapprocher par la suture et d'escompter ainsi le retour fonctionnel. Il n'existe, à l'heure actuelle, que très peu d'exemples certains de restauration de la fonction à la suite d'une suture nerveuse. Tant que le cordon nerveux n'est pas interrompu, il faut donc se garder de l'interrompre.

Il ne faudrait même pas se laisser influencer par le résultat négatif d'une électrisation du nerf, faite directement dans la plaie, avec des électrodes stérilisés, comme on a recommandé de le faire. Cette exploration peut être utile pour nous renseigner sur la gravité du cas, mais son échec ne doit pas nous pousser à faire la résection nerveuse.

Les circonstances sont beaucoup moins favorables quand on trouve le nerf sectionné complètement et même quand il n'est qu'entaillé en partie. Dans ce cas, on n'a plus d'autre ressource que la suture nerveuse. Il faut la pratiquer, après avivement des deux bouts, en affrontant les surfaces aussi exactement que possible au fin fil de soie ou de lin. Des points en U sont recommandables ; ils déchirent moins les tissus.

Pour une section incomplète, il faut se contenter d'aviver et de rapprocher par la suture les bords de l'encoche, et bien se garder de compléter la section.

Si la perte de substance était trop étendue pour permettre la réunion des deux bouts sans tiraillement exagéré, le mieux serait de faire l'élongation du bout central et, en cas d'échec, de greffer le bout inférieur sur un nerf voisin, si les dispositions anatomiques de la région s'y prêtent.

Il ne faut accorder qu'une confiance très limitée aux procédés de suture à distance ou d'inclusion des deux bouts dans des tubes (os décalcifié, lambeaux d'aponévroses, veines), pas plus d'ailleurs qu'aux procédés plus ou moins ingénieux de greffes, de dédoublements, qu'on a imaginés pour combler les pertes de substance du tronc nerveux.

c) *Protection du nerf isolé.* — Lorsque le nerf a été libéré des tissus qui l'emprisonnaient et le comprimaient, il faut éviter que sa surface avivée ne contracte de nouvelles adhérences avec les tissus voisins et que les phénomènes de compression ne se reproduisent. Pour réaliser cet isolement, on dispose de plusieurs moyens.

Le plus simple consiste à coucher le nerf dans un lit de tissu musculaire. On taille un lambeau dans un muscle voisin et on le suture autour du nerf, de manière à lui en faire une gaine complète.

On peut se servir aussi de tissu graisseux, qu'on transplante dans la plaie et dont on entoure le nerf, ou d'un lambeau aponévrotique libre, emprunté par exemple au fascia lata, et dont on habille le nerf libéré.

L'inclusion intramusculaire est certainement le procédé le plus simple et il nous a paru toujours suffisant.

La protection du nerf par son isolement définitif est, en tout cas, une précaution qu'il ne faut jamais négliger de prendre.

d) *Traitement de la plaie.* — La plaie opératoire doit être fermée complètement, par étages, de manière à rétablir les rapports normaux. Il faut, bien entendu, avoir fait une hémostase parfaite, afin d'éviter toute rétention de sang qui pourrait compromettre la réunion par première intention, si indispensable au succès.

Le membre est mis au repos jusqu'à la cicatrisation, c'est-à-dire pendant dix à quinze jours. Mais il ne faut aucun appareil d'immobilisation. Le séjour au lit suffit.

Une fois la cicatrisation obtenue, il est indiqué de reprendre ou d'instituer un traitement électrique. Le massage, l'hydrothérapie, la mécanothérapie seront employés utilement contre l'atrophie musculaire et les raideurs articulaires.

Résultats. — Il est tout à fait exceptionnel que les fonctions se rétablissent immédiatement, même après libération d'un nerf simplement comprimé. En général, le retour fonctionnel se fait attendre.

C'est la sensibilité qui reparaît d'abord, mais l'interprétation des phénomènes sensitifs est trop difficile et prête à trop d'erreurs, pour qu'on puisse tabler beaucoup sur leur réapparition.

Les renseignements fournis par la motilité sont plus utiles. Elle est ordinairement plus lente à manifester son retour, et peut tarder pendant des semaines et des mois après l'opération. Il est donc bon que le médecin et le malade soient avertis qu'ils ne doivent pas cesser d'espérer parce qu'aucun changement ne s'observe d'abord. On a vu les choses s'arranger encore après un an.

Au moment actuel, il est impossible de savoir dans quelle proportion les opérations libératrices pour compression nerveuse consécutive aux plaies de guerre, sont suivies de succès ; car pour beaucoup de ces interventions, il est trop tôt pour conclure.

Ce qui est certain, c'est que l'opération, comprise comme nous l'avons indiqué, ne sera jamais nocive. On n'aura jamais rien perdu à avoir exploré *de visu* l'état des ésions et à avoir supprimé les causes de compression.

On ne peut pas en dire autant des résections nerveuses, que des idées théoriques ont seules inspirées, et qui ne sont nullement légitimes.

CHAPITRE VI

PLAIES DU CRANE ET DU CERVEAU

Les plaies cranio-cérébrales comptent, dans cette
guerre, parmi les plus fréquentes. Elles tuent souvent
d'emblée sur le champ de bataille. Elles représentent
aussi une fraction importante du total des blessures observées dans les hôpitaux du front.

Nous ne voyons guère les plaies par gros éclats d'obus,
qui enlèvent une partie de la boîte cranienne et de son
contenu. Ce que nous voyons le plus souvent, ce sont des
perforations par balles de fusil, moins souvent par balles
de shrapnell.

Variétés anatomiques. — On peut diviser ces lésions en
un certain nombre de catégories, d'après la variété de la
fracture.

Il y a d'abord les *fractures bipolaires*, dans lesquelles
il existe un orifice d'entrée et un orifice de sortie. Il y a,
dans ce cas, traversée complète de la boîte cranienne,
mais cette traversée peut être plus ou moins centrale ou
périphérique, de sorte que les hémisphères cérébraux
sont atteints à une profondeur variable.

Les *traversées centrales* sont rares dans les hôpitaux,
parce que la lésion présente une gravité extrême qui ne
donne guère au blessé le temps d'être évacué.

Les *traversées périphériques* varient beaucoup d'im-

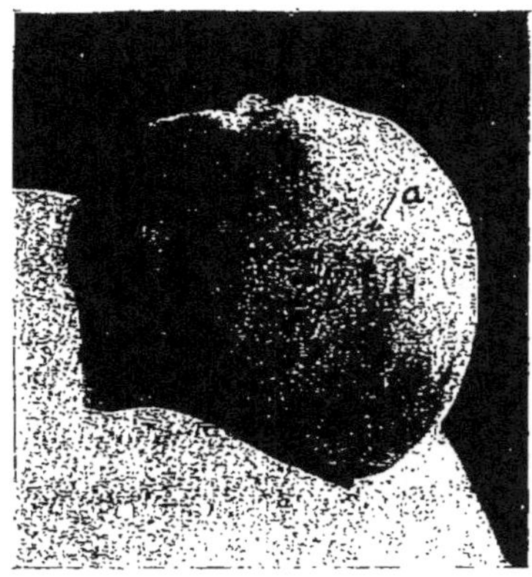

Fig. 21. — Perforation bipolaire par balle.
a, orifice d'entrée avant la trépanation.

portance d'après la profondeur de la pénétration. On

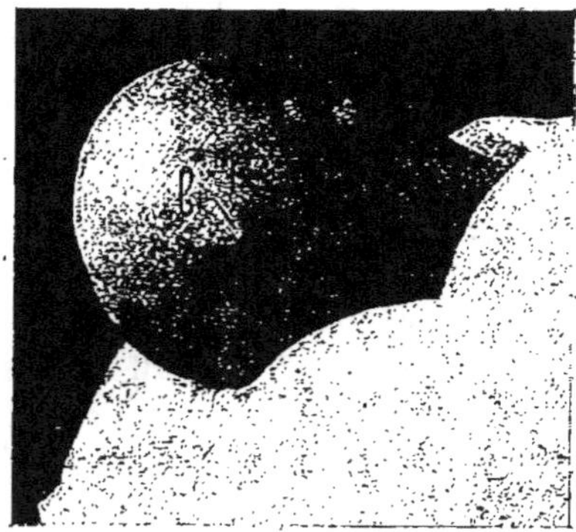

Fig. 22. — Perforation bipolaire par balle.
b, orifice de sortie avant la trépanation.

peut voir des traversées tout à fait superficielles, où

les circonvolutions sont à peine entamées, le projectile ayant rasé les os, tandis que d'autres fois, il a traversé de part en part une partie d'un hémisphère.

Dans les fractures bipolaires, les deux orifices présentent des caractères différents qu'il faut connaître. L'orifice d'entrée est généralement assez petit, mais les lésions de la table interne sont plus étendues que celles de la table externe, et des esquilles sont souvent projetées dans le cerveau. L'orifice de sortie est ordinairement plus large, la boîte cranienne y a éclaté vers l'extérieur et s'il y a production d'esquilles, c'est sous le cuir chevelu qu'on les trouve (fig. 21 et 22).

Dans une deuxième catégorie rentrent les *perforations uniques,* constituées par l'ouverture d'entrée du projectile, qui est resté inclus dans la cavité cranienne. Les caractères de ces fractures sont les mêmes que ceux de l'orifice d'entrée dans les perforations bipolaires. Elles forment la grande majorité des cas que nous avons l'occasion d'observer.

Une troisième catégorie comprend les *fractures tangentielles.* Le projectile a rasé la boîte cranienne en y creusant une gouttière perforante. La table interne a souvent éclaté plus loin que la table externe, rendant les lésions plus étendues qu'elles ne le paraissent à première vue.

Enfin, dans une quatrième catégorie, il convient de ranger les *fractures partielles,* dans lesquelles toute l'épaisseur osseuse n'est pas traversée. Ce peuvent être des gouttières creusées dans la table externe par des coups de feu tangentiels, ou des fractures plus ou moins étendues de la table interne sans fracture extérieure appréciable.

Gravité. — La gravité des plaies cranio-cérébrales est extrêmement variable et dépend d'un grand nombre de facteurs qui sont : 1° l'état de la dure-mère ; 2° la variété anatomique de la fracture ; 3° son siège ; 4° la présence ou l'absence du projectile ; 5° l'étendue des lésions cérébrales ; 6° leur siège.

1° ETAT DE LA DURE-MÈRE. — L'intégrité ou l'ouverture de la dure-mère est le facteur principal qui influence la gravité des fractures du crâne.

Règle générale, toute fracture sans déchirure de la dure-mère sera une fracture bénigne, toute fracture avec déchirure dure-mérienne sera une fracture grave. Cette différence de gravité est indépendante de l'état du cerveau. C'est le seul fait de l'ouverture des méninges qui aggrave singulièrement le pronostic, par suite de l'énorme danger d'infection.

2° VARIÉTÉ DE LA FRACTURE. — Il est clair que les grands éclatements du crâne avec fissures lointaines et séparation complète de vastes fragments osseux, seront, toutes choses égales, plus graves que les perforations simples, à plus forte raison que les fractures incomplètes.

3° SIÈGE DE LA FRACTURE. — Le siège de la fracture peut influencer la gravité de deux manières, en ouvrant le sinus frontal, et surtout en ouvrant les sinus veineux.

De plus une fracture de la région temporale expose à la lésion de l'artère méningée moyenne, artère importante, dont la blessure peut entraîner la mort.

4° PRÉSENCE OU ABSENCE DU PROJECTILE. — Le pronostic immédiat n'est pas beaucoup influencé par le fait que le

projectile est resté ou non dans la cavité cranienne.
Dans les deux cas, on observe habituellement une guérison immédiate également simple. Mais pour l'avenir le
pronostic est beaucoup assombri par le fait de la rétention du projectile ou d'une esquille. Ce sont ces corps
étrangers qui donnent lieu tardivement, soit à l'abcès
cérébral, soit à la méningo-encéphalite.

5° EXISTENCE DE LÉSIONS CÉRÉBRALES. — Aussitôt que le
cerveau est touché par le traumatisme, la lésion acquiert
une grande gravité. C'est que toute plaie du cerveau est
suivie immédiatement d'un écoulement plus ou moins
abondant de matière cérébrale, ce tissu friable s'en allant
en bouillie dès que la surface des circonvolutions est
entamée. La plaie anfractueuse qui en résulte en plein
tissu cérébral est extrêmement exposée à l'infection et
à la gangrène de sa paroi.

6° SIÈGE DES LÉSIONS CÉRÉBRALES. — La différence de gravité résulte ici de la grande différence d'importance physiologique des diverses régions de l'écorce, et de l'importance très variable des centres détruits.

La zone de l'écorce qui a sous sa dépendance les
fonctions physiologiques les plus importantes est la zone
rolandique, au voisinage de laquelle se trouvent les
centres moteurs de la moitié opposée du corps. On sait
notamment que le centre du langage articulé occupe le
pied de la 3e circonvolution frontale gauche. Or tous ces
centres sont assez superficiels et sont souvent intéressés
dans les fractures du pariétal.

Les autres régions du cerveau qui correspondent à la
voûte cranienne ont une importance physiologique
beaucoup moindre, et nous voyons souvent des pertes de

substance étendues du lobe frontal ou du lobe occipital n'être suivies immédiatement d'aucun trouble fonctionnel apparent. Ces lobes sont, jusqu'à un certain point, des lobes indifférents. Il n'est pas .certain qu'ils le sont au point que leur lésion n'aggrave pas les suites éloignées de la fracture.

Symptômes. — 1° SYMPTOMES LOCAUX. — La plaie cranio-cérébrale se présente sous les aspects les plus variés. C'est tantôt une large brèche osseuse, avec perte de substance étendue, d'autres fois une perforation faite comme à l'emporte-pièce, tantôt encore une fente plus ou moins large, comme taillée à coups de hache, tantôt une étroite fissure osseuse qui demande une certaine attention pour être reconnue, tantôt enfin, une simple tache rougeâtre apparaissant par transparence et dénotant une lésion isolée de la table interne.

Dans toutes ces lésions, et spécialement dans les moins importantes en apparence, la table interne est fracturée dans une étendue plus grande que la table externe. Elle peut fournir à elle seule les esquilles. Mais le plus souvent, quand la fracture est complète, les esquilles comprennent toute l'épaisseur du crâne.

Les esquilles provenant de l'orifice d'entrée sont déprimées, déviées par leur pointe ou entièrement détachées et projetées vers l'intérieur de la boîte cranienne. Elles déchirent d'abord la dure-mère et pénètrent ensuite dans le cerveau, à une profondeur variable. Aussitôt il s'écoule de la plaie, avec le sang, une bouillie gris-rosée qu'on reconnaît facilement pour de la pulpe cérébrale. Dans les plaies larges, on voit quelquefois s'éliminer des lambeaux plus ou moins cohérents des circonvolutions.

Lorsqu'il existe un orifice de sortie, les lésions y sont

souvent, mais pas toujours, plus étendues qu'à l'orifice d'entrée, et les esquilles, s'il y en a, sont déviées ou projetées vers l'extérieur, et on les trouve souvent sous le cuir chevelu.

La lésion d'un sinus se reconnaît à un écoulement abondant de sang veineux, qui s'arrête par la compression sur l'os.

2° SYMPTOMES GÉNÉRAUX. — Ordinairement, le blessé est pâle et son pouls est lent. Le degré de conscience est variable. Il peut y avoir coma complet, définitif dans les cas qui doivent se terminer par la mort, passager dans les autres : au bout d'un ou de quelques jours, la lucidité revient lentement.

Dans d'autres cas, le blessé est plongé dans une stupeur dont on peut le tirer en l'interpellant. D'autres fois encore, la conscience est intacte. Fait à noter, le degré des troubles cérébraux n'est pas toujours en rapport direct avec l'étendue apparente des lésions.

On observe fréquemment des phénomènes paralytiques, le plus souvent sous forme d'hémiplégie croisée, quelquefois sous forme de monoplégies diverses. La paralysie de la branche inférieure du facial n'est pas rare. On sait que cette branche a un noyau d'origine spécial.

Des troubles de la parole se constatent dans un certain nombre de cas, notamment l'aphasie sous ses formes diverses.

Des amauroses complètes, mais passagères, s'observent assez fréquemment dans les perforations bipolaires [1].

---

1. Les altérations de la vue survenant au cours des blessures du crâne, peuvent reconnaître comme cause une lésion des voies ou des centres optiques. Dans ce cas, ou bien les globes oculaires

Dès les premiers jours, apparaissent quelquefois des convulsions. Elles sont d'un mauvais pronostic.

Au moment où les malades deviennent conscients, ils se plaignent généralement de *céphalalgie*. Ses caractères n'offrent rien de particulier. Elle persiste souvent, avec un état vertigineux plus ou moins accentué, longtemps après la cicatrisation. Il en est de même de certaines névralgies dans le domaine du trijumeau.

Les phénomènes paralytiques peuvent être définitifs, mais ce n'est pas la règle. Ordinairement on les voit rétrocéder dans une certaine mesure, comme nous le verrons plus loin. Il en est de même des troubles de la parole.

sont complètement respectés et l'examen ophtalmoscopique ne décèle aucune lésion, ou bien on observe une stase papillaire qui accompagne fréquemment les blessures du crâne et qui indique, soit une infection, soit une modification dans la tension du liquide céphalo-rachidien.

Les troubles visuels provenant d'une blessure du crâne intéressant les voies optiques sont variables suivant les cas. Quand les fibres optiques sont lésées, comme cela arrive le plus souvent dans leur trajet allant du chiasma à l'écorce, on observe du fait de leur semi-décussation au niveau du chiasma, une hémianopsie homonyme (perte de la vision dans les moitiés gauches ou droites correspondantes des deux champs visuels). Dans ce cas, on recherche le réflexe hémianopsique de Wernicke, qui peut exister lorsque la lésion est située entre le chiasma et le corps genouillé externe ; ce réflexe fait défaut quand la lésion est au delà du corps genouillé externe. En cas d'hémianopsie, la vision centrale est le plus souvent respectée, de sorte que le blessé ne se rend pas toujours compte spontanément de l'altération de sa vision. La persistance de la vision centrale s'explique par ce fait que les fibres maculaires ont une distribution spéciale et une topographie propre, au niveau du centre cortical.

Exceptionnelles sont les hémianopsies hétéronymes, les hémianopsies inférieure, supérieure, en quadrant. etc., l'hémianopsie double avec conservation de la vision maculaire, etc.

Suivant la nature et l'intensité des lésions, ces troubles visuels sont transitoires (compression par hémorragie) ou définitifs (destruction des fibres ou des centres) (Weekers).

Traitement. — 1° Traitement préventif. — Il existe des moyens préventifs contre les fractures du crâne et leurs complications. Nous avons insisté à plusieurs reprises sur les précautions à prendre pour atténuer la gravité de ces plaies. Le cerveau s'infecte avec une grande facilité et, une fois l'infection installée, elle marche presque fatalement vers la méningo-encéphalite, toujours mortelle.

D'autre part, quand on parvient à éviter l'infection, on peut voir des lésions graves, avec destruction étendue du tissu cérébral, évoluer de manière tout à fait bénigne, et on assiste, dans ces cas, à des restaurations fonctionnelles étonnantes.

Or les cheveux et les malpropretés du cuir chevelu sont évidemment entraînés par le projectile dans le cerveau, dont la désinfection à fond n'est pas possible, en raison de sa friabilité. C'est pourquoi nous avons demandé que les hommes aient les cheveux tondus courts.

Sans doute cette mesure a été prescrite, mais elle n'a pas été appliquée avec la rigueur nécessaire. Pour qu'elle ait toute son efficacité, il faudrait que la tonte fût périodique, et refaite à des intervalles de quelques jours. Cette simple précaution serait de nature à atténuer très sérieusement le danger d'infection.

Nous avons demandé que, de plus, le cuir chevelu tondu fût badigeonné à la teinture d'iode. Les plaisanteries qui ont accueilli cette proposition n'ont pas démontré son inutilité, et nous estimons qu'elle ne serait pas plus ridicule que les mesures que l'on prend maintenant contre les gaz asphyxiants.

On a objecté que, partant de ce principe de « préparer la région » aux blessures de guerre, il faudrait aussi préparer le ventre. Mais les conditions sont différentes. Le danger d'infection des plaies abdominales est dans l'ouverture de l'intestin, contre laquelle aucune précaution ne peut être prise. Pour le cerveau, au contraire, le danger vient de l'extérieur, il est exogène, et nous pouvons tenter de l'écarter.

La guerre actuelle réalise du reste des conditions très favorables pour la mise en pratique d'une telle mesure. Sur notre front, où les hommes passent quatre jours dans les tranchées et quatre jours au repos, rien n'empêcherait de passer le cuir chevelu à la tondeuse tous les huit jours, à chaque entrée dans les tranchées.

Dans un autre ordre d'idées, il faut signaler les essais faits en France, puis en Belgique pour garantir dans une certaine mesure le crâne contre l'atteinte des projectiles.

On a d'abord essayé une calotte métallique portée sous le képi. Elle a été abandonnée parce que le projectile pouvait faire éclater la plaque dont les débris atteignaient le crâne. Le contact du bouclier était trop direct.

Le modèle de casque métallique bas que les troupes rançaises et les nôtres portent maintenant, semble plus recommandable. Evidemment il ne pourra opposer une résistance suffisante à une balle arrivant de plein fouet, et nous l'avons vue perforer de part en part à la fois le casque et le crâne. Mais il sera une barrière suffisante pour les projectiles animés d'une vitesse moindre, qu'il pourra arrêter ou faire dévier.

2° TRAITEMENT CURATIF. — Nous savions déjà, par les enseignements de la guerre de Mandchourie et de la guerre des Balkans, que les plaies cranio-cérébrales exigent la *trépanation précoce*. Cette loi n'a fait que se fortifier pendant la campagne actuelle.

La nécessité de la trépanation découle de deux facteurs : 1° de la souillure constante du foyer de fracture, et du danger d'infection qui en résulte pour le cerveau ; 2° de la fréquence des esquilles déprimées, ou projetées dans le cerveau.

Que la fracture du crâne par projectile de guerre est toujours souillée, le fait demande à peine à être démontré. Le projectile, avant de pénétrer dans la boîte cranienne, a d'abord à traverser la coiffure, puis le cuir chevelu et entraîne par conséquent avec lui toutes sortes de malpropretés qui s'accrochent aux aspérités osseuses ou pénètrent plus loin.

D'autre part, la force vulnérante agissant de dehors en dedans au niveau de l'orifice d'entrée, les éclats, notamment ceux de la table interne, seront projetés dans la cavité cranienne, s'ils sont libres, ou déprimés par leur pointe s'ils sont restés adhérents. A l'orifice de sortie, la force vulnérante agissant en sens inverse, la projection des fragments est plutôt centrifuge.

Précocité. — Que faut-il entendre par trépanation précoce ?

Il faut partir de ce principe que la trépanation est une opération de grande urgence, parce que l'infection est une question d'heures.

L'idéal serait de pouvoir trépaner immédiatement après la blessure. Mais il est évident que cela est impossible et que l'opération doit être remise jusqu'à l'hôpital du front. Ici donc se pose de nouveau cette importante question des évacuations rapides, sans étapes ou avec le minimum d'étapes, et pour peu de plaies de guerre, elle se pose avec autant d'urgence.

Lorsque le blessé arrive à l'hôpital, il doit donc être

opéré immédiatement. Nous ne pensons pas qu'il faille
s'arrêter à des questions de shock ou d'état général, car
les symptômes du shock sont difficiles à séparer des
symptômes cérébraux que le blessé peut présenter en
même temps, et le meilleur moyen de dissiper ces symptômes cérébraux, c'est précisément de faire cesser la
compression de l'organe.

Indications. — Pour les fractures dont le diagnostic
est évident, la question de l'indication opératoire ne se
pose même pas. Elle est formelle.

Mais la fracture peut être seulement probable. Supposons le cas d'un blessé dont le cuir chevelu a été ouvert
par un projectile. On ne voit à la surface de l'os aucune
trace de fracture, mais l'homme présente des phénomènes
cérébraux, de l'inconscience ou même est plongé dans
le coma complet, avec de la lenteur du pouls. Dans
ces cas, la trépanation s'impose, pour dépister la fracture isolée de la table interne ou une hémorragie sous-
méningée.

Dans d'autres cas, il n'y a aucun symptôme cérébral,
mais on reconnaît à la surface du crâne une simple fissure
de la table externe, sans dépression, et qui ne paraît pas
perforante. Il faut trépaner encore, pour nettoyer la fissure,
et aller à la recherche d'une lésion de la table interne,
qu'on trouvera souvent.

Dans d'autres cas encore, l'examen le plus minutieux
ne fait pas découvrir la moindre fissure, mais en un point
on voit par transparence à travers la table externe, la
tache rouge dont nous avons parlé, et qui est habituellement le signe d'une lésion de la table interne. Il faut trépaner encore.

On est allé plus loin, et on a voulu trépaner tous les

blessés dont le cuir chevelu était sectionné, même quand la surface des os du crâne, largement mise à découvert, ne montre aucune lésion. On fonde cette opinion sur la possibilité de lésions intra-craniennes qui ne se révèlent par aucun symptôme local ou général. Nous pensons que c'est aller un peu loin et qu'il y a lieu de se tenir à la règle suivante : débrider largement toutes les plaies de tête, non seulement pour les nettoyer, mais pour inspecter avec le plus grand soin la surface osseuse, et trépaner si l'on découvre la moindre fissure, la moindre dépression, la moindre trace du passage du projectile sur le squelette, mais s'abstenir quand on ne découvre rien.

Contre-indications. — Il n'y a qu'une seule contre-indication à la trépanation, c'est l'état désespéré du blessé. Ce sera souvent le cas pour les perforations bipolaires qui, lorsqu'elles ne tuent pas immédiatement, laissent fréquemment le malade dans un état comateux dont il ne sort plus, et pour certaines plaies uniques avec coma, respiration irrégulière et pouls à peine perceptible.

Un blessé du crâne, considéré comme perdu et par conséquent non trépané, montre quelquefois, après un ou plusieurs jours, une amélioration inespérée. Dès ce moment, l'opération reprend ses droits et doit être pratiquée sans retard, bien que l'infection puisse avoir fait son œuvre, et que les chances soient moindres.

Technique. — La trépanation est une des opérations qui exigent le plus impérieusement une asepsie parfaite. La moindre faute, la moindre négligence peut entraîner la méningo-encéphalite, dont le pronostic est toujours fatal.

Il faut commencer par raser très largement le cuir chevelu autour de la plaie et préparer ensuite la région avec beaucoup de soin, par des lavages abondants à l'éther et un badigeonnage à la teinture d'iode. Il faut se rappeler que le cuir chevelu est une des régions les plus malpropres de la peau.

Il importe que l'opération soit faite rapidement, afin de ne pas augmenter le shock traumatique par le choc opératoire, et ne pas prolonger l'anesthésie.

L'opération porte improprement le nom de trépanation. C'est bien plutôt un simple nettoyage du foyer de fracture, une régularisation de la brèche cranienne. Il faut s'en tenir au strict nécessaire pour atteindre ce but et se garder des grandes ablations osseuses qui n'ajoutent rien au nettoyage et qui augmentent le danger de la hernie cérébrale.

Voici comment il convient de procéder :

La plaie est agrandie par une incision verticale assez longue, dont le milieu passe par son centre. Il ne faut faire ni incision transversale, qui coupe les vaisseaux en travers, ni incision cruciale, qui est inutile (fig. 23 et 24). Les deux lèvres de l'incision sont séparées de l'os à la rugine, de manière à exposer largement la surface cranienne. On explore ensuite avec soin la fracture, pour en reconnaître la variété et les caractères. Supposons qu'il s'agisse d'une fracture esquilleuse assez large.

Après avoir enlevé à la pince ou au davier toutes les esquilles libres ou peu adhérentes, et avoir débarrassé la brèche osseuse des malpropretés qui sont souvent accrochées à ses aspérités, on égalise ses bords à petits coups, au moyen de la pince-gouge, de manière à en faire une ouverture régulière dont tout le pourtour est avivé. Il ne faut sacrifier rien de plus du squelette, si ce n'est les fragments de la table interne qu'il faut aller chercher sous la brèche et qu'il faut extraire prudemment, pour éviter de blesser la dure-mère, si elle est intacte.

On agirait de même si la fracture n'était qu'une simple

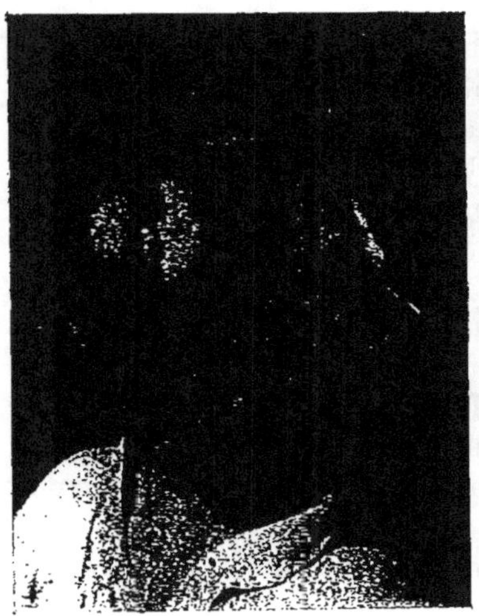

Fig. 23. — Trépanation double pour perforation bipolaire postérieure. Même cas que fig. 22. Cicatrice droite montrant direction de l'incision.

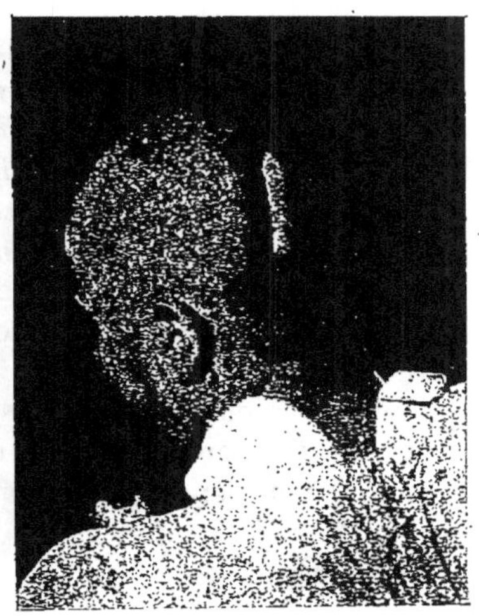

Fig. 24. — Trépanation double pour perforation bipolaire postérieure. Même cas que fig. 21. Cicatrice gauche montrant direction de l'incision.

fente, qu'une fissure de la table externe, ou si celle-ci était simplement déprimée. Mais dans ce cas, il faut commencer, pour frayer une voie à la pince-gouge, par traverser le crâne, soit au moyen d'une petite couronne de trépan, soit mieux au moyen d'une fraise montée sur un vilebrequin. On explore ensuite l'intérieur de la boîte cranienne, on enlève les esquilles de la table interne, et on agrandit pour cela l'ouverture à la pince-gouge dans l'étendue jugée nécessaire.

La pince-gouge est le meilleur instrument pour agrandir les orifices. Elle est préférable au ciseau et au maillet, parce qu'elle n'expose pas le cerveau à l'ébranlement.

Lorsque la dure-mère est ouverte, et qu'il y a écoulement de substance cérébrale, il faut s'assurer si des esquilles n'ont pas pénétré dans le cerveau. On sonde prudemment au moyen du doigt ou d'instruments mousses, et on retire avec précaution tous les corps étrangers qu'on rencontre. Il est essentiel de ne pas prolonger outre mesure cette exploration et de ne pas pénétrer dans le cerveau au delà de la partie détruite. Une grande légèreté de main est nécessaire, car le tissu cérébral, une fois entamé, n'offre qu'une très faible résistance. C'est cette faible résistance qui rend impossible une désinfection à fond de la plaie cérébrale, par les procédés qui nous servent partout ailleurs.

Tout cela doit être fait rapidement et ne durer que quelques minutes.

Il est nécessaire que la plaie tout entière soit laissée largement ouverte. Aucune suture ne doit être faite. La fermeture, même partielle de la plaie, expose à la rétention des liquides, à la compression cérébrale et à l'infection méningo-encéphalique.

S'il existe une perte de substance du cerveau, on tamponne très légèrement la cavité au moyen d'une mèche de gaze. On fait de même pour la plaie pariétale. On couvre d'une épaisse couche d'ouate, en vue de l'hémorragie en nappe consécutive, qui est constante.

En cas de perforation bilatérale, on pratique successivement la même opération sur les deux orifices, en se souvenant qu'à l'orifice de sortie, il n'y a généralement pas d'esquilles profondes.

Dans les fractures du frontal, il y a lieu d'agir exactement comme pour les autres régions du crâne, c'est-à-dire ouvrir successivement les deux parois du sinus. On trouve souvent les lésions les plus étendues sur la paroi profonde, qui correspond à la table interne.

Il faut renoncer à rechercher le projectile, à moins que la radiographie n'ait pu le repérer au voisinage immédiat de la fracture. On l'enlèverait naturellement si on le rencontrait par hasard au cours de l'exploration intra-cranienne. Nous avons vu une balle de fusil implantée perpendiculairement dans le crâne, comme un clou, sa base affleurant le cuir chevelu, sa pointe piquant le cerveau.

Complications opératoires. — La seule complication opératoire qu'on puisse rencontrer est l'hémorragie. Le plus souvent, elle provient de la déchirure d'un sinus veineux. Pour l'arrêter, on recourt au tamponnement compressif un peu prolongé, qui est généralement efficace. Si la déchirure du sinus était large, il faudrait en faire la ligature après avoir, au besoin, élargi la brèche osseuse dans la direction voulue.

Dans la région temporo-pariétale, c'est l'artère méningée moyenne qui peut être ouverte, et dont il faudrait faire la ligature.

Suites opératoires. — 1° SUITES IMMÉDIATES. — a) *Evolution aseptique*. — Lorsque l'évolution doit être aseptique, la température n'atteint pas 38° et le pouls devient de moins en moins lent. Dans ce cas, le pansement ne doit être renouvelé qu'après huit à dix jours, et dès ce moment, la plaie commence à bourgeonner, sans qu'il y ait la moindre suppuration. Souvent des lambeaux sphacélés du cerveau sont en voie d'élimination, ou l'on constate déjà une tendance à la hernie cérébrale.

Quant aux symptômes cérébraux, leur évolution dépend de l'étendue et de l'importance des régions détruites de l'encéphale.

Le coma se dissipe après quelques jours, sauf dans certains cas où la destruction cérébrale est sans doute trop étendue, et où il persiste jusqu'à la mort, sans que la plaie montre d'ailleurs aucun signe d'infection.

Même quand la conscience revient, ces blessés gardent pendant longtemps dans leur habitus et dans leur façon de s'exprimer, une sorte de naïveté d'enfant.

Très souvent, les paralysies rétrocèdent après quelques semaines et cette régression s'accompagne ordinairement de celle de la hernie cérébrale.

L'aphasie s'améliore également, mais avec lenteur. Il en est de même de l'amaurose. C'est la céphalalgie qui se montre la plus tenace, et quelquefois, les névralgies.

b) *Infection*. — Lorsqu'il y a plaie cérébrale, l'infection est fréquente, même après les trépanations les plus soigneuses. Sa gravité est variable.

Vers le troisième jour, la fièvre s'allume et prend le caractère des grandes oscillations. Il se produit de l'agitation et du délire, une lenteur progressive du pouls. Insensiblement le sensorium s'obnubile et le malade tombe dans le coma. Des convulsions apparaissent en accès dont la fréquence et la violence s'accentuent. La ponction lombaire ramène un liquide cérébro-spinal louche. C'est la méningo-encéphalite, qui tue sûrement.

L'infection n'est pas toujours aussi grave. Elle peut

se localiser aux environs de la plaie, et se borner à la suppuration du foyer de fracture. Des adhérences ont, dans ce cas, isclé l'espace méningé. En cas de hernie cérébrale, le bourgeon hernié peut contracter des adhé-

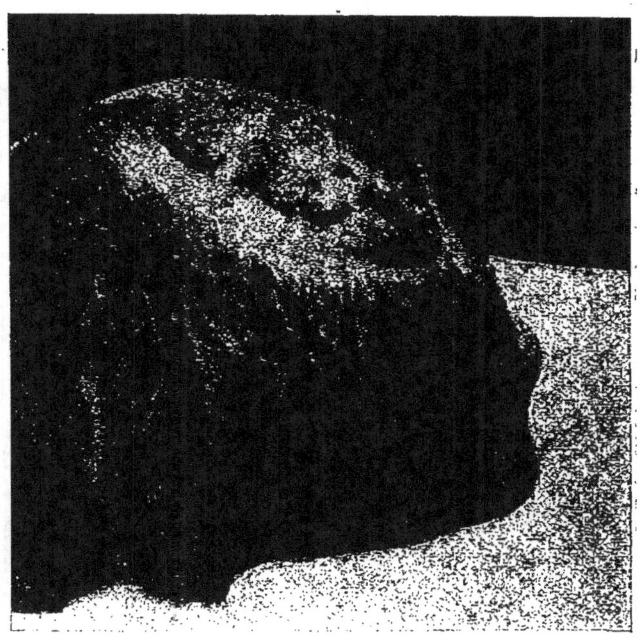

Fig. 25. — Hernie cérébrale un mois après trépanation.

rences avec les bords de la brèche osseuse, et une rétention de pus derrière cette barrière peut se révéler par une ascension thermique ou par de l'œdème palpébral. Il suffit de détruire les adhérences de la hernie pour que le pus trouve à s'écouler et que tout rentre dans l'ordre.

2° SUITES RETARDÉES. — La *hernie cérébrale* peut s'an-
noncer dès les premiers jours. D'autres fois elle est tardive et ne se dessine qu'au cours de la cicatrisation. Elle
peut atteindre des dimensions énormes.

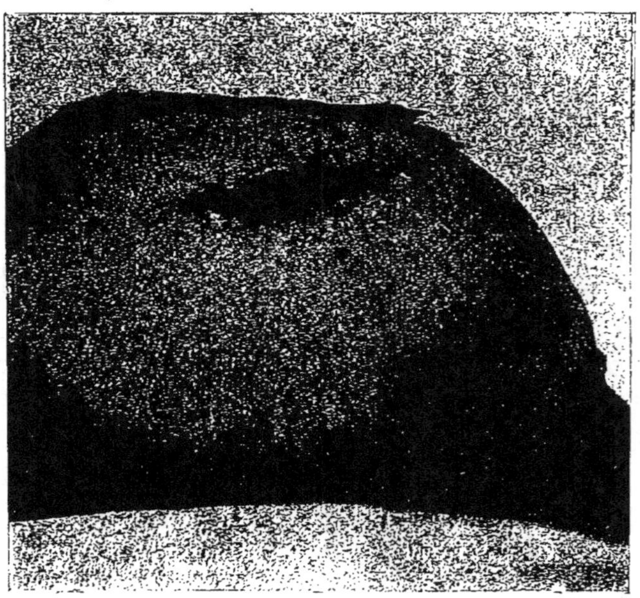

Fig. 26. — Hernie cérébrale guérie deux mois et demi après
trépanation.

Quelquefois, et notamment quand elle est apparue dès
les premiers jours, elle rétrocède de bonne heure, à mesure que les symptômes cérébraux (paralysies, etc.) s'a-
méliorent eux-mêmes, et la cicatrisation complète trouve
la hernie guérie (fig. 25 et 26).

D'autres fois, son développement s'arrête au moment

où elle a acquis un certain volume et dès lors, elle est définitive. Le champignon qu'elle forme se couvre de tissu cicatriciel et sa base adhère aux bords de la brèche osseuse (fig. 27).

Dans les mauvais cas enfin, la hernie s'accroît indéfiniment, tandis que les symptômes cérébraux s'aggravent et le malade finit par succomber à la cachexie.

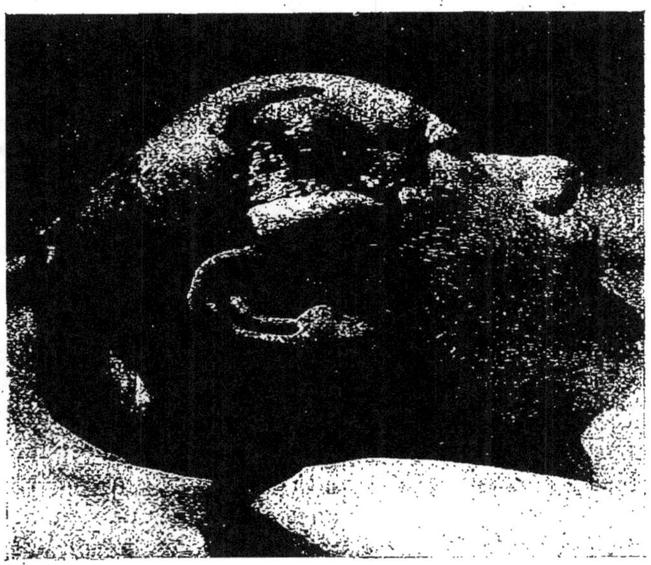

Fig. 27. — Hernie cérébrale quatre semaines après trépanation.

La brèche osseuse constitue, après guérison, un point faible qu'il faut protéger contre les heurts et les chocs. Le port d'une plaque métallique satisfait certains de ces blessés. Mais l'ostéoplastie et la prothèse peuvent faire mieux. On a utilisé un lambeau ostéo-périosté taillé dans le voisinage. On a transplanté sur la brèche une omoplate fraîche de lapin, et on s'est adressé à la prothèse au moyen de plaques métalliques, argent ou aluminium. La transplantation de lames cartilagineuses taillées dans les cartilages costaux est très recommandable, comme nous le verrons à propos des plaies de la face.

Il arrive quelquefois que des blessés, après avoir été trépanés, passent d'abord plusieurs semaines sans présenter aucune complication, et qu'ensuite, après cicatrisation régulière de la plaie, ils commencent à se plaindre de vertiges et de céphalalgie sans caractère bien défini, en même temps que le pouls devient lent. Ces symptômes sont souvent l'indice de l'évolution d'un abcès cérébral, qui peut déterminer la mort subite. A l'autopsie, nous avons trouvé des abcès énormes, ayant désorganisé tout un lobe cérébral.

3° SUITES ÉLOIGNÉES. — Autant les résultats immédiats de la trépanation sont encourageants, autant les suites éloignées sont décevantes, surtout dans les cas où il y a eu de vastes délabrements du cerveau, et tout particulièrement quand des corps étrangers, projectiles ou esquilles, sont restés inclus dans la boîte cranienne.

Des mois, quelquefois un an et plus après une guérison en apparence radicale, il n'est pas rare de voir s'installer sournoisement des symptômes cérébraux d'abord bénins, qui s'aggravent lentement et conduisent à la méningo-encéphalite diffuse auquel le malade finit par succomber.

Cette complication tardive semble être assez fréquente pour justifier le pronostic le plus réservé, même après les plus belles guérisons immédiates. Elle ne doit cependant pas nous détourner de la trépanation systématique. Peut-être justifiera-t-elle un jour la recherche primitive du projectile, qui semble être responsable de ces accidents, mais que nos moyens actuels ne nous permettent pas d'entreprendre avec des chances de succès suffisantes.

CHAPITRE VII

PLAIES DU RACHIS ET DE LA MOELLE ÉPINIÈRE

Les plaies du rachis et de la moelle épinière, qui étaient considérées comme exceptionnelles dans les guerres précédentes, ont été assez fréquentes dans la guerre des Balkans. Dans la campagne actuelle, leur fréquence s'est accrue encore. Contrairement à beaucoup d'autres, ces plaies ne sont jamais mortelles immédiatement, et la fréquence que nous observons dans les hôpitaux correspond à la fréquence réelle.

Les lésions de la colonne sans atteinte de la moelle ne sont pas très rares, mais elles n'ont pas grand intérêt pour nous. Souvent elles ne sont pas diagnostiquées ou ne sont reconnues que par hasard.

Ainsi, on trouve le corps vertébral perforé par des projectiles qui ont traversé le ventre ou le thorax. Ces perforations ne donnent lieu à aucun symptôme. Ce sont les lésions abdominales ou thoraciques qui occupent la scène.

D'autres fois, on trouve des fractures d'apophyses épineuses ou de lames vertébrales produites par un coup de feu tangentiel, ou compliquant des plaies des parties molles. Ces blessures sont encore sans intérêt.

La seule lésion importante est celle qui s'accompagne de troubles médullaires. Elle est presque toujours produite par une balle de fusil et, très souvent, l'orifice d'entrée est loin de la colonne.

Aussi n'est-il pas rare de constater, en même temps que la lésion de la moelle, soit une plaie de la face ou du cou, soit une perforation du poumon avec hémothorax, soit une perforation abdominale.

Symptômes. — La plaie d'entrée et, quand elle existe, la plaie de sortie, n'offrent en général aucun caractère spécial. Ce sont des orifices étroits, comme en font presque toujours les balles de fusil.

Il n'est pas fréquent de trouver localement la trace du passage du projectile par la colonne, et de percevoir une mobilité anormale ou une déviation d'une apophyse épineuse, ou une crépitation localisée. Quelquefois ce sera l'écartement de deux apophyses épineuses par section du ligament interépineux. Mais le plus souvent, il n'existe, à l'endroit présumé atteint, ni déformation, ni aucun signe reconnaissable au palper.

Le symptôme capital, qui domine tous les autres, est la *paralysie.* Au moment même où l'homme est frappé, ses jambes se dérobent sous lui et il tombe, atteint de paraplégie immédiate, plus rarement de paralysie des quatre membres. Cette paralysie est complète et elle peut intéresser en plus les muscles abdominaux et les muscles thoraciques.

Dans l'immense majorité des cas, il y a *abolition de tous les réflexes.* Quelquefois certains réflexes cutanés, en particulier le Babinski, peuvent être conservés, ordinairement d'un seul côté. On observe aussi, à titre exceptionnel, l'exagération des réflexes.

En même temps que la paralysie, s'établit l'*anesthésie,* qui est également totale et occupe toute l'étendue de la région paralysée. Dans quelques cas, il subsiste une ou plusieurs petites zones cutanées sensibles, ou même hyperesthésiques, sans que la distribution de ces zones puisse donner aucune indication sur la nature ou le degré de la lésion médullaire.

Dès le premier moment, il y a *rétention d'urine et des matières fécales.*

Marche et complications. — Au bout d'un certain temps, souvent très rapidement, apparaissent des signes de *décubitus*, au niveau du sacrum, des fesses, des talons, des coudes. Les altérations de la peau prennent un caractère plus ou moins grave, et s'étendent plus ou moins en surface et en profondeur, d'après qu'on prend ou non des mesures préventives. Elles vont de la simple rougeur à la destruction complète de la peau et des tissus sous-jacents et à la dénudation du squelette. Elles peuvent être évitées dans une certaine mesure, comme nous le verrons.

On considérait généralement ces escharres comme des lésions trophiques d'origine nerveuse. On revient actuellement de cette opinion et on tend à admettre que l'action trophique nerveuse ne joue qu'un rôle accessoire. Ce serait d'une part la compression permanente de la peau sur un lit trop dur, d'autre part la souillure par l'urine et les déjections, qui seraient les causes principales des excoriations de la peau, premier stade des ulcères. (P. Marie.)

L'infection des voies urinaires, attribuable à la stagnation de l'urine, et aussi à des cathétérismes faits sans précautions suffisantes, ne tarde pas à aggraver la situation.

Une *cystite* s'installe, révélée par un trouble croissant

de l'urine, qui devient bientôt franchement purulente et dégage une odeur âcre caractéristique. Fréquemment la cystite devient hémorragique, et nous avons trouvé à l'autopsie la muqueuse vésicale transformée en une membrane rouge sombre, tomenteuse et saignant au moindre contact.

En même temps, la rétention s'est souvent transformée en *incontinence*, d'abord par regorgement, puis en incontinence totale. A partir de ce moment, l'humidité qui trempe constamment le malade active l'extension des escharres.

L'infection vésicale gagne l'uretère et le rein, et la *pyélo-néphrite ascendante* peut entraîner la mort rapidement, par accidents urémiques.

Mais en général, la marche est plus lente. La *fièvre* qui s'est allumée dès le début de la cystite monte peu à peu, à mesure que s'aggrave l'infection des organes urinaires. Elle finit par prendre les allures de la fièvre hectique et le malade maigrit, s'épuise et finit par succomber à la cachexie. Cela dure des semaines, même des mois.

Des complications pulmonaires peuvent, du reste, amener le dénouement beaucoup plus tôt, et l'on voit certains de ces blessés être emportés en quelques jours par des bronchopneumonies hypostatiques ou infectieuses.

Enfin, dans les lésions cervicales, la mort survient souvent en quelques heures, par paralysie des muscles respiratoires.

La terminaison est donc habituellement fatale, quand la lésion est abandonnée à elle-même et que les soins ne sont pas suffisants. Mais cette règle n'est pas absolue et lorsque ces blessés sont traités convenablement, on les voit souvent s'améliorer à tel point que, lorsqu'il s'agit notamment de lésions hautes, cervicales, les mouvements peuvent revenir suffisamment pour permettre la marche.

Le médecin ne doit donc pas considérer une paraplégie par fracture de la colonne comme étant au-dessus de ses ressources, et abandonner le blessé à son sort. Il est certain que la terminaison fatale peut être reculée pendant longtemps, par des soins appropriés.

Il faut surtout veiller à éviter les escharres et la cystite. Ce n'est pas facile, mais on y arrive, et si ces complications apparaissent malgré tout, on est encore en mesure de s'opposer à leur extension. A ce prix, l'état général restera bon, la marche sera apyrétique, et on assistera peut-être à un retour tout au moins partiel des fonctions.

Localisation de la lésion. — Si l'on veut faire le diagnostic exact du siège de la lésion médullaire, — diagnostic indispensable pour une intervention projetée, — il importe de se rappeler les notions essentielles de topographie vertébro-médullaire, et de connaître les rapports exacts des divers segments de la colonne vertébrale avec les régions principales de la moelle épinière. En effet, comme nous l'avons vu, les signes cliniques locaux qui pourraient guider font maintes fois défaut.

Voici les points principaux dont la connaissance est indispensable. Nous les donnons d'après Poirier et Charpy (fig. 28).

Le premier segment de la moelle, compris entre le collet du bulbe et l'origine du renflement cervico-brachial, répond aux deux premières vertèbres cervicales.

Une lésion atteignant ce segment aura donc une répercussion sur les quatre membres.

Le renflement cervico-brachial va de la 3ᵉ cervicale à

la 2ᵉ dorsale, et les nerfs destinés à la ceinture scapulaire et au membre supérieur ont leurs noyaux d'origine dans la partie moyenne de ce segment, entre la 4ᵉ vertèbre cervicale et la 1ʳᵉ dorsale.

Une lésion située au-dessus de la 4ᵉ cervicale affectera donc en totalité les membres supérieurs, et évidemment aussi les membres inférieurs. Une lésion occupant la partie moyenne du renflement cervico-brachial, — entre la 4ᵉ cervicale et la 1ʳᵒ dorsale, — aura encore le même effet, si elle atteint tous les noyaux d'origine des nerfs du bras. Si certains de ceux-ci sont épargnés, la paralysie pourra être partielle.

A partir de la 1ʳᵒ vertèbre dorsale, une lésion de la partie correspondante de la moelle n'affectera plus le membre supérieur.

La moelle dorsale s'étend de la 2ᵉ à la 10ᵉ vertèbre dorsale.

Le renflement lombo-sacré est compris entre la 10ᵉ vertèbre dorsale et la 2ᵉ lombaire, au bord inférieur de laquelle correspond le cône terminal de la moelle. Le segment de ce renflement dont partent les racines lombaires, va de la 10ᵉ à la 12ᵉ dorsale, et le segment dont partent les racines sacrées s'étend de la 10ᵉ dorsale à la 1ʳᵉ lombaire.

Les lésions de la moelle entre la 1ʳᵉ et la 12ᵉ dorsale donneront donc la paraplégie. Celles qui correspondraient à la 1ʳᵉ vertèbre lombaire n'atteindraient plus que les racines des nerfs sacrés.

Plus bas, c'est-à-dire à partir du bord inférieur de la 2ᵉ vertèbre lombaire (extrémité du cône terminal), c'est la queue de cheval qui serait atteinte, et les symptômes ne seraient plus médullaires, mais intéresseraient le nerf sciatique.

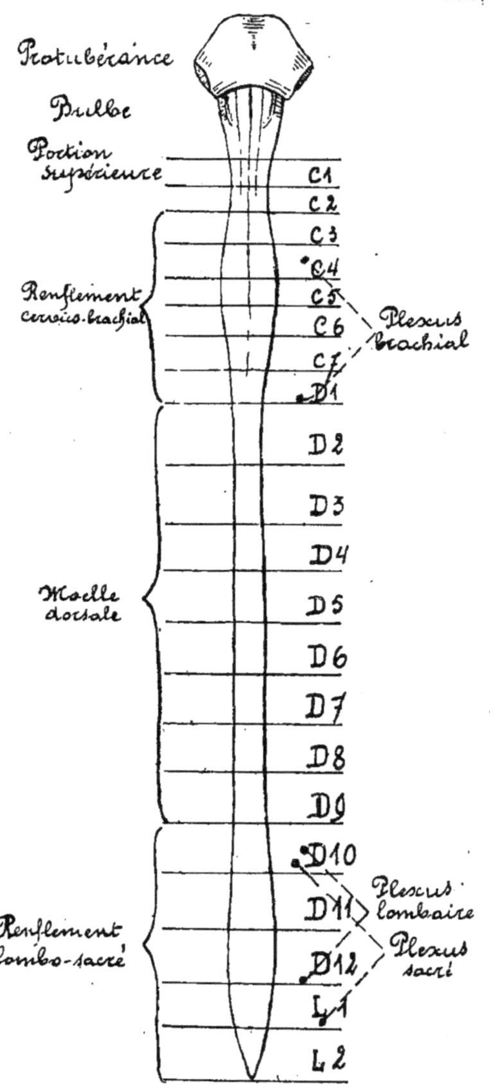

Fig. 28. — Rapports des divers segments de la moelle
avec la colonne vertébrale.

Traitement. — 1° TRAITEMENT MÉDICAL. — Le traitement médical est extrêmement important, non pour rappeler les fonctions abolies, mais pour éviter ou reculer les complications, dont nous avons dit toute la gravité.

Le premier point dont il faille se préoccuper est d'*éviter le décubitus*. Nous avons vu que, d'après les idées actuelles, ce décubitus ne serait pas dû surtout à des lésions trophiques d'origine médullaire — conception qui faisait considérer les escharres comme inévitables — mais bien plutôt à la compression permanente des mêmes régions de la peau entre l'os sous-jacent et le plan dur du lit, en même temps qu'à la macération.

Il importe donc d'éviter avant tout cette pression continuelle et, pour cela, il suffit de supprimer l'une des surfaces comprimantes, le lit dur. Le classique anneau de caoutchouc, gonflé d'air ou d'eau, peut rendre des services, mais il n'est pas supporté longtemps et il localise encore trop la pression. Le matelas à eau, plus élastique, qui répartit mieux le poids du corps et fatigue moins le malade, doit être préféré. Il ne doit pas être fortement distendu par le liquide.

Si le blessé est tenu systématiquement couché sur un tel lit dès le premier moment, et si l'on soigne pour l'entretien de la peau aux endroits exposés, on est étonné de constater que les escharres peuvent être évitées pendant très longtemps, sinon indéfiniment.

P. Marie recommande, dans le même but, de faire changer la position des malades toutes les heures pendant le jour, toutes les deux heures pendant la nuit.

Malgré ces précautions, on verra le décubitus survenir de très bonne heure, dans certains cas qui se distinguent par la rapidité de leur évolution, et qui sont vraiment au-dessus de nos ressources, médicales ou chirurgicales. Mais ils constituent l'exception.

Un deuxième point auquel il convient d'attacher une grande importance, c'est d'*éviter la cystite,* complication presque fatale, et qui est, le plus souvent, la cause de la mort.

C'est une tâche difficile que d'éviter la cystite chez de tels blessés. On y arrive dans une large mesure en prenant des précautions extrêmes pour le cathétérisme et en faisant de fréquents lavages de la vessie.

Le cathétérisme doit être pratiqué matin et soir. Il doit être fait par le médecin lui-même ou par un assistant, qui doit revêtir des gants, n'employer que des sondes stérilisées chaque fois par ébullition. Il faut que le gland et le méat soient préalablement lavés à l'éther et badigeonnés à la teinture d'iode. L'introduction de la sonde doit se faire sans aucune violence, avec une grande légèreté de main, afin de ne pas provoquer d'excoriation de la muqueuse.

Lorsque la vessie est vidée, on la lave abondamment en y faisant passer une grande quantité d'un liquide antiseptique, une solution de permanganate de potassium, de préférence. Une petite quantité du liquide peut être abandonnée dans la vessie.

Après chaque cathétérisme, le gland est lavé et entouré de gaze et d'ouate stériles.

Si, malgré ces précautions, l'urine devient trouble, et que la cystite s'annonce, il est indiqué de continuer le même traitement en redoublant de soins. Il n'y aurait pas lieu de s'arrêter sous prétexte que la rétention se serait transformée en incontinence. Même quand il s'agit d'une incontinence vraie, et non de regorgement, il reste toujours de l'urine dans le bas-fond vésical ; les lavages sont donc aussi indispensables qu'auparavant.

Il est bon d'ajouter au traitement local, l'administration à l'intérieur d'un antiseptique urinaire, dont le plus utile paraît être l'urotropine.

Le traitement médical sera complété par l'emploi de tous les moyens propres à soutenir les forces du blessé et à relever son état général.

2° TRAITEMENT CHIRURGICAL. — Le traitement chirurgical consiste dans la *laminectomie*, opération qui ouvre le canal rachidien par résection d'un segment de son arc postérieur, dans le but : 1° d'enlever un projectile ou des esquilles qui peuvent y avoir pénétré ; 2° d'éloigner des épanchements sanguins extra- ou intra-duraux qui peuvent comprimer la moelle ; 3° d'examiner celle-ci pour reconnaître les lésions qu'elle peut présenter et établir un pronostic certain.

Indications. — Il y a des cas où l'indication de la laminectomie est formelle et admise par tout le monde. C'est, par exemple, lorsqu'on a pu constater une fracture des lames vertébrales et qu'il y a nécessité d'aller s'assurer si des esquilles ne compriment pas la moelle.

C'est encore lorsque, en l'absence de tout signe local extérieur, la radiographie a fait reconnaître une fracture esquilleuse dans le voisinage du canal médullaire.

C'est enfin, quand la radiographie montre un projectile inclus dans le canal ou situé à proximité de celui-ci.

En dehors de ces indications indiscutables, il en est qui sont admises par certains chirurgiens, rejetées par d'autres.

Lorsque, par exemple, l'abolition des fonctions n'est pas complète, qu'il subsiste certains réflexes, à plus forte raison quand les réflexes sont exagérés, nous estimons qu'on est en droit de soupçonner, non une lésion destructive, mais une simple compression de la moelle, et qu'une intervention exploratrice est justifiée.

Mais nous allons plus loin, et nous sommes d'avis que, même lorsque l'abolition des fonctions médullaires est complète, même si l'on n'a pu reconnaître aucune fracture ni aucun projectile, la laminectomie exploratrice est encore indiquée, à la condition que l'état général du blessé ne laisse rien à désirer.

Sans doute, cette intervention ne conduira pas toujours sur une lésion du squelette et ne se terminera pas toujours par l'ablation d'un corps étranger métallique ou osseux. Bien des fois, elle fera reconnaître des lésions médullaires irrémédiables, et restera forcément exploratrice. Mais précisément, elle aura eu la valeur de toute opération exploratrice, c'est-à-dire qu'elle aura permis un diagnostic précis et un pronostic ferme.

Elle ne sera d'ailleurs jamais nocive, si on ne la pratique pas trop tard sur des blessés affaiblis. La laminectomie, qui est, à première vue, une opération très traumatisante, est en réalité bien supportée, et les suites en sont simples.

D'un autre côté, elle réserve des surprises agréables. Tantôt, elle ouvrira un hématorachis et lèvera du même coup la compression. Tantôt elle n'aura rien donné immédiatement, ou presque rien, mais elle n'en aura pas moins un effet consécutif excellent, encore que long à se manifester.

Il y a cependant des contre-indications. Elles se résument dans le mauvais état général du blessé, dans la coexistence d'autres lésions ou d'affections internes, et dans le fait de se trouver en présence d'une de ces formes à caractère grave d'emblée, et à évolution rapidement mortelle.

A quel moment convient-il d'opérer ?

Il faut évidemment attendre que le shock soit dissipé. Il ne faut pas attendre davantage, si l'on a des raisons de croire à une compression simple. Lorsqu'au contraire les prévisions ne sont pas aussi favorables, nous croyons qu'il vaut mieux attendre quelques jours, pour laisser se dessiner la marche du cas, et n'intervenir que si cette marche n'annonce pas une forme particulièrement grave.

Technique. — Il faut, avant tout, déterminer le segment de la colonne sur lequel va porter l'intervention.

Quand il existe des symptômes locaux, la question ne se pose pas. La laminectomie sera faite à l'endroit où l'on constate ces symptômes.

Il n'y a pas encore de grandes difficultés quand il existe deux orifices, bien que la ligne droite qui les réunit ne coupe pas nécessairement la colonne au point touché. Le projectile peut, en effet, avoir dévié sur le rachis.

Les difficultés sont réelles quand il n'y a pas d'orifice de sortie. On a alors la ressource de la radiographie pour localiser le projectile et se mettre à peu près dans les conditions du cas précédent.

Il faut, en tout cas, combiner les renseignements ainsi obtenus avec ceux que l'on tire des notions de topographie vertébro-médullaire, dont nous avons parlé. Ces connaissances constitueront notre seule ressource lorsque la radiographie est négative, ce qui arrive quelquefois, sans qu'on puisse expliquer pourquoi elle ne parvient pas toujours à repérer le projectile.

Le malade est couché sur le ventre, un coussin relevant le thorax et l'abdomen.

L'incision médiane verticale des parties molles doit avoir au moins 15 centimètres de long. Son milieu doit correspondre au point présumé atteint.

Après avoir divisé la peau, on dénude la crête des apophyses épineuses, le long de laquelle on détache à droite et à gauche les insertions du grand dorsal, puis on sépare à petits coups des deux gouttières vertébrales les muscles qui les occupent (sacro-lombaire, long dorsal, transversaire épineux), en arrêtant par la compression le suintement sanguin toujours assez abondant, et en faisant rétracter en dehors la masse musculaire à mesure qu'on avance dans la profondeur. On n'arrête cette dissection que lorsque les faces latérales des apophyses épineuses et les lames vertébrales sont bien découvertes, ces dernières jusqu'au tubercule qui marque leur extrémité.

Si l'on tombe sur une fracture de l'arc vertébral, on commence par enlever les esquilles, ce qui va donner du jour pour ouvrir largement le canal médullaire avec une pince-gouge ou avec le ciseau et le maillet, et exposer ainsi la dure-mère.

Si l'on ne découvre pas de fracture, il s'agit de réséquer d'abord l'arc d'une vertèbre. L'arc choisi est séparé de ses deux voisins par section des ligaments interépineux et intertransversaires.

On peut, si l'on veut, réséquer au préalable les apophyses épineuses, ce qui se fait le plus rapidement en les saisissant dans une forte pince-gouge et en les fracturant à leur base. Mais ce temps opératoire n'est pas indispensable.

On coupe maintenant de chaque côté la lame vertébrale à la cisaille ou à la gouge et au maillet et, dans ce dernier cas, il faut avoir soin de diriger le trait obliquement en dedans, de manière à tomber sûrement dans le

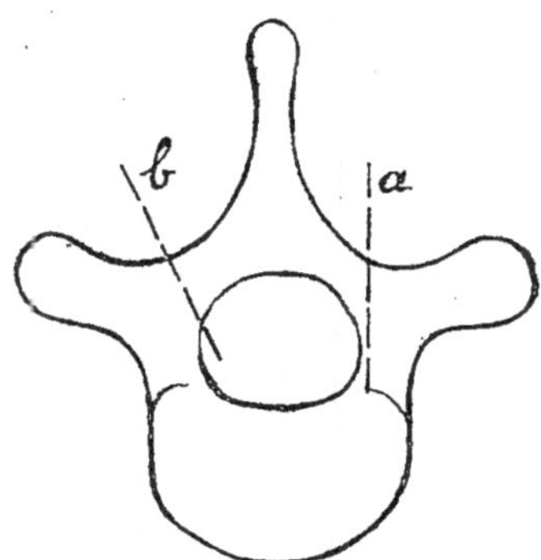

Fig. 29. — Laminectomie au ciseau.
a, mauvaise direction du ciseau; *b*, bonne direction du ciseau.

canal vertébral, et à ne pas s'égarer dans les masses latérales de la vertèbre (fig. 29).

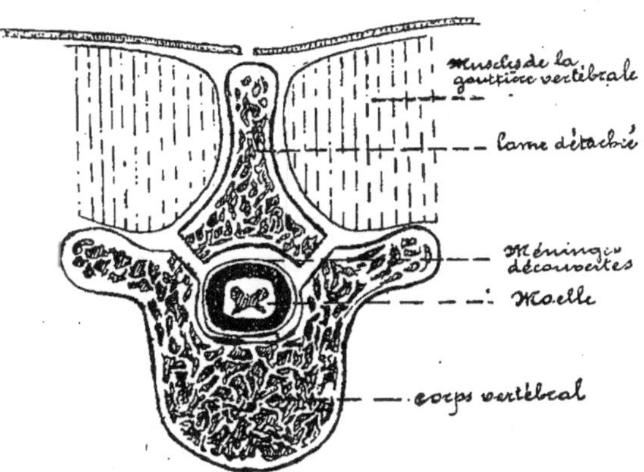

Fig. 30. — Laminectomie. Schéma de la résection osseuse.

Saisissant alors l'arc postérieur isolé dans un fort

davier, on le soulève et on le renverse vers le haut, pour détacher ce qui tient encore (fig. 30).

On procède de même pour une deuxième, puis pour une troisième vertèbre, en ayant toujours bien soin que le ciseau ne pénètre pas dans le canal et ne blesse pas la moelle.

Lorsque les trois arcs sont réséqués, on se trouve devant la dure-mère exposée dans une étendue de 8 à 10 centimètres. On la reconnaît à sa teinte bleue quand on l'a débarrassée des tractus celluleux qui la recouvrent.

Il va sans dire qu'on enlèverait, chemin faisant, les esquilles libres ou le projectile, si on les découvrait.

Il faut maintenant inciser verticalement la dure-mère dans toute l'étendue où elle est exposée. Il importe de ne jamais renoncer à cette incision, sous prétexte que la membrane ne porte aucune trace de traumatisme. Très souvent, la dure-mère ne présente en effet aucune lésion apparente, et pourtant, sous elle, la moelle est détruite.

Les deux lèvres de l'incision dure-mérienne sont maintenues écartées par des pinces de Kocher.

Aussitôt le liquide céphalo-rachidien s'écoule et la face postérieure de la moelle apparaît, sous l'aspect d'un cordon blanc, sur lequel sont couchées en un faisceau parallèle les racines des nerfs rachidiens.

On peut alors constater les lésions que porte la moelle : piqûres, déchirures, écrasements, section complète.

D'autres fois, elle apparaît intacte, mais on a vidé un hématorachis.

D'autres fois encore, on ne découvre aucune lésion et l'opération a été purement exploratrice.

Il est inutile de suturer la dure-mère. Il suffit de rapprocher les muscles par un surjet, et de fermer la peau, sans drainage.

Cette technique est toujours assez laborieuse. Elle l'est surtout dans la région dorsale, parce que les gouttières vertébrales y sont le plus profondes et le plus étroites. Elle l'est moins à la région cervicale où le canal vertébral est plus large et où l'on risque moins de blesser la moelle.

Les suites opératoires sont presque toujours extraordinairement bénignes et la plaie se réunit par première intention en quelques jours.

Il arrive qu'une accumulation de liquide céphalo-rachidien soulève la ligne de réunion et finisse par trouer la suture. Au bout de quelques jours, l'écoulement cesse spontanément, sans que ce petit accident ait aucune suite fâcheuse.

Résultats. — Les résultats thérapeutiques sont très variables, et naturellement en rapport avec la lésion médullaire.

Il est clair que, lorsque la moelle est détruite, il n'y a rien à espérer, mais même dans ce cas, l'opération aura été inoffensive.

Dans les cas de compression simple, on a quelquefois des améliorations rapides.

Enfin, lorsqu'on n'a découvert aucune lésion qui explique les symptômes, il faut bien admettre qu'il s'agit d'une lésion intramédullaire, comme une hématomyélie ou d'une lésion à distance, la moelle ayant été frappée loin de l'endroit où a passé le projectile.

Quoi qu'il en soit, il est certain que dans quelques-uns de ces cas où l'opération paraissait avoir été inutile, on voit survenir très tardivement, après des mois, des améliorations qui peuvent aller jusqu'à la guérison presque complète.

En règle générale, ce sont les troubles vésicaux qui se montrent les plus réfractaires.

En résumé, le traitement opératoire des lésions médullaires ne donne certes pas des succès nombreux. Comme toute la chirurgie nerveuse, il est assez décevant. Mais de temps en temps une guérison inespérée vient compenser bien des déconvenues. On pourrait, dans certains cas, regretter de s'être abstenu, si l'autopsie faisait découvrir plus tard des lésions auxquelles il eût été possible de porter remède.

CHAPITRE VIII

PLAIES DE LA FACE

Les plaies de la face sont beaucoup plus rares que les plaies du crâne. Elles viennent aussi, dans l'ordre de fréquence, bien après les plaies thoraciques, les plaies abdominales et les plaies du segment proximal des membres.

Nous aurons à examiner successivement :

1° *Les plaies des parties molles ;*

2° *Les plaies du squelette ;*

Dans les *plaies des parties molles*, nous distinguerons :

a) *Les plaies de l'œil et des paupières ;*

b) *Les plaies des joues ;*

c) *Les plaies des lèvres ;*

d) *Les plaies de la langue et du plancher de la bouche ;*

e) *Les plaies du nez ;*

f) *Les plaies de l'oreille.*

Les *plaies du squelette* seront elles-mêmes divisées en :

a) *Fractures du massif facial ;*

b) *Fractures du maxillaire inférieur.*

Enfin nous consacrerons un paragraphe spécial à l'*arrachement de la face.*

Ces divisions sont artificielles, parce que beaucoup de plaies de la face, la plupart peut-on dire, intéressent à la fois le squelette et plusieurs régions des parties molles.

Mais cette subdivision est commode pour l'exposé et c'est pour ce motif que nous l'adoptons.

1° Plaies des parties molles de la face. — *a*) Plaies de l'œil et des paupières. — Le globe de l'œil est assez souvent atteint, en particulier par des projectiles pénétrant dans le crâne par l'orbite, ou sortant du crâne par cette cavité.

Les lésions qui en résultent sont variables et vont des blessures les plus minimes à la destruction complète du globe.

« On peut observer dans certains cas, assez tardive-
« ment, une rupture de la choroïde, une névrite optique,
« des hémorragies rétiniennes, un œdème rétinien macu-
« laire, un décollement de la rétine, etc., qui sont passés
« longtemps inaperçus, parce que le segment antérieur
« de l'œil est normal. Aussi fera-t-on bien, quand c'est
« possible, de pratiquer un examen ophtalmoscopique
« dans la plupart des blessures du crâne.

« Par le choc vibratoire des explosifs, par ce qu'on
« appelait autrefois le « vent du boulet », en dehors de
« toute atteinte directe par le projectile, les yeux peu-
« vent être lésés très gravement (luxation du cristallin,
« cataracte, œdème rétinien maculaire, hémorragie réti-
« nienne, décollement de la rétine et même éclatement
« d'un globe ou des deux yeux). » (Weekers.)

En revanche, on est quelquefois étonné de constater l'intégrité de l'organe ou l'insignifiance des lésions qu'il porte au milieu de délabrements étendus du voisinage.

C'est à l'oculiste qu'il incombe de faire le pronostic au point de vue fonctionnel, et aussi de décider de la con-servation ou du sacrifice de l'œil. Le danger de l'ophtal-mie sympathique doit surtout entrer en ligne de compte.

Les plaies du globe oculaire sont souvent accompagnées de fractures de l'orbite, et de déchirure des paupières.

Les paupières sont aussi quelquefois atteintes isolément, et présentent des perforations, des déchirures ou des arrachements partiels ou complets.

Les essais de suture immédiate des plaies palpébrales échouent fréquemment, par suite de la contusion des tissus, et il est peut-être préférable de laisser ces plaies se réunir par bourgeonnement, quitte à restaurer la paupière après cicatrisation, pour autant que la déformation l'exige.

On constate du reste ici, comme dans toutes les plaies de la face, une remarquable rapidité de réparation et une grande disposition des pertes de substance à se combler d'elles-mêmes. La richesse de l'irrigation sanguine en est sans doute la cause.

b) Plaies des joues. — La joue peut être simplement perforée par une balle ou par un petit éclat d'obus. Cette lésion est peu grave et guérit rapidement.

On observe assez souvent la perforation des deux joues par traversée transversale. Bien que la marche tout à fait aseptique de ces plaies soit rare, la guérison s'obtient encore facilement.

Mais cette double perforation des joues se complique souvent d'arrachement ou de fracture des dents, avec ou sans lésions des gencives et du bord alvéolaire. Par suite de l'infection légère presque inévitable de ces plaies intra-buccales, on peut assister à la chute tardive de dents qui avaient été primitivement épargnées.

Le traitement de ces lésions est très simple et se borne à assurer le nettoyage de la bouche. Les plaies intra-buccales doivent toujours être soigneusement désinfectées, en vue des complications septiques locales toujours à craindre, et surtout pour éviter le danger bien connu de la pneumonie par déglutition, ou plus exactement par aspiration.

Mais ce n'est guère que lorsque la plaie a atteint la branche supérieure du facial — ce qui est assez rare pour la simple traversée des parties molles, — ou le canal de Sténon, qu'elle acquiert une certaine gravité propre.

La paralysie faciale partielle ne pourra, dans ce cas, être traitée chirurgicalement, le bout antérieur du nerf étant trop mince et trop difficile à découvrir pour une anastomose.

Quant à la fistule salivaire, elle doit être abandonnée à elle-même jusqu'après guérison de la plaie, et sa persistance n'est pas fatale. L'écoulement de la salive peut cesser au bout d'un certain temps. Même en cas de lésion des deux canaux, on peut voir les fistules se tarir. Il est probable qu'en pareil cas, la parotide s'est atrophiée après oblitération cicatricielle du canal. Du reste, la digestion ne paraît nullement gênée par la suppression de la sécrétion parotidienne (Morestin).

c) Plaies des lèvres. — Les lèvres peuvent être simplement déchirées, ou arrachées plus ou moins complètement. Les plaies qui en résultent, irrégulières et très contuses, éliminent des lambeaux gangrenés, et bourgeonnent ensuite avec une telle vivacité qu'on s'étonne de voir des brèches d'abord énormes se rétrécir presque à vue d'œil. De sorte qu'après la cicatrisation, l'avivement, accompagné de quelques incisions libératrices, et la suture simple suffisent ordinairement, là où des opérations plastiques étendues semblaient indispensables au premier abord.

Ce n'est que dans les cas de destruction complète des

lèvres qu'il faudra recourir — mais après cicatrisation, —
à l'autoplastie par les moyens ordinaires.

d) PLAIES DE LA LANGUE ET DU PLANCHER DE LA BOUCHE. —
On n'observe guère de plaies isolées de la langue. Elles
coexistent souvent avec les plaies des lèvres et des joues.
Ce sont des déchirures ou des arrachements partiels,
qui peuvent empiéter sur le plancher de la bouche.

Il est rare qu'il faille s'inquiéter ici de la chute de la
langue sur le larynx, ses connexions avec le plancher
buccal étant restées suffisantes. Mais souvent l'hémorragie est considérable, et sa répétition peut devenir
grave.

Aussi ces blessés doivent-ils être surveillés de près.
Les lavages sont indispensables et le tamponnement est
à conseiller. Si l'hémorragie devient importante, le meilleur moyen d'assurer l'hémostase définitive, — sauf ligature éventuelle d'un gros vaisseau, — consiste dans la
suture des bords de la plaie, préalablement égalisés au
besoin.

Signalons incidemment une paralysie complète de la
langue observée chez un blessé qui avait eu la région
sus-hyoïdienne et la base de la langue traversées par
une balle. Les deux nerfs grands hypoglosses avaient
probablement été coupés (Morestin).

e) PLAIES DU NEZ. — Les plaies des parties molles du
nez guérissent aussi facilement que celles des autres
régions de la face. Elles ne prêtent à aucune considération spéciale quant à leur traitement.

La lésion acquiert une importance plus grande quand
le cartilage et les os sont atteints, en raison des diffor-
mités consécutives.

En cas de fracture, il faut s'efforcer de soutenir les fragments de manière à empêcher l'affaissement et la déviation du nez. Contre les déformations ultérieures et les pertes de substance, on trouvera dans les procédés modernes d'autoplastie les ressources nécessaires. Les transplantations de fragments cartilagineux empruntés aux côtes et taillés convenablement semblent en particulier être un procédé d'avenir (Morestin).

f) PLAIES DE L'OREILLE. — Les lésions de l'oreille ne sont pas très fréquentes. Celles du *pavillon* consistent en déchirures et arrachements plus ou moins complets. La restauration par suture immédiate est toujours à tenter, même quand la séparation est presque totale, et elle réussit souvent.

On observe de temps en temps la perforation du conduit membraneux, au ras du squelette. Même quand celui-ci n'est pas touché, il faut surveiller ces plaies et tamponner le conduit auditif afin d'empêcher son rétrécissement cicatriciel.

Les plaies du tympan et de la caisse s'étendent presque toujours à d'importants organes du voisinage : le labyrinthe, le golfe jugulaire, le nerf facial, le sinus latéral, la carotide interne. L'hémorragie donne à la plupart de ces lésions une haute gravité immédiate.

Dans les fractures du crâne par contre-coup, on peut observer des lésions du labyrinthe. Elles s'accompagnent de surdité, de vertiges et souvent d'écoulement par l'oreille de liquide céphalo-rachidien. Elles exposent à la méningite et exigent des soins de propreté minutieux de l'oreille.

Les plaies intéressant la mastoïde peuvent conduire à l'infection des cellules, du sinus latéral et des méninges. Elles doivent donc être l'objet d'une surveillance attentive.

Enfin nous devons dire un mot de la surdité subite qui atteint assez fréquemment les hommes lorsqu'un obus fait explosion à faible distance. Cette « surdité de guerre » est attribuée le plus souvent au déplacement violent de l'air et à l'augmentation de pression qui en résulte dans les cavités de l'oreille. Elle peut dépendre d'une rupture du tympan, d'une lésion du labyrinthe qui peut aller de la simple commotion jusqu'à l'hémorragie, ou aussi d'une cause centrale. D'après le cas, elle sera passagère ou incurable.

Mais il y a de fausses surdités de guerre, qu'un simple examen permet de dépister, et qui sont dues à des causes anciennes et banales : un bouchon de cérumen, un catarrhe de la trompe d'Eustache, une otite moyenne.

2° Plaies du squelette. — *a*) Fractures du massif facial. — Il est exceptionnel que le maxillaire supérieur ou le malaire soient atteints isolément. L'intimité de leurs connexions fait que — sauf pour les lésions purement intra-buccales, — le dégât porte d'ordinaire sur les deux os.

Les fractures du rebord orbitaire avec perte de substance conduisent à l'effondrement de la pommette et laissent une difformité très disgracieuse, pour laquelle la transplantation cartilagineuse ou adipeuse pourra sans doute être utilisée avec de grands avantages.

Le maxillaire supérieur sera atteint seul par des projectiles ayant traversé la bouche, en particulier dans les coups de feu transversaux. Il s'agit alors, ou bien d'une fracture avec perte de substance d'une portion du rebord alvéolaire, ou bien de l'ouverture de l'antre d'Highmore par sa face antérieure, plus rarement par sa face palatine.

Ces lésions sont souvent accompagnées de perforations et de déchirures du voile membraneux.

Les soins de propreté suffisent comme traitement. Il y aura quelquefois à enlever des esquilles et, tardivement, des séquestres.

On voit de temps en temps des projectiles, même volumineux, encastrés dans le massif facial ou enclavés dans l'espace pharyngo-maxillaire, et tolérés là pendant longtemps. On s'étonne de la petitesse de la plaie par laquelle ils ont passé. Leur enlèvement doit se faire par la bouche, en s'aidant des débridements nécessaires.

b) FRACTURES DU MAXILLAIRE INFÉRIEUR. — Les fractures du maxillaire inférieur constituent la plus importante des blessures de la face, en raison de la difficulté du traitement et du grave déchet fonctionnel qui résulte de leurs consolidations vicieuses.

Les *fractures partielles*, du rebord alvéolaire, du bord inférieur, les perforations simples, ne doivent pas nous arrêter. Elles ne comportent pas d'autre indication thérapeutique que celle de toute plaie intra-buccale, et guérissent sans laisser de trouble fonctionnel.

Les *fractures complètes* de la mandibule, qui interrompent la continuité de l'arc et le divisent de haut en bas, doivent être distinguées en deux variétés : les *fractures sans perte de substance*, analogues à celles qu'on rencontre dans la pratique civile, et les *fractures avec perte de substance*.

Les *fractures sans perte de substance* occupent souvent la partie postérieure de la branche horizontale ou la branche montante. Il n'y a généralement pas grand déplacement, et l'on peut se contenter d'appliquer une simple fronde pour maintenir les arcades dentaires rapprochées.

Assez souvent cependant, il y a un certain degré de chevauchement et, par conséquent, recul du menton. Dans ce cas, un moyen simple consiste à appliquer une fronde plâtrée, modelée sur les angles de la mâchoire et qui repousse celle-ci en avant.

Après la consolidation, on voit quelquefois le cal donner lieu à des productions osseuses saillantes, qui gênent les mouvements ou provoquent des douleurs. Nous avons dû enlever une de ces exostoses qui occupait l'angle de la mâchoire et gênait l'ouverture de la bouche. On en observe aussi, après les fractures de la branche montante, dans l'épaisseur du masséter, où elles peuvent donner lieu, comme nous le verrons, à la constriction des mâchoires.

Les *fractures avec perte de substance* sont celles où un fragment, comprenant toute la hauteur de l'os, a été détaché de celui-ci. Il a été emporté complètement ou est resté adhérent au plancher de la bouche. Il est plus ou moins large, quelquefois divisé lui-même en fragments plus petits.

Lorsqu'il est latéral, il est ordinairement projeté en dedans, vers la langue. Lorsqu'il est médian, il peut être projeté derrière l'arc mandibulaire, les dents regardant en arrière. D'autres fois, il est abaissé, refoulé dans la région sus-hyoïdienne, surtout quand la plaie des parties molles se prolonge vers le bas. Il peut aussi rester interposé comme un coin entre les deux moitiés de l'os et s'opposer à leur déplacement.

Ce déplacement, qui est assez constant, obéit à certaines règles, différentes d'après que la fracture est *médiane* ou *latérale*.

Dans les *fractures médianes,* la place du fragment intermédiaire est prise par les deux autres, qui tendent à se rejoindre sur la ligne médiane. Souvent, il n'y a guère de chevauchement, parce que l'action des deux muscles mylo-hyoïdiens s'équilibre, et que le double mouvement d'adduction et de recul est le même des deux côtés.

Dans les *fractures latérales* au contraire, le mylo-hyoïdien du long fragment a une action prédominante et

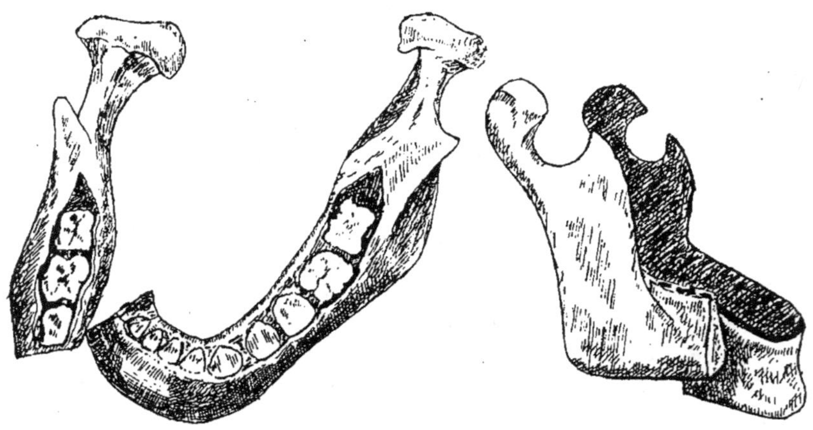

Schémas figurant le déplacement des fragments dans la fractur avec perte de substance du maxillaire inférieur.

Fig. 31. — Un fragment correspondant aux deux petites molaires droites a disparu. Le grand fragment se porte en dedans et se place derrière le petit fragment. Le menton est dévié du côté fracturé.

Fig. 32. — L'extrémité du petit fragmen bascule et se porte en haut.

c'est ce long fragment qui va à la rencontre du petit, pour le dépasser ordinairement et se placer en arrière de lui (fig. 31).

De son côté, le petit fragment se relève par son extrémité antérieure, sous l'action du muscle temporal (fig. 32).

Enfin, les bords inférieurs des deux fragments basculent ordinairement en dehors, et la face triturante des dents s'incline en dedans. Ce mouvement résulte de la prédominance d'action du masséter sur son congénère, le ptérygoïdien interne.

Il résulte de tout cela une *asymétrie faciale* caractéristique. Le menton est dévié du côté où siège la fracture et celle-ci forme une saillie derrière laquelle la joue est aplatie.

Évolution. — La fracture complète de la mâchoire inférieure est, en elle-même, une fracture bénigne, n'ayant rien de la gravité des fractures ouvertes des os longs. Mais elle est grave par les troubles fonctionnels qu'elle peut laisser à sa suite.

Dans les fractures médianes, si la perte de substance n'est pas très large, la coaptation peut se faire spontanément d'une manière satisfaisante et, bien que les dents des deux arcades ne correspondent plus exactement, la mastication n'est pas trop mauvaise.

Mais lorsque le fragment intermédiaire correspond à plus de deux dents, la réunion n'est plus que fibreuse. Dût-elle même se faire solidement et en bonne coaptation, le manque de correspondance des dents est tel que la mastication devient pour ainsi dire impossible.

Dans les fractures latérales, le chevauchement et le recul du long fragment abolissent complètement la fonction masticatoire.

La réparation de la fracture, toujours rapide, est quelquefois accompagnée de la formation de séquestres, provenant surtout du fragment intermédiaire. Ces séquestres, entièrement détachés, peuvent s'entourer de tissu fibreux et simuler des exostoses qui semblent prolonger le cal dans la région sus-hyoïdienne.

Traitement. — Les fractures médianes avec perte de substance un peu large et toutes les fractures latérales, quelle que soit l'étendue de la perte de substance, exigent donc un traitement attentif.

Ce traitement comporte la réduction des trois fragments et le maintien de cette réduction.

S'il s'agissait d'un autre os, on pourrait être tenté de supprimer le fragment médian, tant il peut être irrégulier de forme, tant sa vitalité peut sembler précaire. Il n'en faut rien faire cependant, car lui seul, replacé entre les deux fragments latéraux, est capable de rendre à l'arc mandibulaire sa forme primitive et son ouverture normale.

Mais il ne faut pas vouloir faire toujours cette réduction d'emblée. Il est souvent bon d'attendre quelques jours, fût-ce même une ou deux semaines, jusqu'à ce que les lambeaux nécrosés, les petits séquestres soient éliminés et que le bourgeonnement de la plaie ait commencé.

D'ici là, on se contentera d'un appareil de contention simple, par exemple d'une fronde, à moins qu'on ne dispose d'un des nombreux modèles d'appareils qui prennent leurs points d'appui sur les dents, et au moyen desquels on peut obtenir d'emblée une bonne réduction, et la maintenir sans gêner en aucune façon les soins à donner à la plaie [1].

1. Parmi les appareils employés dans ce but, il en est qui recouvrent la surface triturante des dents. Dans cette catégorie se placent les *gouttières métalliques*.

Les gouttières métalliques, connues depuis une bonne cinquantaine d'années, ont été beaucoup utilisées au cours de cette guerre.

A défaut de ces appareils, qui existent surtout dans les services spécialisés et dont le maniement demande d'ailleurs une certaine habitude, il faudra recourir à la *fixation opératoire des fragments*.

Autant nous sommes adversaire de la fixation opératoire des fractures des os longs, autant nous la croyons utile pour la fracture de la mandibule.

C'est que, pour aucun autre os du corps, la réduction parfaite n'est aussi indispensable pour la fonction, et

Elles furent d'abord attachées aux arcades dentaires à l'aide de ligatures métalliques. Actuellement on se sert plutôt de ciment dentaire. Les gouttières peuvent être confectionnées par le procédé de l'estampage ou par la méthode de la coulée. L'expérience semble avoir démontré la supériorité des gouttières coulées en argent, allié à une faible proportion de cuivre.

Les gouttières métalliques présentent le grand inconvénient de cacher les surfaces triturantes des dents et de ne pas permettre un contrôle complet de la position des fragments. Aussi les appareils qui laissent libres les surfaces triturantes et les bords coupants des dents, méritent-ils la préférence. Les premiers en date sont les *attelles en vulcanite*. La technique de leur fabrication est la même que celle des dentiers en vulcanite.

L'*attelle de Hammond*, consistant en un fil métallique de 2 millimètres environ de diamètre, fixé aux dents à l'aide de ligatures métalliques, a été beaucoup employée autrefois et peut encore être utilisée de nos jours. Les *attelles en étain coulé* ont été aussi employées avec succès.

Mais la meilleure méthode, à notre avis, est la *méthode orthodontique*, qui consiste dans l'application au traitement des fractures du maxillaire, des principes et des appareils servant actuellement au redressement des dents. C'est assurément cette méthode qui possède les ressources les plus étendues. Les appareils de redressement qui existent dans le commerce sont trop faibles pour être employés dans le traitement des fractures. La méthode orthodontique ne peut donner de succès qu'à condition qu'on ait recours à des appareils spécialement construits dans ce but particulier.

Nous nous sommes servi de la méthode orthodontique au cours de la campagne actuelle et nous avons lieu d'en être très satisfait.

(Dr. O. Rubbrecht.)

aucun autre os ne tolère aussi bien les corps étrangers métalliques.

Aussi sommes-nous d'avis que pour fixer la fracture de la mâchoire, on est autorisé à employer tous les moyens d'ostéo-synthèse, y compris les plaques vissées. Mais, le plus souvent, elles devront être enlevées après consolidation.

Pour notre part, nous nous servons ordinairement de la suture au fil, avec ou sans ligature des dents. Même les simples fils métalliques doivent en général être enlevés secondairement, mais cet inconvénient est minime.

Complications. — *a)* Hémorragies, section du nerf facial. — On a rapporté quelques exemples d'hémorragies et d'anévrismes des branches de la carotide externe, compliquant la fracture de la branche montante.

Ces hémorragies peuvent nécessiter des ligatures multiples. Dans un cas, il a fallu lier successivement la carotide interne, l'artère occipitale, la carotide externe, la maxillaire interne.

Dans d'autres cas, il s'agissait de l'artère palatine, de la maxillaire interne, de la dentaire inférieure, qu'il fallut lier dans des fractures ouvertes infectées.

C'est aussi avec les fractures de la branche montante qu'on observe la section du nerf facial, plus souvent que dans la traversée simple de la joue.

Le nerf est atteint alors très en arrière, dans son trajet intraparotidien et les anastomoses de son bout distal avec le spinal ou l'hypoglosse se feront plus aisément, si elles deviennent nécessaires.

Il en sera de même pour les lésions du nerf dans son trajet intra-osseux, à la suite de coups de feu antéro-postérieurs de la face avec traversée du rocher, variété dont nous avons vu plusieurs exemples, et dont nous venons de parler.

b) Consolidations vicieuses et pseudarthroses. — Lorsque la fracture est vicieusement consolidée, avec chevauchement des fragments et déviation du menton, l'impotence fonctionnelle est souvent telle qu'une intervention secondaire s'impose.

Si la consolidation n'est pas trop ancienne, on peut essayer de séparer les fragments, de réduire le chevauchement et de maintenir la coaptation par la suture osseuse ou des appareils de fixation.

Mais dans beaucoup de cas, on ne distingue plus les fragments dans le cal, qu'il faut alors se contenter de sectionner. Les deux moitiés de l'os sont ensuite maintenues écartées à la distance voulue au moyen d'appareils spéciaux, ce qui permettra, après cicatrisation, l'interposition d'une pièce prothétique.

On ferait de même en cas de *pseudarthrose*. Celle-ci serait sectionnée, les os écartés à la distance convenable et maintenus comme dans le cas précédent.

c) Constriction des machoires. — Après la fracture du maxillaire inférieur, il persiste, dans un assez bon nombre de cas, une diminution de l'amplitude d'ouverture de la bouche. Ce trouble fonctionnel s'observe à tous les degrés et peut aller jusqu'à la constriction complète des mâchoires, infirmité grave.

Ses causes sont multiples. Quelquefois, elle est d'*origine osseuse* et provient d'un cal vicieux, qui peut occuper la région condylienne ou tout autre point de l'os, notamment l'insertion du masséter, l'angle de la mâchoire, comme nous l'avons vu plus haut. La résection de l'exostose fera tout rentrer dans l'ordre.

Dans d'autres cas, il s'agit de *rétractions cicatricielles* intrabuccales ou externes, pour lesquelles il faut faire des incisions libératrices ou des excisions.

Enfin, dans une troisième catégorie de cas, la constriction est *musculaire,* et siège dans les muscles masticateurs, le temporal d'une part, le masséter et le ptérygoïdien interne d'autre part.

La *dilatation graduelle* est la méthode de choix pour le traitement de ces formes musculaires. Si elle échoue, on trouvera une bonne ressource dans l'*écartement forcé des mâchoires,* pratiqué sous chloroforme, assez longtemps après la consolidation, afin de ne pas nuire au cal.

Lorsque l'écartement forcé lui-même a échoué ou qu'il y a récidive, on dispose d'un dernier moyen, la *désinsertion musculaire,* appliquée, d'après le cas, à l'attache coronoïdienne du tendon du temporal, ou aux insertions inférieures du masséter et du ptérygoïdien interne.

Quel que soit le procédé utilisé, il faut toujours s'efforcer de maintenir le résultat acquis par des exercices de mobilisation continués pendant longtemps.

d) Déformations de la face. — Dans un certain nombre de cas, la mastication est suffisante avec une réduction imparfaite, mais la déformation de la face peut justifier des interventions d'ordre esthétique.

On peut arriver à rendre au menton et à la joue une forme et des reliefs se rapprochant de l'état normal, en insinuant sous la peau des pelotons graisseux ou des fragments de cartilages costaux taillés aux dimensions et à la forme convenables, pour remplir les creux et reconstituer les saillies. Le cartilage est le tissu qui se prête le mieux à cette autogreffe. (Morestin.)

3° Arrachement de la face. — Nous avons observé plusieurs cas d'arrachement plus ou moins complet de la face, par éclat d'obus.

L'aspect de ces blessés est épouvantable. Le nez, les lèvres, le menton sont arrachés, y compris un segment ou la totalité du maxillaire inférieur. Les joues dilacérées et renversées pendent sur les côtés et limitent un vaste cratère au fond duquel apparaît ce qui reste de la langue et du maxillaire supérieur. Les yeux sont habituellement intacts.

D'autres fois, la face n'est pas arrachée complètement. Elle est détachée de haut en bas, et pend sur le cou sous forme d'un épais lambeau contenant toujours des parties du squelette.

Ces blessés arrivent exsangues et dans un état de shock profond.

Outre l'arrêt de l'hémorragie, l'indication d'urgence est de fixer le moignon lingual, qui a perdu ses rapports avec le plancher de la bouche et, en tombant en arrière sur le larynx, menace le blessé d'asphyxie. On attire la langue au moyen d'une pince à griffes et on l'attache par un fil solide à la partie antérieure de la plaie.

Malgré les soins qu'on met à arrêter l'hémorragie, à remonter le blessé, à tenir la plaie dans le plus grand état de propreté, la mort est la règle.

Nous n'avons vu guérir aucun de ces blessés. Ils succombent aux suites de l'hémorragie ou du shock, ou ils tombent dans le coma et meurent avec des symptômes cérébraux. La terminaison a été fatale, même dans un cas d'arrachement unilatéral et incomplet, où nous avions pu arrêter parfaitement l'hémorragie et rattacher le lambeau par une suture.

CHAPITRE IX

PLAIES DU COU

1° Plaies des parties molles. — Parmi les perforations
des parties molles du cou par balles ou petits éclats
d'obus, il y en a un bon nombre qui n'intéressent aucun
organe important, ni les voies respiratoires, ni les gros
vaisseaux, ni les plexus nerveux. Ces perforations ne
prêtent à aucune considération spéciale.

Il faut cependant signaler certains cas de *perforation
transversale de la nuque*, près de l'occiput, véritables
traversées paracraniennes qui intéressent souvent l'une
des apophyses mastoïdes, et où le projectile a littéralement rasé l'occipital.

Ces perforations hautes de la nuque se caractérisent
par deux symptômes essentiels : une infiltration sanguine
abondante qui donne lieu à un gonflement dur très accentué, et une céphalalgie vive, avec somnolence, photo-
phobie et lenteur du pouls.

Ces symptômes qui paraissent graves au premier
abord, et peuvent en imposer pour une lésion intracra-
nienne, se jugent par un examen attentif qui permet
d'éliminer le diagnostic de fracture du crâne.

Ils sont souvent assez tenaces, et peuvent persister
pendant une ou deux semaines : puis la céphalalgie dis-

paraît progressivement, à mesure que la tuméfaction diminue.

Cette lésion se termine toujours favorablement et ne demande aucun traitement spécial.

2° Plaies des gros vaisseaux. — La carotide, l'artère sous-clavière, la veine sous-clavière et la veine jugulaire interne, vaisseaux d'un calibre énorme, donnent lieu, quand elles sont ouvertes dans une plaie large, à une hémorragie en général mortelle d'emblée.

On voit cependant de temps en temps dans les hôpitaux des hémorragies provenant de lésions de ces vaisseaux, lorsque la plaie des parties molles n'est pas très grande. Dans les mêmes conditions, on observe des anévrismes. Nous avons indiqué le mécanisme de leur production. Il s'agit d'une perforation ou d'une déchirure partielle du vaisseau, ouverture trop petite pour permettre au sang de s'échapper à plein jet.

On peut rencontrer ainsi au cou l'anévrisme artériel de la carotide, beaucoup plus rarement de la sous-clavière, et l'anévrisme artério-veineux, ordinairement jugulo-carotidien. Il y a actuellement une vingtaine d'observations connues de cette dernière lésion.

Le meilleur procédé opératoire pour les anévrismes du cou paraît être celui des ligatures multiples, ligature double ou quadruple, suivant le cas. Si la poche est bas située, il sera utile de réséquer la portion interne de la clavicule pour se donner du jour. Il n'est pas rare d'ailleurs qu'avec la lésion vasculaire, coexiste une fracture de cet os.

On voit quelquefois se produire des hémorragies secondaires des gros vaisseaux cervicaux, dans des plaies infectées, suppurantes et gangréneuses. Ces hémorragies, rapidement mortelles, exigent la ligature d'urgence.

Il en est de même de l'ouverture artérielle tardive, qui a été observée au moins une fois au cou (Grégoire). Nous avons vu plus haut en quoi consiste cet accident.

Signalons enfin que certains auteurs (Pozzi, Walther), ont observé des anévrismes de la carotide qui étaient en voie de guérison spontanée après un repos au lit de plusieurs mois.

3° **Plaies du plexus brachial.** — Dans les coups de feu des régions claviculaire, sus-claviculaire et sous-claviculaire, les lésions du plexus brachial ne sont pas rares. D'après qu'elles intéressent une partie ou la totalité du plexus, elles donnent lieu à des paralysies partielles ou à des paralysies totales du bras.

La plus fréquente des paralysies partielles est celle du type supérieur, correspondant à la branche radio-circonflexe.

Je ne m'arrêterai ni aux symptômes, ni au diagnostic de la nature et du siège de la lésion. Dans ce domaine spécial, nous avons vu que la collaboration du neurologiste est indispensable et c'est à lui à nous dire, en particulier, dans la mesure où il le peut, si les phénomènes observés correspondent à une section complète, à une division partielle, ou à une simple compression, et quelles seront les chances de restauration fonctionnelle après l'opération.

Ne comptons pas trop du reste sur une réponse catégorique à nos demandes. Comme nous l'avons vu dans le chapitre relatif aux lésions nerveuses, les moyens d'investigation dont le neurologiste dispose, et en particulier l'étude des réactions électriques, ne lui permettent pas encore d'arriver, dans bien des cas, à mieux qu'à des

probabilités. Cela est vrai surtout quand il s'agit, non
plus d'un seul tronc nerveux, mais d'un plexus.

D'ailleurs, pas plus ici qu'ailleurs, la certitude sur la
nature de la lésion n'est indispensable, et nous pouvons
nous en tenir aux règles générales que nous avons éta-
blies pour les interventions, en les appliquant comme suit :

1° Ne jamais opérer avant la cicatrisation complète de
la plaie.

2° Ne pas attendre non plus trop longtemps, sous
prétexte de compter sur un retour tardif des fonctions,
qu'on observe quelquefois. Nous pensons qu'il est indiqué
d'intervenir sur le plexus brachial, aussitôt que la plaie
est bien cicatrisée, à moins, bien entendu, que l'on n'observe des signes, si légers qu'ils soient, de retour de la
sensibilité et de la motilité, et que ces signes une fois
ébauchés ne restent pas stationnaires.

3° Se donner du jour. Pour bien exposer le plexus, il
est presque indispensable de réséquer le segment moyen
de la clavicule.

4° Disséquer successivement les différentes branches
du plexus et se comporter d'après ce que l'on trouve.
C'est ainsi qu'on débarrassera les nerfs de la gangue
cicatricielle qui les entoure, qu'on fera le hersage quand
le nerf paraît sclérosé. En cas de section complète d'un
ou de plusieurs troncs, au lieu de chercher longuement
les deux bouts, il sera souvent préférable de greffer le
bout inférieur sur un tronc voisin.

4° **Plaies du larynx et de la trachée.** — Nous n'avons
pas observé de plaies du pharynx ni de l'œsophage, qui
aient donné lieu à des symptômes propres. Nous avons
trouvé à l'autopsie un projectile arrêté dans l'œsophage
après avoir coupé les jugulaires et fracturé le larynx.

Les lésions du larynx et de la trachée ne sont pas très-fréquentes et leur diagnostic n'est pas toujours facile.

Tantôt, c'est un projectile qui, entré dans le cou à une certaine distance, a touché le conduit laryngo-trachéal, et lui a fait une petite ouverture ou une perforation double qui ne communique pas directement avec l'extérieur. Un emphysème progressif, qui gonfle le cou, la face et peut envahir le thorax, et souvent un bouillonnement de l'air à l'ouverture d'entrée, à chaque inspiration, révèlent cette lésion. Elle commande le débridement immédiat de la plaie.

D'autres fois l'os hyoïde, le larynx ou la trachée sont fracturés, écrasés, aplatis, soit dans une plaie de la face antérieure du cou, soit dans le trajet sous-cutané d'un projectile qui a traversé la région. Ce trajet peut être très long. Nous avons vu une balle de shrapnell, entrée dans la joue droite, déchirer la langue et le plancher de la bouche, fracturer la mâchoire inférieure, puis parcourir, de haut en bas, le tissu cellulaire du cou, fracturer le larynx au passage, entrer dans le médiastin et s'arrêter sur le diaphragme.

Dans ces derniers cas, où la fracture du canal aérien est sous-cutanée, le diagnostic peut offrir certaines difficultés, surtout s'il y a simplement affaissement du conduit, sans perforation et par conséquent sans emphysème sous-cutané.

Les choses se compliquent encore, par le fait que le tissu cellulaire de la région, très extensible, se laisse rapidement infiltrer par le sang, ce qui rend l'exploration difficile.

Ce sont les caractères de la dyspnée qui doivent faire reconnaître la lésion. Ces blessés respirent péniblement, ne peuvent ni se coucher, ni incliner la tête en avant ou en arrière, ni faire pour ainsi dire aucuu mouvement, sans être pris aussitôt d'accès de suffocation. Ils se tiennent dans la position assise, la tête absolument immobile, presque incapables de parler, d'autant plus qu'il y a souvent aphonie ou enrouement par atteinte des récurrents laryngés. Ils avalent très péniblement et, à chaque gorgée, menacent d'asphyxier. Quelquefois, mais pas toujours, il y a de l'expectoration sanguinolente.

Ces phénomènes suffisent à faire reconnaître l'affaissement des voies aériennes supérieures. La dyspnée paroxystique est entièrement différente de la dyspnée simple qu'on peut observer dans certains cas de compression de la trachée sans fracture, ou de perforation de part en part.

Il ne faut pas attacher beaucoup d'importance à la recherche de l'emphysème sous-cutané, qui est inconstant.

D'ailleurs, que la fracture soit certaine ou seulement soupçonnée, les phénomènes d'asphyxie commandent la *trachéotomie immédiate*.

La trachéotomie est l'une des opérations de grande urgence en chirurgie de guerre. Pratiquée à temps, elle peut sauver un blessé mourant.

Mais tout n'est pas dit quand la canule trachéale est placée et que le blessé respire librement, après avoir expulsé le sang qui s'est accumulé dans les voies respiratoires. L'infiltration sanguine périphérique, dans laquelle de l'air et des mucosités bronchiques ont souvent pénétré, est très exposée à s'infecter. Il peut en résulter des phlegmons, souvent diffus, qui menacent les vaisseaux et peuvent fuser dans le médiastin.

Il faut savoir dépister à temps l'infection de ces hématomes infiltrés et les débrider largement si l'on veut éviter des hémorragies secondaires, la propagation au médiastin, ou l'irruption du pus dans les voies respiratoires.

Règle générale, la canule trachéale ne doit être enlevée que lorsque l'infiltration de la région a disparu et que la guérison est assez avancée pour que l'air puisse repasser librement par la région fracturée.

Les choses se présentent beaucoup plus simplement lorsque la gorge est largement ouverte, et que la plaie du larynx ou de la trachée ne fait qu'une avec une plaie cervicale plus ou moins étendue. On peut être amené alors, ayant les lésions sous les yeux, à suturer les cartilages du larynx ou les anneaux de la trachée. Ordinairement, il faudra néanmoins placer une canule trachéale, mais la restauration directe des lésions pourra conduire à des résultats excellents et très rapides.

5° **Lésions associées**. — Les organes d'importance capitale qui traversent le cou sont si nombreux et si proches les uns des autres, qu'on s'étonne souvent de voir des traversées complètes de cette région pouvoir se produire sans aucune lésion grave. Le fait ne s'observe pas seulement pour la nuque et les régions latérales, qui sont occupées surtout par des muscles, mais même pour la région antéro-latérale, qui est la région « dangereuse ».

Il est cependant certain que les blessures intéressant à la fois plusieurs organes du cou ne sont pas rares, et si nous ne voyons guère dans les hôpitaux ces *lésions associées*, c'est parce qu'elles tuent le plus souvent d'emblée. Il est facile de concevoir qu'un homme chez lequel un éclat d'obus aurait ouvert à la fois la carotide et la trachée, n'aura pas le temps d'être évacué.

Ce que nous voyons quelquefois, c'est la coexistence

d'une lésion du plexus brachial avec un anévrisme, d'un anévrisme avec une lésion des voies respiratoires. Nous ne parlons pas de la coexistence d'une plaie médullaire cervicale, dont nous nous sommes occupés dans un chapitre spécial.

Ces lésions associées sont embarrassantes pour le traitement. Il faut aller au plus pressé, et le plus pressé, c'est l'hémorragie et la plaie trachéale. L'anévrisme ne vient qu'en deuxième ligne, et la paralysie du plexus brachial peut et doit attendre.

Il existe une autre catégorie de lésions que nous observons plus fréquemment en association avec les plaies du cou. Ce sont des plaies de régions voisines, de la face par exemple, notamment du maxillaire inférieur, du thorax, et surtout de l'aisselle et de l'épaule, sans parler de la clavicule dont la fracture accompagne souvent des plaies du cou. Ces associations ne prêtent à aucune considération spéciale, si ce n'est qu'elles peuvent compliquer le traitement. Il faut encore une fois s'adresser d'abord à celle d'entre elles qui intéresserait un vaisseau important.

6° Lésions du médiastin. — Comme transition aux plaies thoraciques, nous dirons un mot ici des lésions du médiastin.

Ce sont ordinairement des lésions propagées de la région antéro-latérale du cou.

Les plaies directes du médiastin sont rarement observées, de même que les projectiles inclus dans cet espace. Il est probable que cette rareté n'est qu'apparente et que les blessés succombent souvent à l'hémorragie avant d'être évacués.

Chez les rares blessés qu'on reçoit dans les hôpitaux,

on trouve ordinairement en même temps une pénétration thoracique et de l'hémothorax. La participation du médiastin aggrave beaucoup la plaie thoracique. Le traitement se confond avec celui de cette dernière.

On voit quelquefois des projectiles entrés par le cou, ou même par la face, continuer leur trajet à travers le médiastin en y épuisant leur vitesse, ou en pénétrant plus avant dans la plèvre. Il est étonnant de constater que, dans certains de ces cas, aucun organe important n'a été lésé et que tout s'est borné à une dissociation du tissu cellulaire avec infiltration sanguine plus ou moins abondante.

D'autres fois, ce sont des hémorragies du cou qui fusent dans le médiastin.

D'autres fois encore, ce sont des phlegmons qui suivent la même voie et déterminent la fonte purulente du tissu cellulaire médiastinal. Dans ce cas, comme pour les médiastinites suppurées nées sur place autour d'un projectile, on peut être obligé de perforer ou même de réséquer temporairement le manubrium du sternum, afin d'exposer le foyer, d'extraire les corps étrangers et de drainer.

CHAPITRE X

PLAIES DU THORAX

Les blessés du thorax sont nombreux dans les hôpitaux, et cependant nous n'observons qu'assez exceptionnellement de larges ouvertures de la poitrine par éclats d'obus. Dans la grande majorité des cas, ce sont des perforations à petits orifices.

La guerre des Balkans avait donné à ces plaies une réputation de bénignité extrème. Nous avons vu à Belgrade un grand nombre de blessés, porteurs d'hémothorax importants, et qui en souffraient si peu, qu'il était difficile de les tenir au repos.

La guerre actuelle a fait réformer dans une assez large mesure ce jugement optimiste, et si nous rencontrons encore des perforations d'allure bénigne, nous voyons aussi quantité de cas où la lésion offre une très grande gravité, de manière que les morts par plaie thoracique entrent pour un chiffre important dans la mortalité générale de nos services.

C'est qu'un grand nombre de circonstances influencent la gravité des plaies thoraciques.

1° La *région de la paroi* qui a été traversée n'est pas indifférente. Une plaie de la région postérieure, correspondant à la gouttière costo-vertébrale, risquera d'atteindre le tronc de l'intercostale, avant sa subdivision.

Nous avons vu des hémorragies très graves résulter de cette blessure.

2° Les *fractures de côtes* qui accompagnent parfois les perforations thoraciques, moins souvent cependant qu'on ne pourrait le penser *a priori*, aggravent aussi la lésion dans une certaine mesure.

3° Mais c'est surtout la *nature des lésions intrathoraciques* qui est importante à considérer.

Mettons à part les lésions du cœur et des gros vaisseaux du médiastin, qui sont évidemment d'une gravité extrême, mais que nous avons rarement l'occasion d'observer, précisément parce qu'elles sont en général incompatibles avec l'évacuation. C'est presque toujours l'état du poumon qui donnera à la blessure son caractère de gravité.

Deux facteurs interviennent pour déterminer cette gravité : le *pneumothorax* et l'*hémorragie*.

On sait qu'au moment où l'air pénètre dans la cavité pleurale, le poumon s'affaisse et cesse ou à peu près de respirer. En même temps surviennent des troubles fonctionnels qui vont de la dyspnée légère et passagère jusqu'à l'asphyxie. L'intensité de ces troubles est en raison directe de la rapidité avec laquelle se fait l'entrée de l'air.

Or, dans les plaies de guerre, les perforations sont rarement tout à fait directes : le trajet intrapariétal est presque toujours oblique. La pénétration de l'air n'est donc nullement fatale, et si elle se fait, ce sera avec une certaine lenteur, qui réduira au minimum les symptômes dyspnéiques.

Il peut même en être ainsi dans les perforations des deux plèvres, et la gravité des traversées transversales du thorax résulte moins du *pneumothorax* que de l'hémorragie bilatérale. Cependant, dans ce dernier cas, il suffit qu'un pneumothorax, même partiel, s'ajoute à la compression exercée sur le poumon par l'hémothorax, pour que l'asphyxie devienne menaçante.

L'hémorragie intrapleurale est la règle dans les plaies perforantes de la poitrine, parce que le poumon échappe rarement au projectile. Nous avons observé des perforations thoraciques sans blessure du poumon, dans des cas où le projectile avait épuisé sa force vive au moment de perforer la cage thoracique, et était *tombé* sur le diaphragme. Le poumon pourra échapper aussi dans certaines blessures thoraco-abdominales, qui n'ouvrent que le cul-de-sac pleural costo-diaphragmatique, où le bord inférieur de l'organe ne pénètre jamais.

Mais en règle générale, le poumon sera atteint dans toute blessure perforante de la poitrine, et il saignera. Mais la lésion pulmonaire sera d'importance très variable. Quasi-insignifiante quand un des bords de l'organe est simplement perforé, elle acquiert une extrême gravité quand c'est le hile qui est intéressé. Entre ces deux lésions, on rencontre tous les intermédiaires, et notamment les longues déchirures des lobes, les perforations multiples avec ou sans projectile inclus.

D'après le cas, l'hémorragie se réduira à une petite quantité de sang occupant le cul-de-sac inférieur de la plèvre, ou remplira en partie ou presque en totalité la cavité pleurale. La gravité de cette hémorragie résultera moins de la quantité de sang extravasé que de la rapidité avec laquelle l'épanchement se sera produit.

4° La *blessure concomitante* d'une des régions voisines est extrêmement fréquente et aggrave la lésion thoracique dans une mesure toujours importante. Elle prend souvent le pas sur la blessure du thorax.

Le *cou* peut être atteint et, dans ce cas, il s'agit généralement d'un projectile entré dans cette région et passé de là dans la cavité pleurale. Nous en avons même vu qui, entrés par la face, avaient traversé le cou de haut en bas et avaient achevé leur course dans la cage thoracique.

Très souvent la *région axillaire* et l'*épaule* portent l'orifice d'entrée ou de sortie, et nous voyons ainsi s'ajouter à la lésion thoracique, des fractures de la clavicule, des fractures de l'épiphyse humérale, des perforations de l'omoplate, ou des lésions des nerfs ou des gros vaisseaux compliquer singulièrement les choses.

Lorsque la traversée thoracique est basse, elle intéresse ordinairement l'*abdomen*. La lésion est thoracoabdominale et très souvent, c'est la blessure du ventre qui l'emporte comme importance et gravité sur celle de la poitrine. Les perforations du foie, de la rate, de l'estomac, du côlon transverse, sont, dans l'ordre de fréquence, les blessures intrapéritonéales qui compliquent les traversées thoraco-abdominales.

Mais le ventre peut être atteint aussi dans les perforations thoraciques hautes, là où l'on ne s'y attendrait pas. Ce sont alors le plus souvent des plaies uniques, sans orifice de sortie, le projectile ayant frappé obliquement ou verticalement le thorax, et ayant perforé le diaphragme. Ces cas demandent une certaine attention si l'on ne veut pas que la lésion abdominale soit méconnue au premier abord, d'autant que l'absence d'un orifice de sortie ne permet pas de préjuger le trajet suivi par le projectile.

On peut voir enfin coexister avec la lésion thoracique, une plaie du *rein*, que le trajet soit thoraco-abdomino-lombaire ou thoraco-lombaire simple, c'est-à-dire que la cavité péritonéale ait été ouverte ou non.

Symptômes. — Les plaies pénétrantes thoraciques

sont généralement petites et n'offrent rien de particulier à signaler. Lorsqu'il existe deux orifices, il y a entre eux peu de différence.

Le plus souvent, le trajet intrapariétal est disposé de manière à couper toute communication entre la cavité pleurale et l'extérieur. Il faut donc, pour faire le diagnostic de la pénétration, s'attacher à reconnaître ses symptômes cliniques.

L'examen digital, qui permettrait de s'assurer de cette pénétration, n'est pas indispensable. Il existe, en dehors de cette exploration directe, des signes suffisants qui sont : la *dyspnée*, l'*hémoptysie*, l'*hémothorax*, le *pneumothorax*, l'*emphysème sous-cutané*.

La *dyspnée* est variable, et elle est certainement indépendante de la quantité de sang épanché. Elle est quelquefois insignifiante et ne se marque qu'à l'occasion des déplacements, avec des hémothorax pourtant considérables. Et d'autres fois, elle est intense alors que l'épanchement est minime. La coexistence du pneumothorax avec l'hémothorax tend à la rendre plus marquée.

La dyspnée s'accompagne fréquemment d'un certain degré de cyanose, qui peut, comme les troubles respiratoires eux-mêmes, ne durer que quelques heures, ou se prolonger pendant des semaines.

L'*hémoptysie* est habituelle chez les blessés de la poitrine, mais elle se borne en général à l'apparition d'une petite quantité de sang dans les crachats. Il est assez rare qu'il s'agisse d'une hémoptysie abondante. Le plus souvent, les crachats ne sont sanglants que pendant quelques jours. C'est surtout lorsque le projectile est resté dans le poumon que l'hémoptysie peut être sérieuse et prolongée.

L'*hémothorax* est constant. Il est même rare qu'il

n'atteigne pas une certaine abondance. Abstraction faite de la blessure d'une intercostale ou de la blessure du cœur et des gros vaisseaux, le sang épanché dans la plèvre vient toujours d'une perforation pulmonaire. Nous avons vu que l'importance de l'hémorragie sera en rapport avec l'étendue de la plaie du poumon, et surtout avec son siège.

Les symptômes qui révèlent la présence du sang dans la plèvre sont les signes physiques de tout épanchement intrapleural. Ce sont : la *matité*, *l'abolition* ou *l'éloignement des bruits respiratoires*, *l'abolition des vibrations thoraciques*.

La *matité* remonte plus ou moins haut. Il n'est pas rare de la voir prendre presque toute la hauteur de la plèvre. Une zone tympanique, surtout marquée sous la clavicule, surmonte la matité.

Dans la zone mate, les *bruits respiratoires* sont ou *abolis* ou *affaiblis* et comme lointains.

Enfin quand on place une main de chaque côté sur le thorax, pendant que le malade parle à haute voix, on constate que le côté sain *vibre*, tandis que la paroi reste immobile du côté blessé.

Ces signes réunis permettent d'affirmer l'existence de l'hémothorax, sans qu'il soit nécessaire de recourir à une ponction exploratrice.

L'hémothorax est ordinairement fermé. Quelquefois cependant, lorsque la plaie est assez large, elle ne retient pas le sang pleural et le laisse s'écouler à l'extérieur. Ces hémorragies externes sont graves pour deux raisons. Elles suppriment la compression hémostatique que l'hémothorax fermé exerce sur le poumon, et elles s'accompagnent toujours de pneumothorax, car si le sang peut sortir, l'air peut entrer, et nous allons voir la gravité de cette association.

Le *pneumothorax*, c'est-à-dire la présence de l'air dans la plèvre avec un certain degré d'affaissement du poumon, est beaucoup plus rare que l'hémothorax dans les plaies de poitrine. Il se reconnaît au son tympanique qu'il donne à la percussion et occasionne des troubles respiratoires d'importance variable.

Mais si le pneumothorax isolé est rare, on le trouve assez souvent associé à l'hémothorax. Dans l'hémo-pneumothorax, le sang occupe la base de la cavité et l'air le sommet. Cette combinaison donne toujours lieu à des symptômes assez graves, notamment à des phénomènes dyspnéiques plus accusés que dans l'hémothorax simple. Elle augmente aussi le danger d'infection de l'épanchement sanguin par des germes que l'air amène de l'extérieur.

L'*emphysème sous-cutané* s'observe rarement dans les perforations du thorax, du moins à un degré accentué. Quand il existe, il se limite aux environs de la plaie, où l'on perçoit au palper la crépitation spéciale, analogue à celle de la neige écrasée.

Les plaies des régions voisines, qui sont fréquemment associées aux plaies du thorax, se révèlent par leurs symptômes propres, qui priment souvent les symptômes thoraciques. A ce propos il y a lieu de signaler que la *défense abdominale,* qui est le meilleur symptôme de la pénétration intrapéritonéale, peut exister à un certain degré dans les plaies thoraciques, sans que le ventre soit intéressé. On n'observe pas seulement le fait dans les blessures basses de la poitrine, où l'on peut toujours mettre en doute l'intégrité absolue du diaphragme, mais même dans les lésions thoraciques hautes. Il est probable que la dépression diaphragmatique par l'hémothorax est en état de provoquer la contracture au moins partielle des muscles abdominaux.

Évolution. — La tournure que prend une plaie pénétrante du thorax dépend de l'hémorragie et de l'infection.

Si l'hémorragie n'est pas excessive, et si l'infection peut être évitée, les suites de ces plaies sont relativement simples.

Nous n'avons rien à dire de la plaie pariétale, qui guérit comme toutes les plaies des parties molles. Quant à la plaie pulmonaire, elle se cicatrise rapidement si elle constitue une simple perforation. Il n'en est pas toujours de même des larges déchirures, qui peuvent s'infecter, surtout si, en même temps, le corps étranger est resté implanté dans le tissu pulmonaire. On voit se développer alors les signes cliniques d'un foyer de broncho-pneumonie, reconnaissable aux caractères que prennent les crachats. Dans certains cas, l'infection peut aboutir à la formation d'un abcès du poumon ou d'un foyer de gangrène pulmonaire, qui se caractérisent par leur symptomatologie habituelle.

En ce qui concerne l'hémothorax, lorsque la quantité de sang épanché n'est pas très considérable, et qu'il n'existe pas de lésions surajoutées, les suites sont très simples. Les malaises sont réduits au minimum, la température reste aux environs de la normale, et l'hémothorax se résorbe.

Cette résorption est toujours assez lente. Elle dure en tout cas plusieurs semaines. Ce sont surtout les derniers restes de sang qui mettent du temps à disparaître.

La résorption peut être interrompue par une recrudescence brusque de l'épanchement. Qu'il s'agisse d'une hémorragie secondaire intrapleurale ou d'une sécrétion de la plèvre — les deux cas peuvent s'observer — le fait constitue toujours un arrêt assez long et quelquefois définitif du travail de résorption.

Il ne faut pas non plus compter toujours sur la résorption lorsque l'épanchement est très abondant d'emblée. On peut le voir rester stationnaire pendant plusieurs semaines, tandis que le malade maigrit et fait un peu de température. La ponction ramène du sang noir, mais non infecté en apparence.

Et cependant l'infection est probablement déjà installée. Car si l'on fait de nouvelles ponctions pour les récidives qui se produisent toujours, on ramène un liquide de plus en plus louche, qui devient malodorant et finalement purulent.

L'infection de l'épanchement est donc souvent annoncée par l'arrêt de la résorption. En même temps, la température commence des oscillations à grands crochets, il survient des transpirations profuses, le malade maigrit et se cachectise. Quelquefois les espaces intercostaux sont devenus douloureux à la pression.

Ces signes réunis suffisent pour diagnostiquer l'infection de l'épanchement et, par conséquent, pour établir l'indication opératoire. Mais ils ne permettent pas d'affirmer la transformation purulente complète, qu'il ne faut du reste pas attendre pour ouvrir le thorax. On peut, si l'on veut, y ajouter la ponction exploratrice, mais il faut être décidé à ne pas s'arrêter devant une ponction blanche, et savoir que si le liquide renferme des grumeaux, la pointe de l'aiguille peut aller piquer l'un d'eux, et se trouver ainsi bouchée.

Traitement. — Dans les cas simples, où le blessé n'accuse pour ainsi dire aucun malaise, il suffit de le mettre au repos avec un pansement bien serré. La surveillance de la température et de l'hémothorax est la seule indication à remplir.

Dans les cas à évolution favorable, la température ne dépasse guère 38, le sang disparaît rapidement des crachats et l'hémothorax se résorbe lentement.

Le pansement devra être surtout épais quand la plaie pariétale laisse passer le sang, et on ne renouvellera d'abord que ses couches extérieures, pour mettre la plaie à l'abri de la pénétration de l'air.

Dans le cas où l'hémothorax, croissant avec une grande rapidité, donnerait lieu à des troubles respiratoires menaçants, ou si une hémorragie externe profuse se produisait, il pourrait être indiqué d'aller à la recherche de la plaie pulmonaire pour agir directement sur elle.

Il faut aller vite dans ces cas, étant donné l'état très grave du blessé. Un procédé rapide et qui donne néanmoins un jour suffisant consiste à réséquer deux côtes, dans une étendue de 10 centimètres et à exciser les muscles intercostaux correspondants. On obtient ainsi une brèche suffisante pour introduire la main dans la poitrine. Après avoir débarrassé la plèvre de la majeure partie du sang, on harponne le poumon au moyen d'une pince triangulaire ou de pinces de Kocher et on l'amène vers l'extérieur pour l'explorer. Si la déchirure est accessible, on la suture. Malheureusement les hémorragies graves viennent généralement des environs du hile, région assez peu accessible. Si l'on ne parvenait pas à fermer la plaie par une suture suffisante, il faudrait se contenter de la tamponner. Pour finir, le poumon serait fixé à la paroi par une couronne de sutures.

En cas d'hémothorax double, où l'asphyxie est souvent menaçante, on pourrait être amené à faire la thoracotomie d'un côté, et à traiter le poumon par la suture pariétale, afin de le faire respirer. On sait en effet qu'il suffit d'attirer le poumon vers la paroi pour lui voir reprendre immédiatement ses mouvements d'expansion et de retrait.

En tout état de cause, les blessures de guerre qui se prêtent à de telles interventions sont exceptionnelles.

Nous n'avons rien de particulier à dire au sujet du traitement des broncho-pneumonies qui compliquent quelquefois les lésions pulmonaires. Elles sont justiciables de la thérapeutique médicale ordinaire.

Un abcès du poumon ou une gangrène pulmonaire exigent l'ouverture et le drainage après thoracotomie. Mais ces cas offrent de grandes difficultés de diagnostic et de localisation, et si le poumon a contracté des adhérences avec la plèvre pariétale, il peut être fort malaisé d'arriver dans le foyer et de l'ouvrir suffisamment pour un bon drainage. Si l'opération se faisait en plèvre libre, il faudrait commencer par fixer le poumon à la paroi par une couronne de sutures.

Souvent il sera impossible de savoir si l'on a ouvert un abcès du poumon ou une pleurésie interlobaire, et l'intervention pourra ne pas éviter la formation de nouvelles collections. Bien des fois, le malade continuera à se cachectiser et succombera à l'extension progressive du foyer infectieux.

Les suppurations pulmonaires comptent donc parmi les complications les plus graves des plaies thoraciques.

Il en est tout autrement de l'infection de l'hémothorax, beaucoup plus fréquente, mais contre laquelle nous sommes beaucoup mieux armés.

Nous avons vu quels sont les signes cliniques qui indiquent cette infection ; d'abord l'arrêt du processus de résorption, puis l'apparition d'une fièvre à marche ascendante et à grands crochets, ensuite l'amaigrissement et la cachexie.

Il ne faut pas être pressé d'intervenir dès qu'on constate qu'un épanchement intra-pleural n'a pas de tendance à se résorber. Cette résorption est toujours lente, demande souvent de longues semaines, et tant qu'il n'y a pas de réaction importante et que l'état général reste bon, il faut savoir attendre. Il n'y a même pas lieu de recourir systématiquement, en pareil cas, à la ponction, qui est presque toujours suivie de récidive — laquelle affaiblit le malade — et qui, malgré toutes les précautions, peut infecter un épanchement qui ne l'est pas encore.

Lorsqu'après une attente raisonnable, on acquiert la conviction que l'épanchement ne se résorbera pas, le seul traitement utile consiste dans l'ouverture de la cage thoracique et le drainage.

A plus forte raison, est-ce à cette intervention qu'il faut avoir recours, lorsque les signes de l'infection apparaissent et alors, il est important d'opérer sans tarder. La ponction est ici tout à fait inefficace, et le retard ne peut avoir d'autre effet que de laisser l'état général s'aggraver. Il ne faut pas se préoccuper de savoir si l'épanchement est déjà purulent. Même si l'on ne retirait de la poitrine que du sang, on aurait fait de bonne besogne, car ce sang est, ou bien un épanchement non résorbable, ou bien un épanchement en voie de suppuration.

Nous rappelons qu'il ne faudrait pas se laisser arrêter par une ponction blanche, et que les signes cliniques sont suffisants pour l'indication opératoire.

Technique de la thoracotomie. — La poitrine doit être ouverte très bas et très en arrière, telles sont les deux règles principales à suivre pour la thoracotomie. Une ouverture ainsi placée sera seule suffisamment déclive pour assurer, dans la position couchée, le complet écoulement des liquides et éviter toute rétention.

Le malade est couché sur le côté sain. L'anesthésie locale est souvent suffisante. On repère la 10ᵉ côte, la 11° si l'épanchement, très abondant, refoule très bas le diaphragme. La côte choisie est réséquée dans une étenduc de 4 centimètres, au niveau de la gouttière costo-vertébrale, c'est-à-dire que l'incision s'arrêtera à 5 centimètres des apophyses épineuses.

La côte réséquée, la plèvre est défoncée avec le bec de la sonde cannelée et aussitôt le liquide s'échappe. Si l'on ne tombait pas immédiatement dans la cavité, il suffirait de piquer la sonde vers le haut de la plaie, sous la côte supérieure, pour y arriver sans plus de difficulté.

Le doigt remplace immédiatement la sonde pour agrandir l'ouverture, et quand tout l'épanchement s'est écoulé, on dispose le drainage.

Ce terme de drainage est impropre dans l'espèce. Il ne s'agit pas d'aller chercher le pus dans la profondeur, par des tubes plongeant plus ou moins dans la cavité. Cette pratique est mauvaise ; elle est responsable de bien des fistules interminables. Ce qu'il faut faire, ce n'est pas drainer, mais tenir tout simplement ouverte la brèche faite à la paroi. Comme cette brèche occupe exactement le fond de la cavité, aucune rétention n'est à craindre.

Pour réaliser la permanence de l'ouverture, on se sert de tubes de caoutchouc à parois résistantes, ayant au moins 12 millimètres de diamètre intérieur, mais dont la lougueur doit être à peine supérieure à l'épaisseur de la paroi thoracique. Deux tubes de pareilles dimensions sont placés accolés dans la plaie, qu'ils remplissent en grande partie, mais dont ils ne dépassent guère ni l'ouverture pleurale, ni l'ouverture cutanée. Chacun des tubes est fixé à la peau par deux épingles de sûreté, et une mèche de gaze est placée entre eux. La plaie, tamponnée à la gaze, est laissée entièrement ouverte (fig. 33).

Quand l'épanchement a passé à la suppuration complète, la technique est encore la même, mais habituellement le pus de ces empyèmes renferme de grosses masses

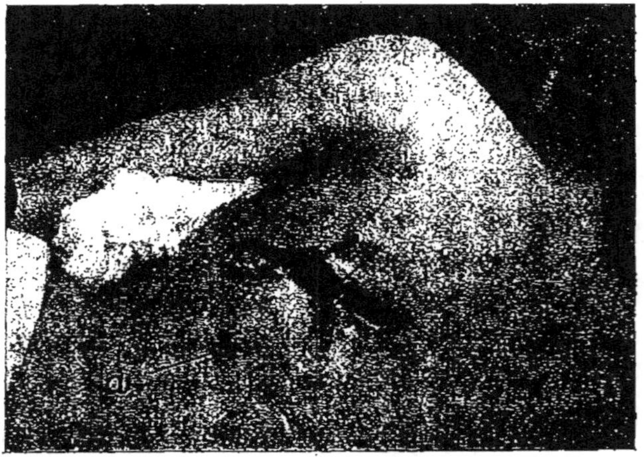

Fig. 33. — Thoracotomie. Situation de la plaie. Fixation des deux drains à la peau par des épingles de sûreté.
a, orifice d'entrée du projectile.

d'exsudats solides qu'il faut extraire à la pince. Il est bon de débarrasser aussi la paroi cavitaire de la couche d'exsudats fibrineux qui la couvre. Cela se fait au moyen de tampons montés sur une longue pince courbe, qu'on peut faire pénétrer jusqu'aux extrémités de la cavité. Les tubes sont placés comme dans le cas précédent.

Suites opératoires. — Dans la très grande majorité des

cas, les suites sont des plus simples et l'amélioration est immédiate. Dès le premier jour, la température tombe, le blessé respire plus aisément et ressent un grand bien-être.

L'écoulement est d'abord abondant, mais pour l'hémothorax, le pansement ne doit pas être changé, aussitôt percé. Il est préférable de le laisser en place pendant plusieurs jours.

En cas d'empyème, il y a lieu de renouveler le pansement tous les jours au début, puis de plus en plus rarement, à mesure que l'écoulement diminue. Ce pansement consiste en un simple nettoyage de la plaie et des tubes, sans aucune irrigation ni nettoyage intrapleural. Il ne faut pas réintroduire des tampons dans la cavité, sous prétexte de nettoyer la paroi : on n'aboutirait qu'à irriter et à faire saigner la surface.

Après une quinzaine de jours, l'un des tubes est enlevé, l'autre est laissé en place, jusqu'au moment où la suppuration est réduite à presque rien, soit après six à huit semaines.

Après l'enlèvement du dernier tube, l'incision se referme lentement. Il peut persister pendant quelques semaines une petite ouverture bourgeonnante, donnant quelques gouttes de pus.

Mais il faut surveiller pendant longtemps la température, et, à la moindre élévation, penser à la rétention. Il suffit de quelques gouttes de pus que la fermeture trop rapide de la plaie a empêchées de s'échapper immédiatement, pour produire une petite poussée de fièvre. Dans ce cas, on force la plaie au doigt, on l'explore et on y introduit au besoin un nouveau tube pendant quelques jours.

Les choses durent un peu plus longtemps lorsqu'il s'est formé une fistule pulmonaire, par laquelle l'air du poumon passe dans la plèvre. Ces fistules finissent néanmoins par guérir spontanément.

L'état général du blessé se relève très rapidement après la thoracotomie, et les forces sont généralement revenues au moment où la plaie est cicatrisée.

Extraction des projectiles intra-pulmonaires. — Les projectiles arrêtés dans le poumon y sont plus ou moins bien tolérés. Ils le sont mal quand ils affleurent à la surface du poumon ; ils provoquent, dans ce cas, des douleurs et une forte dyspnée dès le premier moment. Souvent ils ne donnent lieu à aucun symptôme et ne sont révélés que par la radiographie. Ils peuvent être la cause d'une certaine dyspnée et d'une douleur thoracique intermittente qui peut ne pas correspondre au siège du corps étranger. Quelquefois ils entretiennent pendant longtemps l'hémoptysie, ou provoquent sa réapparition. D'autres fois enfin, ils infectent le tissu pulmonaire et donnent lieu à un abcès ou à une gangrène pulmonaire.

Certains chirurgiens (Marion) vont systématiquement à la recherche du projectile dès qu'il est repéré, même quand il est bien toléré, afin de mettre le blessé à l'abri de toute complication ultérieure. Cette opération leur paraît justifiée, étant donné sa réelle bénignité.

Si le poumon est adhérent à la paroi, l'opération comporte une thoracotomie ordinaire et ne présente rien de particulier. Mais si le poumon est libre, il faut, après résection de deux côtes, comme il est dit plus haut, ou bien fixer le poumon à la paroi par une série de sutures perpleurales avant d'ouvrir la plèvre, puis inciser franchement le tissu pulmonaire jusqu'au projectile, l'extraire et tamponner la plaie, ou mieux ouvrir la plèvre, harponner le poumon, l'inciser, extraire le projectile

suturer la plaie pulmonaire et refermer hermétiquement
la plaie pariétale. Peut-être vaudrait-il mieux encore,
après suture du poumon, fixer la région suturée à la paroi.

On est étonné de constater combien la découverte des
projectiles dans le parenchyme pulmonaire est chose
facile. Le palper décèle très rapidement le corps dur à
travers le tissu mou de l'organe. Il est certain aussi que
le poumon supporte très bien l'incision et la suture.
Nous pensons cependant qu'il n'y a pas lieu d'enlever
les projectiles intra-pulmonaires quand ils ne donnent
lieu à aucun malaise.

Rupture des poumons sans plaie extérieure. — Sencert
a vu cet accident chez un homme qui s'était trouvé très
près du point d'éclatement d'un obus, et qui était mort de
shock quelques heures après. A l'autopsie, les deux poumons étaient déchirés. Il est probable que le même fait
s'est produit chez des soldats trouvés morts sans blessure
et chez lesquels on a parlé d'ébranlement nerveux, de
commotion cérébro-spinale, etc. La rupture résulte de
l'entrée brusque de l'air sous pression dans les voies
respiratoires.

Plaies du cœur. — Elles sont très rarement observées
dans les hôpitaux. Quelquefois le siège de la perforation
thoracique peut les faire prévoir. Mais le cœur peut être
atteint aussi par des projectiles entrés à grande distance.

L'augmentation de la matité péricardique, l'affaiblisse-
ment des bruits, ou l'existence de bruits anormaux, des
menaces de syncope ou d'asphyxie sont les signes principaux qui doivent faire penser à une lésion du cœur. Ces
signes se superposent à ceux de la traversée pleuro-pul-
monaire, qui coexiste presque toujours.

Dès qu'il y a présomption d'une lésion du cœur, il faut le mettre à découvert par une thoracotomie antérieure, à volet, de préférence à charnière externe. Après renversement du lambeau, et écartement du cul-de-sac pleural antérieur, on incise verticalement le péricarde, on laisse écouler le sang qu'il peut renfermer, on saisit le cœur et on l'extrait de la poitrine pour l'examiner sur les deux faces. Si l'on découvre une plaie cardiaque, l'organe est immobilisé par la main d'un aide et le chirurgien fait une suture de la plaie à points séparés. Suture du péricarde et remise en place du volet.

CHAPITRE XI

PLAIES DE L'ABDOMEN

Nous ne voyons presque plus les larges brèches abdominales avec éviscération qui étaient si fréquentes dans les assauts et les corps à corps des batailles d'autrefois. Nous ne voyons guère que des *perforations* de l'abdomen, et leur fréquence dans les hôpitaux de l'avant témoigne de ce fait qu'en général, elles ne sont pas immédiatement mortelles. La plupart des blessés du ventre ont le temps d'être évacués, au moins à courte distance.

Outre les perforations abdominales proprement dites, nous observons de nombreux cas où l'orifice de pénétration du projectile, ou l'orifice de sortie, ou même tous les deux n'occupent pas l'abdomen, mais une autre région, et où le corps vulnérant n'a donc passé que secondairement dans la cavité péritonéale. C'est ainsi que des projectiles perforent le ventre en entrant par le thorax, par la région lombaire ou sacrée, par la région fessière, par le périnée, par la partie supérieure de la cuisse. En pareil cas, il faut une certaine attention pour dépister la lésion abdominale avant qu'il soit trop tard.

Il n'existe sans doute pas de plaie perforante de l'abdomen sans lésion viscérale. Tous les organes du ventre peuvent être atteints et le sont avec une fréquence différente. Parmi les organes creux, c'est l'intestin grêle qui est touché le plus souvent, puis viennent le côlon, l'estomac, la vessie. Le foie vient en première ligne parmi les organes parenchymateux, après lui la rate, le pancréas.

Diagnostic de l'organe atteint. — Pour quelques organes abdominaux, la blessure peut être présumée par le siège de l'un ou des deux orifices et par le trajet suivi par le projectile. Il en est ainsi du foie, qui sera toujours blessé par les coups de feu pénétrants de l'hypochondre droit; de la rate, qui le sera souvent dans les perforations de l'hypochondre gauche; du gros intestin qui le sera aussi souvent dans les traversées des flancs; de l'estomac qui le sera dans les plaies de l'épigastre; de la vessie qui peut l'être dans les plaies de la région hypogastrique.

Mais on ne peut pas conclure à l'intégrité de ces organes quand la plaie occupe une autre région. Ainsi le foie est souvent intéressé dans les perforations assez basses et dans celles de la moitié gauche du ventre, comme l'estomac peut l'être par un projectile entré sous l'ombilic. C'est que les organes abdominaux n'occupent pas dans la station verticale le même niveau que dans la position couchée, où nous avons coutume de les observer. Le foie et l'estomac en particulier descendent notablement chez l'homme debout.

D'ailleurs les lésions que nous observons dans les viscères ne sont pas toujours de simples perforations. Elles peuvent résulter aussi de phénomènes d'éclatement. Ce qui le prouve, ce sont les sections transversales complètes du grêle que détermine quelquefois le simple passage d'une balle, ce sont les ouvertures multiples et rapprochées trouvées sur un court segment intestinal, qu'un seul projectile ne peut avoir traversé un aussi grand

nombre de fois. Or ces éclatements peuvent se produire
à distance du trajet suivi par le corps vulnérant.

Il est donc impossible de conclure de la topographie
des orifices pariétaux à la localisation des plaies intrapéritonéales. Les difficultés sont encore plus grandes
quand il n'y a pas d'orifice de sortie, que le projectile est
resté dans le ventre et que l'on n'a par conséquent aucune
notion sur le trajet qu'il a suivi.

Gravité. — De là aussi la caducité de tout système qui
prétend déduire de la région atteinte la *gravité* des plaies
abdominales. On dit souvent que les plaies de la région
centrale du ventre, qui intéressent ordinairement l'intestin grêle, sont plus graves que celles des régions périphériques, qui ne blessent que l'estomac, les côlons ou la
vessie. On oublie que la situation de la plaie ne permet
aucune conclusion ferme quant à l'organe atteint. On
oublie de plus que les plaies périphériques blessent souvent le foie et la rate et que le danger de l'hémorragie
peut compenser le moindre danger de l'infection.

Le seul point établi, c'est que la perforation de tous les
organes abdominaux n'a pas la même gravité. Une plaie
du grêle, dont le contenu est liquide et qui, par sa mobilité, déverse immédiatement ce contenu dans le péritoine,
sera plus grave qu'une plaie du côlon, dont le contenu
est plus solide et moins exposé à être expulsé parce que
l'organe est moins mobile. Il est vrai que les matières y
sont plus infectes.

Une plaie de l'estomac, viscère à musculature puissante, qui tend à rétrécir et à fermer les perforations,
sera moins grave que la blessure de l'intestin.

Quant aux plaies des organes parenchymateux, leur
gravité vient, non de l'infection, mais de l'hémorragie à

laquelle ils donnent lieu, et qui est souvent considérable.

Il y a lieu de signaler la gravité spéciale et assez difficilement explicable qu'offre la lésion de certains organes. Ainsi les plaies de la rate entraînent très souvent la mort, même quand l'organe est seul atteint, et que la splénectomie a été pratiquée de bonne heure.

Lorsque la perforation de l'estomac s'accompagne d'une lésion du pancréas, la mort est la règle. Il est impossible, dans ce dernier cas, de ne pas penser au système nerveux sympathique dont le plexus solaire a des rapports si intimes avec la glande pancréatique, et dont le rôle régulateur, bien qu'imparfaitement connu, semble être des plus importants.

Il importe de connaître enfin la gravité spéciale qui caractérise les lésions thoraco-abdominales, par suite de l'ouverture des deux cavités séreuses, pleurale et péritonéale.

Anatomie pathologique. — INTESTIN GRÊLE. — La perforation est la lésion qu'on trouve le plus souvent sur l'intestin grêle. Elle peut être unique ou multiple. Toutes les anses peuvent être atteintes, et souvent les lésions sont réparties sur des anses éloignées l'une de l'autre. Assez fréquemment, deux perforations se font vis-à-vis, l'une étant évidemment l'orifice d'entrée et l'autre l'orifice de sortie. On trouve aussi sur la même anse une série de perforations séparées par des ponts étroits.

Ces perforations sont quelquefois très petites, comme faites à l'emporte-pièce et sans éversion de la muqueuse. Ce sont des orifices d'entrée. D'autres fois, toutes les perforations sont assez larges, à bords retournés en dehors et à muqueuse ectropiée.

On rencontre aussi la section transversale complète de

l'intestin grêle, comme dans les contusions abdominales, avec ou sans extension au mésentère.

A ces lésions s'ajoutent souvent des perforations de l'épiploon et du mésentère, avec déchirure de vaisseaux et hémorragie qui peut être très abondante.

GROS INTESTIN. — Tous les segments du gros intestin peuvent être touchés. Nous avons même vu l'appendice décapité par un projectile. Le côlon descendant est pris le plus rarement. Les blessures du cæcum et du côlon ascendant sont souvent les seules lésions existantes. Celles du côlon transverse sont au contraire associées fréquemment à des plaies de l'estomac.

Les perforations des côlons sont en général plus larges et plus irrégulières que celles du grêle, mais la muqueuse a moins de tendance à faire hernie et tout autour de la plaie, il existe souvent une suffusion sanguine sous-péritonéale, qui a décollé la séreuse, et qui donne aux environs de la plaie une coloration bleu foncé.

Dans le côlon transverse, il n'est pas rare de rencontrer la perforation double de part en part, tandis qu'au cæcum et au côlon ascendant, on trouve plutôt des ouvertures multiples et rapprochées, sur la face antérieure.

Il arrive aussi que le cæcum soit traversé dans sa paroi postérieure, rétropéritonéale, soit que cette lésion existe seule, soit qu'il y ait en même temps perforation de la face intrapéritonéale de l'intestin. Nous avons observé plusieurs cas où les lésions occupaient exactement le point de réflexion du péritoine, et où les déchirures étaient donc en même temps intra- et extrapéritonéales. Ces lésions, qui s'accompagnent ordinairement d'infiltration sanguine étendue du tissu cellulaire rétrocæcal et de décollement du péritoine, créent souvent de grosses difficultés pour l'opération, et il est fréquent de les voir se terminer par la formation d'un anus contre nature.

Lorsque les matières du gros intestin sont dures, il arrive que rien ne pénètre dans la cavité péritonéale. Ce sont là des circonstances très favorables. Mais lorsque les matières sont fluides, leur écoulement a naturellement des conséquences plus graves que l'écoulement du contenu du grêle.

Estomac. — A l'estomac, on rencontre la perforation simple ou double de la face antérieure et la perforation de part en part, un des orifices occupant la face antérieure, l'autre la face postérieure. Dans ce dernier cas, le pancréas est souvent traversé également, et nous avons plus d'une fois retrouvé le projectile derrière cette glande.

Les plaies stomacales sont de dimensions très variables. Quand elles ne sont pas trop larges, la muqueuse qui a une grande tendance à faire hernie, bouche l'ouverture et peut s'opposer dans une certaine mesure à l'échappée des liquides. Les dimensions de l'ouverture ont donc une grande influence sur la gravité du cas.

Toutes les régions de l'estomac peuvent être atteintes. Dans la traversée thoraco-abdominale, c'est la région voisine du cardia qui est prise. Fréquemment aussi, la petite et la grande courbure sont le siège des lésions, qui se compliquent alors d'hémorragies abondantes par les coronaires.

Les lésions de l'estomac sont souvent accompagnées de plaies du foie, de la rate, du côlon transverse, du duodénum. On les trouve cependant isolées.

Pancréas. — Cette glande n'est jamais atteinte isolément. Nous l'avons trouvée perforée d'avant en arrière dans plusieurs cas de traversée antéro-postérieure de l'estomac. Nous n'avons pas observé d'hémorragie importante dépendant d'une plaie pancréatique. Mais nous avons observé la gangrène consécutive du pancréas, avec phlegmon de l'arrière-cavité des épiploons.

FOIE. — On trouve dans le foie les lésions les plus diverses. Quelquefois, il s'agit d'une simple perforation du bord inférieur, qui ne donne que peu d'hémorragie et se cicatrise en quelques jours. D'autres fois, c'est une vaste plaie à bords irréguliers et à prolongements multiples vers la profondeur. D'autres fois encore, c'est une perforation totale de haut en bas, les deux ouvertures n'ayant que des dimensions assez restreintes, mais conduisant dans une cavité intrahépatique énorme, anfractueuse, qui a désorganisé toute la glande, et témoigne d'un véritable éclatement. De telles lésions sont accompagnées d'une inondation péritonéale, et le sang peut s'écouler aussi dans le thorax par la perforation diaphragmatique qui est quasi-constante. La veine cave peut être touchée.

Nous avons vu aussi le détachement complet d'un gros fragment du lobe gauche, nageant librement dans le sang qui remplissait le péritoine.

Nous n'avons jamais constaté une lésion des voies biliaires.

RATE. — Dans les lésions de la rate que nous avons rencontrées, la perforation simple, analogue à celle qu'on voit dans la chirurgie civile, a été très rare. Elle se cicatrise rapidement. Presque toujours, il s'agit d'éclatements complets de la glande, dont la capsule est moins résis-

tante que celle du foie. Ces éclatements sont souvent
radiés, et peuvent détacher complètement un des pôles.
Nous avons vu aussi la déchirure être limitée à l'une des
régions de la glande.

La lésion qui coexiste le plus souvent avec une plaie
de la rate est la perforation de l'estomac.

Nous étudierons les perforations de la vessie avec les
plaies du bassin.

Les lésions du *rein* compliquent fréquemment les plaies
abdominales. Nous en parlerons également dans le chapitre suivant, bien que certaines plaies du rein s'accompagnent d'ouverture du péritoine et d'hémorragie dans
la séreuse.

VAISSEAUX INTRA-ABDOMINAUX. — Nous avons vu que des
hémorragies intrapéritonéales très importantes peuvent
résulter d'une blessure des artères mésentériques, des
coronaires de l'estomac, moins souvent des vaisseaux
épiploïques. Nous n'avons jamais rencontré de lésions de
l'aorte, ni de la veine cave, sauf dans sa traversée du
foie, sans doute parce que de telles blessures tuent sur
le coup. Mais nous avons vu plusieurs cas de plaies des
vaisseaux iliaques. C'est la veine iliaque qui est atteinte
le plus souvent. L'hémorragie intrapéritonéale qui en
résulte prend les proportions d'une inondation et de plus,
le sang s'infiltre sous le péritoine qu'il décolle, en formant
un hématome qui peut être volumineux.

La blessure d'un vaisseau iliaque peut être la seule
lésion qu'on constate. D'autres fois, elle est accompagnée
de perforations intestinales.

Il est rare qu'on trouve le projectile dans le ventre.
Nous l'avons vu implanté dans la paroi d'une anse grêle

et d'autres fois, libre au milieu du paquet intestinal. Souvent il est arrêté sous la peau, après avoir traversé la paroi au sortir de l'abdomen.

Évolution des lésions. — Une perforation viscérale peut se fermer spontanément, à condition qu'elle ne soit pas trop large. Un bouchon muqueux obture l'ouverture dès le premier moment.

Mais cette terminaison est en somme assez rarement constatée, et le plus souvent, les orifices restent béants et laissent passer dans le péritoine une partie du contenu intestinal, malgré les efforts de l'épiploon qui accourt immédiatement et essaie de se coller autour de la plaie pour l'isoler. La péritonite qui résulte de la perforation est le plus souvent totale ou du moins très étendue. L'exsudat est d'abord solide et forme des traînées blanchâtres sur les anses intestinales, puis il devient séro-purulent.

Les efforts faits par la nature aboutissent quelquefois à la localisation de la lésion, sous forme de péritonite enkystée, et en particulier sous forme d'abcès sous-diaphragmatique.

La blessure du cæcum se termine assez souvent par l'établissement d'un anus contre nature ou d'une fistule stercorale, accompagnés souvent de décollements et de suppurations profuses.

Quant aux hémorragies intrapéritonéales, celles qui ne tuent pas en quelques heures finissent aussi par donner lieu à la péritonite, par propagation de l'infection partie de la plaie pariétale. Une quantité abondante de sang épanchée dans le péritoine ne se résorbe pas.

Symptômes et diagnostic. — Nous avons observé l'ouverture de la peau et de l'aponévrose du ventre, depuis le sternum jusqu'au pubis, par un projectile qui avait rasé la paroi. En un point seulement, la plaie était intra-péritonéale et se compliquait d'ailleurs de perforations intestinales.

Le plus souvent les orifices sont petits et à direction intrapariétale oblique et n'ont rien qui puisse révéler la pénétration. Quelquefois cependant une hernie épiploïque vient rendre cette pénétration évidente.

Mais il existe des symptômes cliniques qui, en dehors des caractères des orifices, permettent de reconnaître la perforation péritonéale.

Le premier de ces symptômes et le plus important, celui qu'il faut toujours rechercher d'abord, est la *défense abdominale*, encore appelée rigidité abdominale. Elle est le signe de la contracture des muscles de la paroi. Pour la constater, il faut procéder comme pour un palper classique.

Le malade couché sur le dos, les cuisses fléchies sur le ventre et écartées, la bouche ouverte, est invité à relâcher ses muscles abdominaux. On applique la main à plat sur la paroi et on se met en demeure de la déprimer lentement et progressivement. Si cette dépression est possible, même au prix d'une certaine douleur, il est presque certain qu'il n'y a pas de plaie pénétrante. Si, au contraire, on sent sous la main qui palpe, les muscles pariétaux, durs comme une planche, opposer à la pression une résistance invincible, c'est la défense, et c'est presque toujours la perforation.

Ce signe, qu'on a appelé le « ventre de bois », est précoce, et ne manque jamais, au moins dans les premières heures. Il faut lui attacher la plus grande importance et le considérer en quelque sorte comme pathognomonique. Mais il y a quelques causes d'erreur qu'il faut savoir éviter.

Si l'on voit le blessé tard, en pleine péritonite septique, la défense aura disparu. Mais les symptômes de l'infection péritonéale rendront le diagnostic rétrospectif évident.

En revanche, certaines lésions de voisinage peuvent déterminer la contracture des muscles abdominaux, sans qu'il y ait pénétration péritonéale. Nous avons vu qu'il en est ainsi des épanchements intrapleuraux qui agissent sur le péritoine en abaissant le diaphragme. Il en est de même des hémorragies lombaires rétropéritonéales, dont la source habituelle est dans une plaie du rein. L'infiltration du sang sous le péritoine postérieur, qui se laisse décoller, réagit sur la musculature de la paroi, et produit un certain degré de rigidité.

Mais la contracture n'est pas aussi forte, ni aussi générale, qu'en cas de pénétration. C'est plutôt une contraction volontaire que le blessé peut relâcher dans une certaine mesure. En palpant avec attention, on reconnaît d'ailleurs que la résistance occupe surtout une région déterminée du ventre, l'une des moitiés latérales le plus souvent. La défense est donc localisée à la région abdominale correspondant au siège de l'hémorragie rétropéritonéale. Dans certains cas cependant, la distinction peut devenir très difficile.

Nous avons constaté la rigidité, également unilatérale, avec petitesse du pouls, mais sans vomissements, dans un cas où nous avons trouvé une balle de shrapnell déformée et présentant des aspérités qui soulevait le péritoine pariétal dans l'hypochondre gauche. Il n'existait aucune autre lésion et l'enlèvement du projectile fit tout rentrer dans l'ordre.

On a essayé de distinguer, par les caractères de la défense, les perforations viscérales des hémorragies

intra-abdominales. Lorsque le péritoine est rempli de sang,
même quand il n'existe aucune perforation de viscère, les
muscles abdominaux réagissent, et la paroi devient
rigide. Mais on a prétendu que cette rigidité était moins
forte qu'en cas de lésion viscérale.

En réalité, le degré de contracture ne peut servir à
faire ce diagnostic différentiel. La défense est d'intensité
variable d'après les blessés, et l'on voit des plaies perforantes de l'intestin avec une contracture abdominale
modérée, et des hémorragies simples avec défense forte.

En pratique, la distinction n'a d'ailleurs pas très grande
importance, car l'hémorragie n'est accompagnée de défense que lorsqu'elle est abondante, et alors l'interven·
tion s'impose tout comme dans les perforations viscérales,
sinon plus.

Le deuxième signe de la perforation est le *vomissement*.
Il est souvent très précoce, presque immédiat. Il n'a de
valeur diagnostique que lorsqu'il se répète et alors, d'ali-
mentaire qu'il est au début, il devient rapidement ver-
dâtre, bilieux.

Quelquefois il s'agit d'un vomissement de sang, abondant et répété. Cette hématémèse permet de diagnostiquer une plaie de l'estomac.

Lorsque les deux symptômes, défense et vomissements,
coexistent, la pénétration ne souffre aucun doute. La
défense seule, bien accusée, donne la même certitude.

Si la rigidité abdominale était faible, et si de ce chef la
pénétration était incertaine, on pourrait dans certains cas
s'en assurer par l'exploration digitale de l'orifice. Le doigt
introduit dans la plaie pariétale, pénètre quelquefois facilement dans la cavité péritonéale.

Les blessés du ventre présentent presque toujours des
symptômes généraux qu'on peut rattacher au shock ou à

l'hémorragie. Ils ont le pouls petit, misérable ou tout à fait absent, la peau blanche et froide, un état de stupeur plus ou moins accentué. Il est malaisé de débrouiller ce qui, dans ces signes, revient au shock et ce qui est propre à la perte de sang. Le départ entre les deux états n'importe guère en pratique, puisque le traitement est le même.

Il ne faut jamais négliger, au moment de l'entrée d'un blessé du ventre, de vider la vessie à la sonde, pour reconnaître les blessures vésicales, et surtout les plaies du rein. Dans les blessures intrapéritonéales de la vessie, on retire peu d'urine et le liquide est finalement sanglant. En cas de plaie du rein, l'urine est sanglante en masse.

Si l'urine est claire, on peut conclure à l'intégrité des organes urinaires et par conséquent la défense, si elle existe, ne peut être mise sur le compte d'une hémorragie rétropéritonéale.

On ne peut guère pousser plus loin la localisation clinique des lésions. En dehors des signes fournis par la présence du sang dans le vomissement ou dans l'urine, en dehors des probabilités d'une lésion de certains organes fixes, comme le foie, la rate, le cæcum, quand la plaie pariétale occupe la région de ces organes, tout est incertitude, comme nous l'avons vu plus haut.

Traitement. — Voici un blessé chez lequel un gros éclat d'obus a produit une large brèche dans la paroi abdominale et dont l'intestin fait hernie à l'extérieur. Qu'il y ait ou non perforation intestinale apparente, il faut agrandir la plaie, faire la révision de la masse intestinale, faire éventuellement les sutures viscérales nécessaires, nettoyer le péritoine avec des compresses imbibées d'éther et fermer la paroi. On ne fait en somme que com-

pléter une laparotomie déjà entamée. Se contenter dans
ce cas de refouler les anses fermées, sans aller voir ce
qui se passe dans la cavité, serait s'exposer à méconnaître des lésions profondes : perforations, hémorragies,
corps étrangers.

Nous croyons qu'il faut agir de même en cas de hernie
de l'épiploon et ne pas se contenter de réséquer le bouchon épiploïque, encore moins de le réduire. En général
on trouve en pareil cas des lésions viscérales graves.

Ce ne serait guère que si les dégâts étaient manifestement au-dessus des ressources qu'il faudrait s'abstenir.

Si l'on constatait une hémorragie abondante par la
plaie, il faudrait évidemment opérer encore, pour aller à
la recherche de l'endroit qui saigne et faire l'hémostase.

Inversement, il est évident qu'il faut s'abstenir dans le
cas où il n'y a aucun symptôme de pénétration et où, par
conséquent, celle-ci est peu probable.

Sur la conduite à tenir dans ces cas, en somme assez
rares, tout le monde est d'accord, ou à peu près.

Mais en général les choses ne se présentent pas aussi
simplement.

Un homme a reçu une balle ou un petit éclat d'obus
dans le ventre. Il présente une ou deux petites plaies avec
les symptômes de la pénétration. Quelle est la conduite à
tenir ?

Nous savons qu'en pareil cas, il y a toujours perforation
viscérale ou hémorragie importante, et l'idée vient naturellement d'ouvrir le ventre pour suturer les orifices ou
faire l'hémostase. C'est la pratique courante en chirurgie
civile, et elle est conforme aux règles générales que nous
avons coutume de suivre. Mais en chirurgie de guerre,
ces opérations, théoriquement si indiquées, donnent souvent des résultats décevants, et d'autre part l'abstention,

ou plutôt le traitement médical, est capable de guérir certains blessés chez lesquels la pénétration n'était guère douteuse.

La guerre du Transvaal, où les chirurgiens anglais avaient opéré systématiquement, a donné pour l'intervention des résultats déplorables, si bien que pendant la guerre des Balkans, le traitement non opératoire a été remis en faveur.

Il est trop tôt pour juger de l'enseignement à tirer de la guerre actuelle. En ce moment, l'accord n'est pas fait et l'on oppose les statistiques des cas opérés à celles des cas traités par les moyens médicaux. Ce qui est certain, c'est que la doctrine interventionniste a regagné du terrain, et cela particulièrement auprès des chirurgiens qui qui ont pu opérer dans de bonnes conditions de précocité.

Mais les statistiques brutes ne peuvent pas résoudre le problème, parce qu'il est impossible d'affirmer que tel blessé qui a été opéré et est guéri, serait mort sans l'intervention, que tel autre, qui est guéri sans opération, avait certainement des perforations viscérales.

Il faut que chacun résolve la question par sa propre expérience. Chaque chirurgien devrait faire une série de traitements expectants et une série d'opérations, et sans tenir compte outre mesure des chiffres obtenus, se faire une conviction. Il est très utile, en outre, d'autopsier tous les blessés qui succombent. On se rend compte ainsi si on a eu raison ou non d'opérer, raison ou non de s'abstenir.

Nous avons fait pour notre part cette double expérience et, nous le déclarons nettement, venu sur le front avec des idées plutôt abstentionnistes que nous avions rapportées de la guerre des Balkans, nous sommes devenu de jour en jour plus interventionniste. Nous avons quelquefois regretté de n'avoir pas opéré, jamais d'être intervenu.

Mais si nous sommes interventionniste en principe, nous subordonnons notre intervention à plusieurs conditions, qui doivent être réunies pour qu'elle ait chance de réussir.

1° Il faut d'abord des *conditions de lieu et d'installation*.

Il faut une asepsie parfaite et des installations suffisantes, non seulement pour l'acte opératoire, mais aussi pour les soins consécutifs. Dans une ambulance du front, encombrée de blessés et exposée à être déplacée, il ne faut jamais ouvrir un ventre.

D'autre part, ces blessés ne peuvent être évacués à grandes distances, parce que les transports peuvent être funestes en favorisant l'irruption du contenu viscéral dans le péritoine, et parce que l'opération ne doit pas être retardée. C'est donc sur les hôpitaux les plus rapprochés du front qu'il faut les diriger.

Le transport du champ de bataille jusqu'à l'hôpital doit se faire avec d'infinies précautions, afin que le blessé soit remué le moins possible. Il est très recommandable d'utiliser les modèles spéciaux de brancards qui ont été imaginés.

2° *Il faut opérer le plus tôt possible,* dans les premières heures qui suivent la blessure. Toutes choses égales, les résultats les meilleurs sont obtenus dans les cas où l'opération aura été la plus précoce. L'idéal serait d'opérer immédiatement après la blessure. C'est une condition essentielle de succès d'arriver avant la péritonite, qui est une question d'heures. Nous devons donc insister à nouveau sur la nécessité des évacuations précoces et directes.

Quelquefois les blessés du ventre entrent à l'hôpital sans shock profond, avec un pouls convenable. Dans ce cas, il faut opérer immédiatement. Ce sont les cas qui guériront le mieux.

Mais la situation est plus embarrassante quand les symptômes généraux, qu'il s'agisse de shock ou d'hémorragie, vont jusqu'à la suppression du pouls. A nos débuts nous n'opérions pas immédiatement ces cas. Nous commencions par administrer une dose massive de sérum intraveineux, et opérions aussitôt que le pouls redevenait satisfaisant. Mais si la circulation ne se rétablissait pas sous l'influence du sérum, nous nous abstenions, pensant que les lésions devaient être au-dessus des ressources.

Malheureusement, celui qui est peu habitué à la chirurgie de guerre se décidera difficilement à l'intervention lorsque le pouls réapparaît après l'injection intra-veineuse, parce qu'il aura une tendance à croire à une amélioration réelle. C'est une erreur, car si l'on attend, on voit ordinairement s'installer les symptômes classiques de la péritonite, et dès ce moment, la laparotomie ne donne plus guère que des mécomptes. Le délai dont on dispose avant l'apparition de cette complication est variable. On la voit souvent déjà accentuée après quelques heures.

Aussi aujourd'hui ne nous arrêtons-nous plus aux phénomènes du shock et opérons-nous immédiatement, tandis qu'un assistant administre le sérum dans la veine saphène, devant la malléole interne. En donnant le sérum au pied, l'aide gêne moins l'opérateur qu'il ne le ferait en injectant une veine du bras, et la saphène interne a devant la malléole une position très fixe.

Nous ne nous abstenons que lorsque l'état du blessé est manifestement désespéré.

3° *Il faut une bonne technique :* La laparotomie ne peut donner de bons résultats qu'à la condition qu'elle soit pratiquée par un chirurgien habitué à ce genre d'interventions. La pratique de la chirurgie civile ne suffit même pas. Car la technique de la laparotomie de guerre comporte des difficultés spéciales et pour peu d'opérations, le résultat dépend autant de la manière dont l'intervention a été conduite.

Il y a lieu de préférer l'anesthésie à l'éther.

On a recommandé d'inciser sur la plaie ou dans son voisinage, parce que très souvent l'anse blessée se trouve immobilisée derrière la plaie pariétale. Mais nous croyons que la laparotomie médiane, plus régulière, plus rapide, lésant moins la musculature, est généralement préférable. Cependant si nous avons des raisons de croire à une lésion du foie, de la rate ou du cæcum, nous faisons l'incision au bord externe du muscle droit. Pour le foie et la rate, nous empiétons souvent sur le rebord costal.

L'incision doit être longue d'emblée, pour donner du jour. Aussitôt le ventre ouvert, on regarde avant de toucher. Si une anse trouée apparaît, on saisit les bords de l'orifice dans deux pinces de Kocher au moyen desquelles un aide tient l'anse soulevée et on ferme immédiatement la perforation par le procédé ordinaire à deux étages : d'abord réunion bord à bord, puis surjet à la Lembert.

Nous avons renoncé à isoler l'anse trouée entre deux pinces élastiques, procédé classique, mais plus compliqué que la simple élévation de l'orifice et qui met peut-être moins bien à l'abri de l'écoulement des matières.

Nous avons renoncé aussi à repérer d'abord toutes les plaies. Il vaut mieux les suturer à mesure qu'on les trouve. Pour cela on déroule méthodiquement tout le grêle du duodénum au cæcum.

Puis on inspecte le gros intestin en commençant par le cæcum, remontant jusqu'au côlon transverse et redescendant jusqu'à l'S iliaque. On vérifie l'état de la vessie et du Douglas.

On fait de même pour l'estomac, qu'on attire en bas avec des pinces pour exposer sa face antérieure jusque près du cardia, puis on examine sa face postérieure après avoir relevé l'épiploon et le côlon et avoir effondré le mésocôlon transverse.

Chemin faisant, on repère et on suture toutes les perforations qu'on rencontre.

C'est de cette manière qu'on procède lorsque le ventre ne renferme pas beaucoup de sang. Mais si, au moment d'ouvrir le péritoine, on constate une inondation péritonéale, il faut, avant toute chose, éponger rapidement le sang au moyen de grandes compresses, et aller à la recherche de la source de l'hémorragie.

On palpe d'abord la face inférieure du foie où l'on reconnaîtra éventuellement une déchirure ou une perforation. Puis on glisse la main à plat entre la face convexe du foie et le diaphragme, et on se rend très bien compte des lésions que peut présenter cette région difficilement accessible de la glande.

Puis on introduit la main dans l'hypochondre gauche où l'on reconnaîtrait les déchirures de la rate.

Si ces organes sont intacts, on cherche si aucune artère mésentérique n'est ouverte, et on va enfin s'assurer de l'état des vaisseaux iliaques.

Il faut savoir qu'il ne suffit pas d'avoir repéré un endroit qui saigne. Le sang peut provenir de plusieurs organes et, après qu'une source d'hémorragie a été découverte, il faut toujours vérifier l'état de tous les autres organes capables de saigner abondamment.

Tout cela doit se faire avec rapidité, car la courte durée de l'intervention est une des conditions du succès.

S'il y a à la fois hémorragie et perforations viscérales, c'est de l'hémorragie qu'il faut s'occuper d'abord.

Il est assez rare que les plaies du foie puissent être suturées. Elles sont ordinairement trop anfractueuses et ne se prêtent qu'au tamponnement. Si la face supérieure du foie saigne dans la plèvre par une plaie diaphragmatique, il y a avantage à faire le tamponnement par le thorax, après résection costale et élargissement de la perforation du diaphragme. Pour la suture, on se servirait de gros catgut et d'aiguilles courbes ordinaires, en plaçant des points profonds peu serrés.

Les plaies de la rate doivent être traitées par la splénectomie. Les déchirures de cette glande sont trop compliquées pour se prêter à la suture, et le parenchyme splénique supporte du reste assez mal le fil.

Les vaisseaux déchirés sont liés. S'il s'agit d'un vaisseau iliaque, il faudra, pour le mettre à découvert, inciser largement le péritoine, et débarrasser la région du sang infiltré, qui masque les rapports.

Il faut éviter autant que possible de faire des résections intestinales dont le pronostic est plus grave que celui des sutures simples. Il n'y aurait lieu de réséquer que lorsque les ouvertures sont si rapprochées que leur occlusion exposerait au rétrécissement.

Lorsque tout est réparé, on lave abondamment la masse intestinale à l'éther, on la réintègre dans le ventre et on ferme rapidement la paroi, après avoir placé un ou deux tubes à drainage plongeant dans le Douglas et sortant au-dessus du pubis (fig. 34). En cas de lésions haut situées, des drains supplémentaires seront placés dans les flancs et sortiront près de l'ombilic.

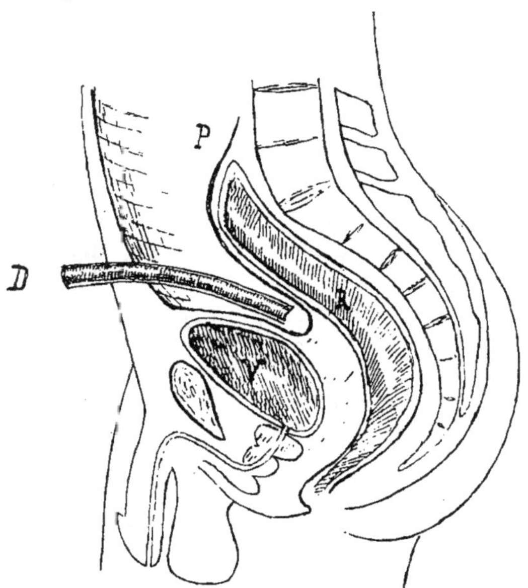

Fig. 34. — Schéma figurant le drainage du ventre par un tube plongeant dans le Douglas et sortant au-dessus du pubis.
V, vessie ; R, rectum ; P, péritoine ; D, drain.

Suites opératoires. — Les soins consécutifs sont très importants. Le malade mis au lit est réchauffé et tenu à la diète *absolue* pendant les premiers jours. Le sérum sous-cutané, intrarectal, ou de préférence intraveineux, est administré à doses fortes et répétées. Si la péritonite existait avant l'intervention, l'opéré est placé dans la position assise de Fowler, très utile pour maintenir les liquides septiques dans la région pelvienne du péritoine, où le pouvoir d'absorption est moindre que dans la région sus-ombilicale, et où l'épanchement est pompé par le drain hypogastrique.

En même temps qu'on utilise la position assise, on administre le sérum par le goutte à goutte rectal permanent. La morphine est indispensable pour assurer l'immobilité du malade.

Quand les suites doivent être favorables, la température reste peu élevée, le pouls s'améliore, les vomissements cessent, le drain sus-pubien fonctionne, le ventre reste indolore et souple et la convalescence s'établit en quelques jours. Le régime doit être rigoureusement surveillé et augmenté très prudemment, malgré la faiblesse et l'amaigrissement rapide qui frappent chez ces opérés.

Si les vomissements persistent après l'opération, le meilleur moyen de les arrêter est le lavage de l'estomac, qu'on peut répéter au besoin.

Dans d'autres cas au contraire, le pouls ne se relève pas d'une manière durable, les vomissements persistent ou recommencent, de plus en plus fréquents, presque incessants, aqueux ou bilieux, d'un vert foncé, le ventre est sensible, se ballonne, il se produit de l'hypothermie, et le blessé succombe à la péritonite septique, souvent vers le troisième jour.

La marche peut être plus rapide, et la mort survenir après quelques heures. Le plus souvent alors, les symptômes du shock ne se sont pas dissipés et on trouve à l'autopsie du sang dans le péritoine : l'hémorragie a continué malgré le tamponnement d'une plaie du foie par exemple.

Plus rarement, les accidents sont tardifs et ce n'est qu'après huit jours et plus, qu'apparaissent les signes d'une péritonite d'apparence d'abord assez bénigne, mais qui n'enlève pas moins le malade en quelques jours.

L'autopsie révèle ordinairement que la suture n'a pas été tout à fait étanche ou qu'un point a cédé.

Quelquefois l'opéré, après plusieurs jours d'évolution tout à fait favorable, présente de l'oppression, avec extinction de la voix, et meurt rapidement. On trouve à l'autopsie de la congestion pulmonaire, alors que tout est bien du côté du ventre.

Après l'ablation de la rate, même sans autres lésions, nous avons vu survenir des troubles circulatoires, dont la cause est difficilement explicable et qui ont entraîné la mort. Nous n'avons fait à l'autopsie aucune constatation qui éclaire plus complètement ces faits.

Ce sont les cas où un seul organe est atteint qui évoluent le mieux après l'opération. Il est certain que des lésions multiples aggravent singulièrement le pronostic opératoire, et qu'en particulier lorsqu'une hémorragie importante accompagne des lésions viscérales, l'opéré a peu de chances. Toutes choses égales, une hémorragie est plus grave qu'une perforation intestinale. De là que les lésions étendues du foie et les déchirures de la rate sont d'un mauvais pronostic.

Il en est de même, mais pour d'autres raisons, des plaies de l'estomac accompagnées de perforation du pancréas. Ici il faut probablement incriminer une atteinte du plexus cœliaque.

Quant aux lésions cæco-coliques, les perforations de la portion intrapéritonéale donnent un chiffre important de guérisons opératoires. Par contre les plaies qui correspondent au point de réflexion du péritoine et celles qui sont tout à fait rétropéritonéales, se terminent souvent par la fistule stercorale ou l'anus contre nature.

Traitement médical. — Lorsqu'on s'abstient d'opérer

une plaie perforante du ventre, il faut instituer un *traitement médical*, dont l'immobilité absolue, la diète rigoureuse et la morphine constituent la base.

Dans ces derniers temps, on a fait un certain bruit autour d'une méthode de drainage du ventre associée au traitement médical, recommandée par Murphy et que quelques chirurgiens français ont utilisée. Elle consiste à faire, sous anesthésie locale, une boutonnière au-dessus du pubis et à introduire par là un tube dans le Douglas. Position assise et goutte à goutte rectal. D'après les partisans de cette méthode, la *boutonnière de Murphy* aurait à son actif un pourcentage important de guérisons.

Mais la plupart de ceux qui l'ont utilisée n'en ont pas retiré les avantages annoncés et elle semble dériver d'une conception un peu simpliste des choses. Elle ne peut en tout cas pas être mise en parallèle avec la laparotomie et ne constitue qu'une addition au traitement médical.

Lorsqu'on a pratiqué un nombre important d'interventions pour plaies perforantes de l'abdomen, qu'on a, d'autre part, fait l'autopsie de tous les malades qui ont succombé, opérés ou non, on acquiert la conviction que le traitement opératoire est le seul logique. Il suffit d'avoir vu les larges déchirures intestinales, les dégâts des viscères pleins, la multiplicité fréquente des lésions, pour avoir son opinion arrêtée.

Sans doute, si l'on opère systématiquement tous les cas qui présentent les signes cliniques de la perforation, on ouvrira de temps en temps un ventre qui ne présente pas de lésions et où il s'agissait par exemple d'hémorragie rétro-péritonéale ou de toute autre condition ayant pu en imposer pour une plaie viscérale. Sans doute aussi, dans beaucoup de cas, on aura, dès l'ouverture du péritoine, l'impression de se trouver devant des lésions presque irrémédiables. Mais, dans les deux cas, l'opération n'aura pas aggravé le pronostic.

En revanche, il sera bien rare qu'on trouve des lésions minimes, des perforations étroites, que le traitement opératoire aurait peut-être pu guérir, mais que l'opération guérira certainement mieux et plus sûrement. Le plus souvent, il s'agit d'ouvertures tellement larges qu'il ne serait pas raisonnable d'en attendre l'occlusion spontanée.

Il est hors de doute que l'opération donne encore une très forte mortalité. Nous ne donnerons pas de chiffres, parce que les cas qui composent les statistiques un peu importantes appartiennent à des opérateurs différents, et sont trop dissemblables et que les statistiques d'un même chirurgien sont trop petites. Dans les relevés les plus favorables, la mortalité est encore de 50 p. 100.

Les plaies perforantes de l'abdomen comptent donc encore parmi les plus graves des plaies de guerre que nous voyons dans les hôpitaux. Mais, à mesure qu'augmente l'expérience de chacun, et que la technique se perfectionne, on peut s'attendre à des résultats de plus en plus encourageants.

Il est certain d'autre part que l'intervention sauve la vie de certains blessés que l'abstention aurait été incapable de guérir.

Contusions abdominales. — Nous n'aurions pas à nous occuper de ces traumatismes qui n'ont rien de très particulier à la guerre, si nous ne les avions observés plusieurs fois à la suite d'éboulements d'abris.

Ces contusions se présentent à tous les degrés, comme à la suite du classique coup de pied de cheval. Elles sont habituellement accompagnées d'un shock important, de fortes douleurs à la pression, de défense et de vomissements.

Pour peu que les phénomènes soient graves, il est indiqué d'ouvrir le ventre sans retard. Nous avons trouvé en pareil cas la perforation de l'estomac, de longues déchirures de l'intestin et plusieurs fois la rupture transversale complète du grêle, avec écartement considérable des deux bouts et forte éversion de la muqueuse.

Comme il s'agit de lésions par éclatement et que les déchirures sont en général larges, le pronostic de cet accident est grave.

CHAPITRE XII

PLAIES DE LA RÉGION LOMBAIRE
PLAIES DU BASSIN

Nous réunissons ces deux régions dans un même chapitre, parce qu'elles sont occupées toutes les deux par
les organes urinaires, dont il est utile de ne pas scinder
l'étude.

PLAIES DE LA RÉGION LOMBAIRE

Fréquemment la région lombaire est perforée par des
projectiles qui continuent leur trajet dans le ventre.
Assez fréquemment aussi, ce sont des balles qui traversent verticalement ou obliquement le thorax et péné-
trent ensuite dans la région des lombes.

Les dégâts qu'elles y occasionnent sont très variables.

1° Plaies des parties molles. — Les plaies qui n'intéressent que les muscles, et en particulier ceux de la masse
sacro-lombaire, n'offrent rien de particulier à signaler.
Quelquefois ces plaies peuvent pénétrer jusqu'au rein,
qu'elles mettent à découvert et qui peut ou non être
blessé. Elles se compliquent assez facilement de gangrène
gazeuse. Il est bon de savoir que, pendant tout le temps
de la cicatrisation, les moindres mouvements du tronc

sont très douloureux, ce qui condamne le malade à l'immobilité absolue et lui fait craindre tout changement de
position. Cette impotence fonctionnelle des muscles peut
se prolonger assez longtemps après la guérison.

Les coups de feu transversaux peuvent traverser toute
la région sans toucher ni le rein ni le péritoine. Nous
avons vu une balle déchirer les vaisseaux rénaux et sortir
par la plèvre du côté opposé après avoir entamé la face
supérieure du foie dans sa partie non pourvue de péritoine.
Une hémorragie formidable avait décollé tout le péritoine postérieur, qui était refoulé vers le ventre, mais
était resté fermé.

2° Plaies du rein. — Quand le rein est atteint par un
projectile qui a pénétré directement dans la région lombaire, il y a généralement en même temps des lésions
abdominales ; à plus forte raison quand le projectile,
entré par le ventre, sort par les lombes. Lorsqu'au contraire, le point d'entrée est au thorax, et le trajet plus ou
moins vertical, il arrive que le péritoine ne soit pas
ouvert, et que le rein seul soit intéressé.

Anatomie pathologique. — Assez fréquemment le rein
est décapité de son pôle supérieur ou de son pôle inférieur, entièrement détaché. Mais habituellement il s'agit
d'un véritable éclatement et l'organe présente une vaste
plaie anfractueuse, rayonnée. Nous avons vu aussi une
simple perforation qui avait occasionné la déchirure des
vaisseaux du hile.

Il n'est pas exceptionnel que les deux reins soient touchés
dans les trajets transversaux. On peut voir aussi une blessure du rein gauche accompagnée d'une lésion de la rate.

En général, une certaine quantité de sang s'épanche

autour du rein et peut décoller le péritoine. La perforation de la séreuse et l'irruption du sang dans le ventre ne
semblent pas fréquentes, sauf en cas de lésions multiples.

Symptômes et diagnostic. — Les lésions du rein s'accompagnent assez souvent d'une sensibilité à la pression
profonde et d'un certain degré de défense, limitée à la
moitié correspondante de l'abdomen.

Mais le symptôme capital qui révèle la blessure du
rein est l'*hématurie*. Il est tout à fait exceptionnel qu'elle
fasse défaut.

Le blessé ne peut presque jamais uriner spontanément
et il faut retirer l'urine par la sonde. La quantité de sang
qu'elle renferme varie. Mais c'est toujours une hémorragie
en bloc, donnant à toute la masse liquide une couleur
uniforme, tantôt rouge vif comme s'il s'agissait de sang
pur, tantôt simplement teintée. Il arrive, si l'hémorragie
est massive, que des caillots volumineux remplissent la
vessie, qu'il est difficile de vider.

Le blessé peut être en état de shock et présenter des
signes d'anémie aiguë.

Le diagnostic de l'origine rénale de l'hématurie se fait
par le siège de la plaie et surtout par les caractères de
l'hématurie : le sang est également distribué dans toute
la masse urinaire.

Quant au diagnostic du côté atteint, il se fonde aussi
sur la topographie de la plaie et sur les caractères de la
défense abdominale, qui est unilatérale. Quand le trajet
du projectile est transversal, la localisation peut être plus
malaisée, et on pourrait, avant d'intervenir, être obligé de
recourir à la cystoscopie ou à la séparation des urines.

Évolution. — L'évolution de la lésion rénale se révèle
par la marche de l'hématurie.

La perte de sang peut être tellement profuse qu'elle menace à bref délai la vie du blessé.

D'autres fois au contraire, l'hémorragie est en décroissance dès le lendemain de la blessure, et le sang peut disparaître dans l'urine en quelques jours, pour ne plus s'y montrer. Dans ce cas, le shock s'est dissipé rapidement, et le rétablissement est prompt.

Dans d'autres cas, l'hémorragie continue abondante, le sang se coagule dans la vessie, le malade s'anémie, il survient de la fièvre et la région devient de plus en plus douloureuse et aiguë.

D'autres fois encore, le sang ne disparaît que temporairement dans l'urine ; il s'y montre périodiquement, et le malade accuse des douleurs qui lui rendent le moindre mouvement pénible. Ces hématuries à répétition finissent par altérer profondément l'état général.

Si le blessé n'est pas opéré, l'hématome périrénal subit des transformations importantes. Tantôt il passe très rapidement à la suppuration et conduit au phlegmon périnéphrétique, au milieu duquel on peut trouver un fragment nécrosé du rein. Tantôt il s'organise en couches plus ou moins stratifiées, formant autour du rein une sorte de tumeur dure et adhérente aux tissus voisins.

D'autre part, la plaie rénale peut s'infecter et l'infection aboutir à la pyonéphrose qui se reconnaîtra à ses caractères cliniques ordinaires.

Traitement. — La détermination à prendre au sujet du traitement d'une lésion du rein est quelquefois embarrassante.

Les conditions les plus délicates sont celles où l'on a la certitude ou seulement la présomption d'une lésion

intra-abdominale ajoutée. En pareille occurrence, il faut
d'abord s'occuper du ventre, à moins que l'hémorragie
rénale ne soit vraiment menaçante. On peut être amené,
dans ce dernier cas, à pratiquer immédiatement la
néphrectomie après la laparotomie.

Si le rein est seul atteint, la conduite à tenir dépendra
des caractères et de la gravité de l'hématurie. Si celle-ci
n'est pas excessive, il faut temporiser. Le blessé sera
mis au repos complet, et soumis au traitement de toutes
les hémorragies. Dans les premiers jours, il est l'objet
d'une surveillance attentive, et si l'urine s'éclaircit, on
renonce à toute intervention. On y renonce encore,
même lorsque le sang reparaît dans l'urine, à la condition que la fréquence et l'importance de ces retours
aillent en décroissant, et qu'ils n'entraînent pas d'altération de l'état général ni de signes d'anémie. Sinon, il
ne faudrait pas tarder davantage et pratiquer la néphrectomie secondaire.

Ce n'est que dans le cas d'hémorragie vraiment profuse, compliquée d'anémie aiguë, que l'expectation n'est
plus permise et qu'il faut se décider pour l'intervention
immédiate.

Cette intervention, qu'elle soit primitive ou secondaire,
doit se faire toujours par la voie lombaire, parce que
sous-péritonéale. Ce n'est guère que si, au cours d'une
laparotomie, on trouvait le péritoine postérieur largement ouvert, qu'on pourrait enlever le rein par cette
voie.

La découverte du rein par la voie postérieure peut se
faire très rapidement, en quelques minutes. Le rein
étant normal et sans adhérences, se reconnaît et se libère
facilement. On l'attire dans la plaie et on l'examine. Si
un des pôles est seul enlevé, on peut suturer la plaie

rénale avivée en coin, et remettre le rein en place. Mais s'il s'agit, comme c'est le plus souvent le cas, de plaies anfractueuses, d'éclatements étendus ou de déchirure des vaisseaux du hile, la néphrectomie totale s'impose.

La technique de l'opération ne présente rien de particulier. On peut sans inconvénient réunir complètement les muscles et la peau, sans drainage. Comme les tissus de la région sont sains et souples, l'espace qu'occupait le rein s'affaisse immédiatement, et la réunion primitive s'obtient avec la plus grande facilité.

Dans les cas où l'infection de la plaie rénale aboutit à la formation d'un phlegmon périnéphrétique ou d'une pyonéphrose, on sera obligé d'intervenir pour ouvrir et drainer la collection dans le premier cas, pour extirper le rein dans le second.

Des blessés du rein, non opérés, peuvent conserver de leur lésion des douleurs persistantes qui leur font réclamer une intervention tardive. Nous avons trouvé en pareil cas des hématomes périrénaux organisés et très adhérents aux tissus voisins.

PLAIES DU BASSIN

1º Plaies de la vessie. — A en juger d'après ce que nous avons observé, les plaies purement intrapéritonéales de la vessie ne sont pas très fréquentes ou, du moins, nous ne les rencontrons guère dans les laparotomies.

La plupart des plaies vésicales sont dues à des projectiles entrés, non par l'abdomen, mais par la fesse ou par la partie supérieure de la cuisse et passés de là dans le bassin. C'est alors presque toujours la région sous-péritonéale de la vessie qui est perforée et l'urine infiltre le tissu cellulaire périvésical, notamment la cavité de Retzius et décolle le péritoine qu'on trouve soulevé, et faisant saillie dans le ventre sous forme d'une poche tremblotante. En général la cavité péritonéale renferme de l'urine, et cependant, il est le plus souvent impossible de découvrir une vraie perforation de la séreuse. Il s'agit sans doute de fissures très étroites. La perforation sous-péritonéale elle-même est très difficile à repérer à l'opération.

Symptômes et diagnostic. — Le premier symptôme que présente le blessé est l'impossibilité de la miction, mais sans ténesme. La région hypogastrique — et dans une étendue variable le reste de l'abdomen — se distendent, deviennent sensibles à la pression, et présentent une certaine rigidité. Le cathétérisme retire une petite quantité d'urine qui peut être teintée de sang, souvent très légèrement. Cette quantité n'est pas en proportion du temps écoulé depuis la dernière émission volontaire et de la quantité de liquides ingérés, mais elle n'est pas non plus négligeable, comme dans les éclatements intrapéritonéaux. Le shock est peu accentué et le blessé ne donne pas l'impression d'être gravement atteint, comme les abdominaux ordinaires.

Il n'existe aucun signe qui nous permette de reconnaître au premier abord si la plaie est intra- ou extra-péritonéale. D'ailleurs, comme l'urine est presque toujours à la fois épanchée dans le péritoine et infiltrée sous la séreuse, ce diagnostic différentiel est sans intérêt.

Quant à la réaction péritonéale, elle est d'intensité très variable et nullement en rapport avec la quantité d'urine que renferme le péritoine.

On connaît un certain nombre de cas où le projectile est resté dans la vessie, d'où il a fallu l'extraire par la taille, ou d'où il s'est éliminé spontanément par l'urètre. Il peut être encastré dans la paroi vésicale, comme un calcul enchâtonné. Nous avons vu une balle de shrapnell enfouie dans la prostate.

Évolution. — Une étroite perforation intrapéritonéale peut se cicatriser spontanément. Mais en général, si la lésion n'est pas soignée par les moyens appropriés, sa conséquence fatale est le phlegmon pelvien, le plus souvent diffus, quelquefois cependant limité, par exemple à la cavité de Retzius. En même temps, il se développe toujours une péritonite partielle, localisée au pelvis. Le malade se cachectise, épuisé par la fièvre et la suppuration fétide que donnent les fistules, et succombe assez rapidement à l'infection.

Traitement. — La perforation de la vessie doit être traitée aussitôt reconnue, si l'on veut éviter les accidents infectieux qui apparaissent précocement, et qui peuvent prendre en quelques heures un caractère grave.

Il y a une triple indication à remplir. Il faut : 1° dériver l'urine pour l'empêcher de continuer à s'écouler par la perforation ; 2° drainer le tissu cellulaire pelvien pour s'opposer à l'infiltration progressive de l'urine ; 3° drainer le péritoine, pour le débarrasser de l'urine qui s'y infiltre.

Le moyen le plus simple pour dériver l'urine est de placer une sonde à demeure. Mais la sonde n'est pas toujours bien supportée et elle expose la vessie à l'infection. C'est pourquoi il est habituellement préférable de drainer le réservoir urinaire par la ponction hypogastrique, et cela au cours de l'intervention qui répond aux deux autres indications.

Cette intervention consiste à ouvrir la paroi abdominale depuis l'ombilic jusqu'au pubis, en s'arrêtant devant le péritoine. On tombe sur le tissu cellulaire périvésical. gonflé de liquide, et dont l'urine s'écoule en abondance. On l'assèche dans la mesure du possible et on ouvre ensuite le péritoine. Si l'on découvrait une perforation intrapéritonéale de la vessie, on la fermerait par la suture. Mais le plus souvent on ne remarque rien sur le dôme ni sur la paroi postérieure. On se contente d'assécher la cavité abdominale, de la laver à l'éther et de placer un gros drain plongeant dans le Douglas, et autour duquel on referme le péritoine et la partie supérieure de la plaie pariétale.

Dans la partie inférieure de la plaie, on a maintenant sous les yeux la face antérieure de la vessie dépourvue de péritoine. On ponctionne le réservoir à ce niveau et on y introduit une sonde de Nélaton ou mieux une sonde de Pezzer.

Enfin, de chaque côté de la vessie, on place, dans le tissu cellulaire, un gros tube à drainage et on laisse ouverte toute la partie correspondante de la paroi. Tout au plus pourrait-on la fermer partiellement, en laissant passer les tubes. Mais pour peu que l'infiltration urinaire soit étendue, il est plus prudent de ne pas fermer la paroi.

Lorsque cette intervention est terminée, quatre drains sortent de la plaie ; un large au-dessus, qui draine le péritoine, un étroit au-dessous, qui draine la vessie, et deux larges, latéraux, qui drainent le tissu cellulaire périvésical (fig. 35).

Le malade est tenu au lit dans la position assise, la sonde plongeant dans un urinal qui renferme une solution antiseptique.

Les suites sont simples. Dès les premières heures, la

tension hypogastrique a disparu, ainsi que la sensibilité à la pression, l'urine passe par la sonde et les tubes latéraux débitent de moins en moins.

C'est le tube abdominal qui est retiré le premier, après quelques jours. Les tubes latéraux ne le sont que lorsque

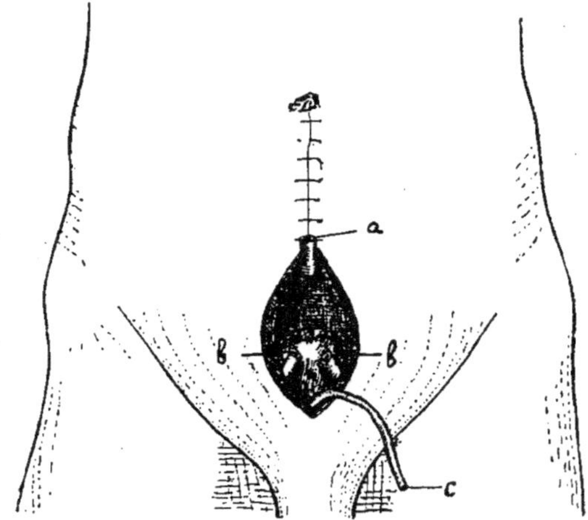

Fig. 35. — Schéma du drainage en cas de plaie de la vessie.

a, drain intrapéritonéal plongeant dans le Douglas ; *bb*, drains latéraux plongeant de chaque côté de la vessie dans le tissu cellulaire sous-péritonéal ; *c*, sonde placée dans la vessie par ponction sus-pubienne.

la région périvésicale paraît bien asséchée, et la sonde reste en place la dernière.

Si, malgré ce traitement, des phénomènes d'infection se déclarent, il faut procéder à des débridements larges et au drainage de tous les culs-de-sac du foyer septique. Si le pus a fusé dans le petit bassin, il faut, de toute nécessité, lui donner issue par le périnée, aucune incision hypogastrique, si large qu'elle soit, n'étant suffisamment déclive. On retirera ici de très grands avantages de la

« périnéotomie », que nous avons décrite autrefois et qui consiste à passer entre le rectum et les organes urinaires, aussi profondément que de besoin, fût-ce jusque dans le

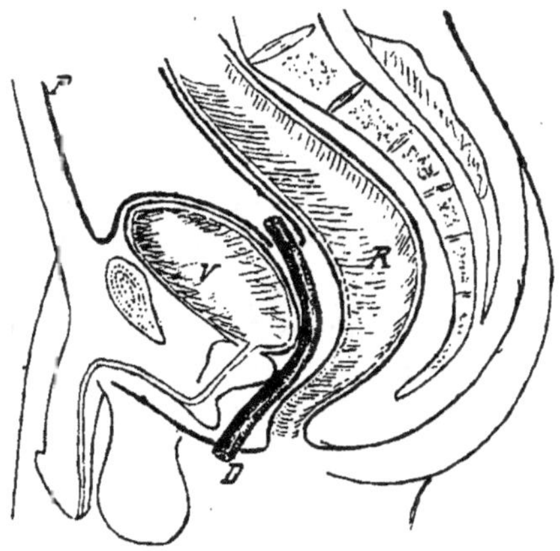

Fig. 36. — Drain périnéal.
V, vessie ; R, rectum ; P, péritoine ; D, drain.

cul-de-sac de Douglas. C'est dans cette incision maîtresse qu'on effondrera et qu'on fera aboutir tous les trajets secondaires (fig. 36).

2° **Plaies du rectum.** — Le rectum n'est pas très fréquemment blessé, surtout sans que la lésion atteigne la vessie. On observe cependant des perforations simples par de petits projectiles entrés par la paroi postérieure ou latérale du bassin et qu'on peut trouver libres dans l'ampoule rectale ou insérés dans la paroi.

On observe aussi des déchirures et parfois de grandes brèches de sa paroi postérieure, avec ou sans fracture du sacrum. Ces plaies peuvent s'étendre sur les faces latérales et atteindre la face antérieure, mais seulement comme lésion propagée, car les plaies directes de la face antérieure du rectum entament toujours l'urètre ou la vessie.

Enfin certaines lésions rectales sont localisées à la région ano-sphinctérienne et compliquent des plaies des fesses ou du périnée.

La pénétration rectale est toujours facile à reconnaître. Pour les perforations de l'ampoule, le toucher suffira, sans compter l'écoulement du sang par l'anus. Dans les plaies larges, on voit le rectum ouvert dans le fond, et les matières souillent les parois.

L'ouverture du péritoine pourra ne donner lieu à aucun symptôme grave et n'être reconnue qu'accidentellement, au cours de l'examen.

Les plaies du rectum se caractérisent par leur étonnante facilité de réparation. S'il ne survient pas d'infection grave, on voit des brèches énormes se fermer avec une incroyable rapidité. Mais si la plaie s'infecte, des fusées purulentes désorganisent les tissus voisins, il survient une suppuration profuse, à odeur infecte, qui s'éternise et épuise le blessé. La propagation se fait surtout vers la concavité du sacrum, où se produisent des clapiers remontant souvent très haut, et vers les fosses ischio-rectales, où s'établissent des fistules avec décollements étendus. La fusée peut se faire jusque dans les fosses iliaques.

Les petites plaies supra-sphinctériennes peuvent, elles aussi, occasionner l'infection du tissu cellulaire péri-rectal, le phlegmon du sinus ischio-rectal et la fistule consécutive.

Lorsque la plaie rectale est large et haut située, elle peut aboutir à la formation d'un anus sacré, accompagné toujours de prolapsus du rectum.

Traitement. — Les plaies de la région sphinctérienne ne demandent souvent que des soins de propreté. Le phlegmon ischio-rectal serait, le cas échéant, débridé en même temps que le sphincter, comme on procède pour une fistule anale ordinaire.

Il arrive que les plaies du segment inférieur du rectum tardent de se cicatriser par suite de la mobilité que le sphincter communique à toute la région. L'incision complète du muscle, soit au niveau de la plaie si les conditions s'y prêtent, soit en arrière, sous forme de rectotomie postérieure, constitue un excellent moyen de mettre tous les tissus au repos et d'obtenir la cicatrisation dans un bref délai.

Il ne faudrait pas hésiter non plus à sectionner le sphincter si une perte de substance de la région suprasphinctérienne tardait de se fermer. L'étalement de toute la région est l'expédient le plus utile pour hâter la cicatrisation.

Pour les plaies rectales qui touchent ou qui entament le coccyx et le sacrum, le retard peut provenir de la présence de ces os, sans qu'il y ait aucune infection péri-rectale. La suppression du coccyx et d'un segment du sacrum peut, dans ce cas, être très utile.

Une règle à laquelle il faut se tenir strictement, c'est de ne jamais essayer de fermer les plaies du rectum par la suture, si tenté qu'on puisse être de le faire, par exemple quand il s'agit de déchirures simples. Cette pratique, toujours inutile, puisque le pouvoir de cicatrisation est grand, expose à des accidents de rétention redoutables.

Les phlegmons de la fosse ischio-rectale doivent être largement débridés et au besoin le sphincter sectionné. Les collections iliaques sont ouvertes par voie para-péritonéale, au-dessus du pli inguinal. Quant aux suppurations cantonnées dans la concavité du sacrum, le seul moyen de les tarir est souvent une résection sacro-coccygienne plus ou moins étendue. L'écartement existant entre l'os et l'intestin s'oppose en effet à l'affaissement de la cavité, à peu près comme dans la pleurésie purulente.

3° **Plaies recto-vésicales**. — De toutes les plaies du bassin, celles qui intéressent à la fois la vessie et le rectum sont les plus graves. On les observe sous deux formes différentes.

Ou bien ce sont des perforations par petits projectiles, souvent entrés par la fesse, qui ont traversé le bassin et établi une communication étroite entre les deux cavités. Ou bien ce sont de grandes pertes de substance, quelquefois énormes, qui ont détruit sur une grande étendue la paroi rectale et ouvert largement la vessie et le plus souvent l'urètre.

Ce qui caractérise ce genre de blessure, quand la plaie est large, c'est le mélange des matières fécales et de l'urine, qui s'écoule constamment par la plaie. Mais quand l'ouverture d'entrée est petite, les matières peuvent être retenues et l'urine elle-même peut ne pas s'écouler à l'extérieur en grande quantité. Cette dernière disposition crée les conditions les plus dangereuses, parce que le contenu des deux réservoirs se déverse dans le tissu cellulaire du bassin, où il produit très rapidement le phlegmon pelvien. Si une thérapeutique active n'est pas instituée dès le premier moment, la propagation de l'infection est très rapide et en quelques jours, le blessé succombe.

A l'autopsie, on trouve tout le tissu cellulaire du bassin

transformé en une énorme collection qui a disséqué les organes. Ordinairement le cul-de-sac de Douglas a disparu et le phlegmon l'a englobé. Il existe de la péritonite circonscrite, mais il est impossible de retrouver trace de la perforation péritonéale, et souvent il est même difficile de repérer les orifices de communication recto-urinaire.

Les larges pertes de substances sont moins graves au point de vue de l'infection pelvienne, mais elles forment en fin de compte un véritable cloaque par lequel tous les excreta s'évacuent et où la cicatrisation ne fait aucun progrès. Et ces blessés finissent, eux aussi, par succomber à l'épuisement.

Traitement. — L'indication immédiate et urgente est de débrider la plaie aussi largement que possible pour prévenir l'infiltration des matières fécales et de l'urine. On tâchera, dans la mesure du possible, de supprimer toutes les anfractuosités du trajet.

Mais il sera souvent difficile d'atteindre ce but. Lorsque, comme il arrive fréquemment, le projectile a traversé la fesse et l'os iliaque avant d'atteindre les organes pelviens, le débridement s'arrête devant la barrière osseuse dont on peut bien élargir la brèche, mais pas assez pour empêcher la stagnation des matières de l'autre côté. Et alors se pose la question de la dérivation de l'urine et des matières fécales, pour en débarrasser la plaie. Les matières peuvent être dérivées par l'établissement d'un anus iliaque, l'urine par la sonde à demeure ou mieux la cystostomie sus-pubienne.

Mais avant d'avoir recours à cette double dérivation, nous pensons qu'on peut, dans certains cas, essayer de compléter le débridement par un drainage périnéal. Pour cela, on pratique la périnéotomie : on sépare de bas en haut le rectum des organes génito-urinaires jusqu'à ce qu'on arrive dans le trajet. La vaste brèche ainsi obtenue dans la partie la plus déclive du bassin sera maintenue largement ouverte.

Si la perforation est trop haut située pour qu'on puisse, nous ne disons pas l'atteindre, — on le peut toujours —, mais la débrider suffisamment par l'incision périnéale, ou si, malgré la périnéotomie, l'infection progresse, nous pensons qu'il ne faut pas hésiter à faire une colostomie et même une cystostomie sus-pubienne. Mais souvent la colostomie sera suffisante.

Aussitôt le cours des matières dérivé, on voit la plaie changer de caractère, et se réparer avec une très grande rapidité.

4° Plaies des parois du bassin. — Les lésions des parties molles qui entourent le bassin ne méritent une mention spéciale qu'en raison de la grande fréquence de la gangrène gazeuse dans les plaies par éclat d'obus des muscles de la fesse.

Le squelette pelvien présente deux ordres de lésions, des perforations et des abrasions.

Les perforations atteignent en général l'os iliaque et aussi le sacrum. Le projectile, après avoir traversé l'os, passe souvent dans le ventre où il va produire des lésions qui font passer au second plan la plaie osseuse. Nous venons de voir dans quelles conditions il peut aussi atteindre les organes pelviens.

Les abrasions, produites toujours par des éclats d'obus assez volumineux, se font surtout aux dépens du sacrum et de la portion épaisse et saillante de l'iléon qui avoisine l'articulation sacro-iliaque. Elles s'accompagnent ordinairement d'hémorragies abondantes.

Enfin on observe de temps en temps la fracture de l'ischion.

Le traitement de ces lésions osseuses n'offre rien de spécial à signaler.

5° Plaies des organes génitaux externes et du périnée. — Les plaies de l'urètre profond se confondent d'ordinaire avec les plaies de la vessie et exigent le même traitement. Elles obligent parfois à associer aux débridements l'urétrotomie externe.

La région pénienne de l'urètre est rarement atteinte, bien que les plaies de la verge ne soient pas exceptionnelles, mais elles se bornent à des perforations du gland ou des corps caverneux.

Les testicules sont atteints quelquefois par des balles qui les traversent. Nous avons même observé la traversée des deux testicules. Ces plaies guérissent ordinairement assez lentement et il n'est pas encore possible de savoir ce qu'il adviendra de la fonction.

Des déchirures du scrotum peuvent mettre à nu le testicule que nous avons·vu, en pareille circonstance, s'éliminer partiellement par gangrène.

Toutes les lésions scrotales sont suivies d'hématomes volumineux ou d'hématocèles vaginales, qui demandent beaucoup de temps pour se résorber et qui passent quelquefois à la suppuration.

Les plaies du périnée sont souvent de longues enfilades produites par des balles ou des petits éclats d'obus. Il est curieux de constater que ces plaies sont souvent entièrement sous-cutanées et il n'est pas rare de voir l'urètre échapper à l'atteinte du projectile.

CHAPITRE XIII

FRACTURES DES OS LONGS

Les fractures des os longs par projectiles de guerre présentent des caractères tellement différents des fractures observées en chirurgie civile, ont une gravité tellement plus grande, et demandent un traitement si différent, que leur étude est de première importance pour le chirurgien d'armée.

Ce qui les distingue d'abord, c'est d'être toujours des fractures ouvertes, et presque toujours des fractures primitivement infectées. C'est que l'agent vulnérant est presque toujours infecté lui-même. Si, à la rigueur, une balle de fusil peut se comporter dans un foyer de fracture comme étant aseptique, il n'en est plus de même d'une balle de shrapnell, ni d'un éclat d'obus ou de bombe. Ces projectiles ne sont pas seulement infectés eux-mêmes, mais ils entraînent avec eux, comme nous l'avons vu à propos des plaies des parties molles, toutes sortes de corps étrangers encore plus septiques, des fragments de terre, de bois et surtout de vêtements. Les débris de vêtements sont, particulièrement pour les fractures, les corps étrangers qui recèlent les germes les plus dangereux.

Un deuxième caractère propre aux fractures par projectiles de guerre, est d'être presque toujours des fractures esquilleuses, et souvent des fractures à longues esquilles. Cela résulte de ce que le passage du projectile dans le membre ne produit pas seulement la solution de continuité de l'os, comme le font les traumatismes ordinaires, mais donne lieu en plus à des phénomènes d'éclatement de la diaphyse, en raison de la force vive considérable dont le corps vulnérant est animé.

Enfin, pour les mêmes motifs, la plaie des parties molles qui accompagne la fracture est infiniment plus importante et plus grave que la plaie d'une fracture ouverte ordinaire.

Les fractures des os longs empruntent une importance de plus à leur extrême fréquence. Elles sont sans doute la blessure grave qu'on observe le plus souvent chez les blessés évacués sur les hôpitaux. De tous les os longs, c'est l'humérus qui tient la tête, dans l'ordre de fréquence, ensuite viennent le fémur, le tibia et les os de l'avant-bras.

Nous n'envisagerons ici que les fractures de la diaphyse. Les lésions des épiphyses seront étudiées avec les plaies articulaires.

Anatomie pathologique. — Nous aurons à examiner les lésions de l'os et celles des parties molles.

Lésions de l'os. — Delorme, d'après des expériences faites sur le cadavre, a distingué, dans la forme anatomique de la fracture, un grand nombre de variétés que nous n'avons pas retrouvées toutes sur nos blessés. Nous pensons qu'on peut simplifier cette classification, et nous nous bornerons à décrire les formes que nous avons observées.

On distingue généralement deux types de fracture,

correspondant à la manière dont le corps vulnérant a frappé l'os, la *fracture par contact* et la *fracture par perforation*. Dans le premier cas, le projectile n'aurait

Fig. 37. — Fracture du fémur à trait simple.

fait que toucher l'os, dans le second, il l'aurait traversé.

Mais il est probable que le simple contact peut produire toutes les variétés de fractures qu'on a cru propres à la perforation, de sorte que le maintien de cette distinction paraît sans utilité.

Nous admettons quatre types de fractures par projec-

Fig. 38. — Fracture du fémur à grande esquille longue.

aa, grande esquille longue.

tile de guerre ; la *fracture à trait simple*, la *fracture à grande esquille longue*, la *fracture à grande esquille courte*, la *fracture à petites esquilles*.

1° *Fracture à trait simple.* — Elle ressemble complètement à la fracture commune du temps de paix, c'est-à-dire qu'elle est composée d'un simple trait transversal ou oblique. L'obliquité peut être extrême. Il peut y avoir de petites fissures ajoutées, mais pas toujours. Parfois de petites esquilles existent dans le voisinage immédiat de la fracture, mais elles sont toujours peu nombreuses (fig. 37).

Ces fractures s'accompagnent généralement d'un déplacement accusé et souvent d'un grand chevauchement. Nous en avons vu des exemples à l'humérus, au fémur, au tibia, aux os de l'avant-bras. D'après ce que nous avons observé, cette variété ne serait pas aussi rare qu'on l'a cru.

2° *Fracture à grande esquille longue.* — Il s'est produit ici un véritable éclatement de l'os. A l'endroit de la fracture, la diaphyse présente, au lieu d'un trait de fracture, un certain nombre de petites esquilles d'où partent souvent des fissures s'étendant plus ou moins loin sur les deux fragments. Mais cette variété est caractérisée par la présence constante d'une esquille longue et mince, empruntée aux deux fragments, plus large à sa partie moyenne, s'effilant vers ses deux extrémités. Cette esquille peut être longue de 10 et jusque 15 centimètres. Elle peut aussi être divisée en deux par son milieu (fig. 38).

Quelquefois, au lieu d'une longue esquille, il y en a deux, correspondant aux faces opposées de l'os ; elles délimitent alors une figure ressemblant plus ou moins à un X, d'où le nom de fracture en X qu'on a donné à cette variété (fig. 39).

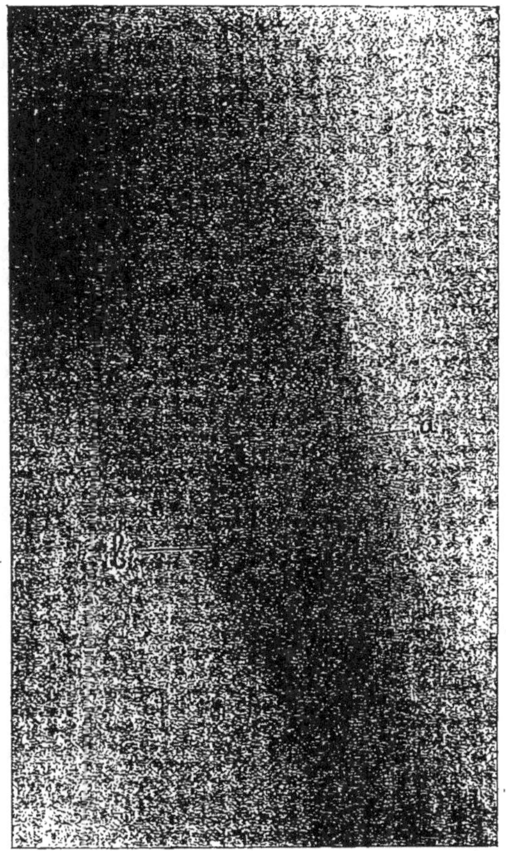

Fig. 39. — Fracture de l'humérus à double grande esquille longue.
a, grande esquille longue externe ; b, grande esquille longue interne.

Ces longues esquilles sont toujours adhérentes et,

malgré l'importance du traumatisme osseux, le déplacement est ordinairement nul.

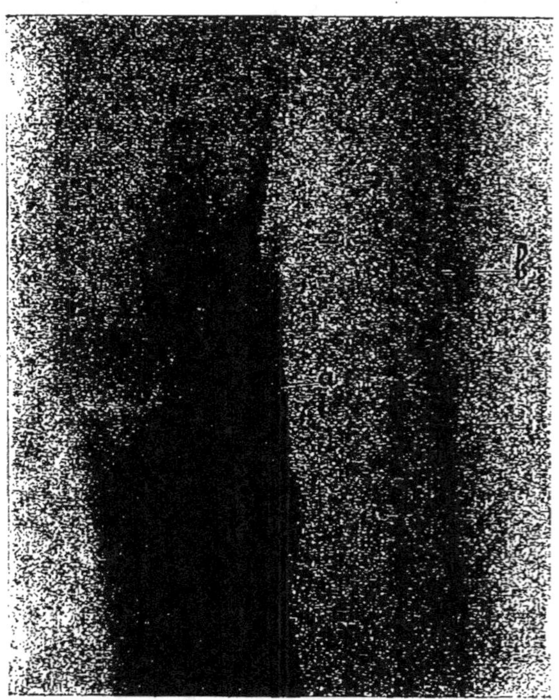

Fig. 40. — Fracture à grande esquille courte du tibia.
a, grande esquille courte ; *b*, fracture du péroné.

C'est le type de la fracture de guerre, celle qui est la
plus caractéristique, et dont dérivent les deux autres.

3° *Fracture à grande esquille courte.* — La grande
esquille, ordinairement unique, a ici la forme d'un coin
épais et court enlevé à l'os. C'est une grande esquille, non

seulement par son épaisseur et ses dimensions générales, mais parce qu'elle est toujours adhérente. Elle reste en

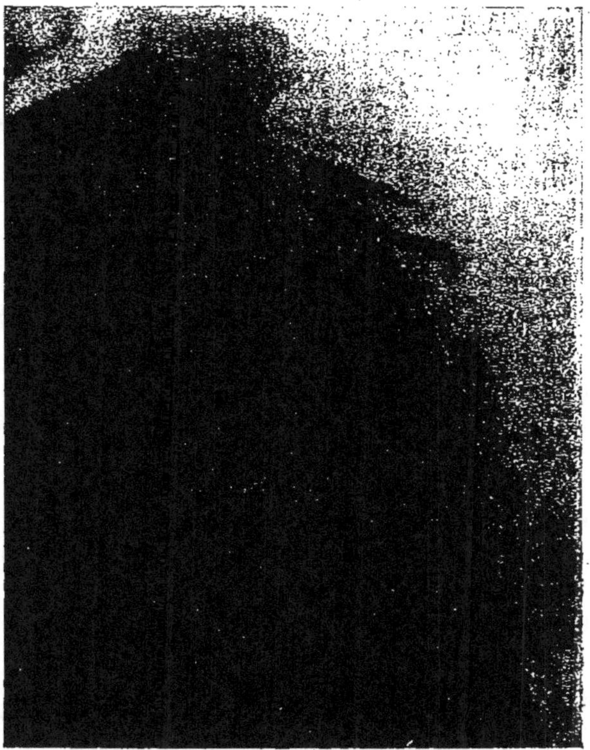

Fig. 41. — Fracture à petites esquilles de l'épiphyse supérieure de l'humérus.

regard de la perte de substance qu'elle a produite sur l'os. Celui-ci est fracturé transversalement par un trait assez net, ou a donné un certain nombre de petites esquilles éparpillées dans le foyer ou autour de lui.

Cette forme n'est qu'une variété de la fracture à grande esquille longue. Si nous lui faisons une place à part, c'est qu'elle a des caractères bien tranchés et qu'on l'observe fréquemment (fig. 40).

4° *Fracture à petites esquilles*. — Nous réunissons dans ce groupe les fractures qui ne rentrent pas dans les catégories précédentes. Au point où la diaphyse est fracassée, elle est divisée en un nombre variable, mais toujours important, de petites esquilles, dont les unes sont restées en place, parce qu'adhérentes au périoste, dont les autres, libres, ont été projetées loin de l'os. On ne peut reconnaître aucune constance ni aucune régularité dans la disposition de ces petites esquilles (fig. 41).

Leurs dimensions sont variables, et la même fracture en présente toujours de tailles différentes. Quelquefois l'une d'elles est, par son importance et sa forme, comme une ébauche de grande esquille. D'autres fois, elles forment comme une poussière d'os, semée autour de la fracture et souvent projetée en gerbe dans la direction de l'orifice de sortie.

Toutes les fractures ne rentrent pas dans les cadres de ces quatre catégories. Il existe des formes intermédiaires et des formes incomplètes. Il convient de signaler en particulier les fractures partielles où l'os ne présente pas de solution de continuité et où la lésion est limitée à une fissure ou une perte de substance d'une de ses parois. Cette variété de fracture incomplète s'observe souvent quand il y a inclusion du projectile, que celui-ci occupe le canal médullaire, ou soit incrusté dans la paroi (fig. 42).

En résumé, les fractures par projectile de guerre se caractérisent par l'absence de déplacement des fragments

et par l'existence de deux espèces d'esquilles, des grandes,
restées toujours adhérentes au périoste et par conséquent

Fig. 42. — Balle de fusil enchâssée dans le fémur. Fissure de l'os.

capables de vivre, et des petites, libres, et condamnées
à devenir des séquestres. Cette double notion offre une
grande importance pour le traitement.

LÉSIONS DES PARTIES MOLLES. — Les lésions des parties
molles se bornent souvent à des perforations complètes
ou incomplètes. Il en est ainsi quand la fracture est produite par une balle ou un petit éclat d'obus. L'orifice
d'entrée est petit et ne présente rien de particulier.
L'orifice de sortie, quand il existe, est plus large, à bords
évasés, quand la balle a ricoché ou s'est présentée

transversalement. Les muscles sont alors déchirés, arrachés, déchiquetés et l'artère principale du membre peut être atteinte.

Les fractures par gros éclats d'obus présentent des lésions encore plus étendues des parties molles. Si l'orifice d'entrée a parfois des dimensions inférieures au volume de l'éclat, il y a des pertes de substance énormes à l'orifice de sortie, où les muscles dilacérés font hernie.

Plus rarement, il s'agit d'un écrasement complet du membre, dont les chairs sont réduites en bouillie ou d'un arrachement presque total. Ces lésions extrêmes qui commandent l'amputation, ne tirent pas leur gravité de la fracture osseuse, et ne doivent pas nous arrêter ici.

Évolution. — L'évolution de la fracture dépend du degré d'infection que la plaie va faire.

Il est assez rare que la marche soit tout à fait aseptique. On l'observe pour les fractures par balles de fusil. Elle est exceptionnelle pour tous les autres projectiles. La réparation se fait alors comme pour une fracture ordinaire.

L'existence fréquente de petites esquilles tout-à-fait détachées, fait que, même dans ces cas à suites très simples, il peut y avoir un peu de suppuration jusqu'à l'élimination ou l'ablation des séquestres.

Le plus communément, le foyer de fracture s'infecte et suppure. Dans les cas les plus favorables, la suppuration reste limitée à la plaie. On voit alors se produire des séquestres, même aux dépens des grandes esquilles, et la consolidation tarder de se faire pendant des mois.

Il n'est pas exceptionnel qu'il se produise des fusées purulentes à distance et de vastes décollements. En

même temps la fièvre prend le caractère hectique, le
malade s'épuise et la mort peut survenir si l'amputation
n'est pas pratiquée à temps.

C'est aussi dans les foyers de fractures avec attrition
profonde des muscles, qu'on voit apparaître fréquemment
l'infection gazeuse, surtout si le projectile ou des débris
de vêtements ou d'autres corps étrangers sont restés
dans la plaie. Les fractures des os longs exposent à
cette redoutable complication beaucoup plus que les
lésions des os plats.

Il importe de savoir que les fractures par projectiles de
guerre, même quand leur évolution est la plus favorable,
demandent toujours beaucoup de temps pour se consolider. Nous connaissons ce retard de la réparation pour
toutes les fractures ouvertes, même celles qui sont
ouvertes par le chirurgien. A plus forte raison, faut-il s'y
attendre quand il s'agit de lésions osseuses infectées dès
le principe.

Diagnostic. — De tous les symptômes des fractures, il
n'y en a qu'un seul à retenir pour le diagnostic. C'est la
mobilité anormale. Lorsque chez un blessé atteint d'une
plaie dans la région diaphysaire d'un membre, on peut
imprimer à cette région un mouvement qu'elle est incapable d'exécuter à l'état normal, on peut affirmer qu'il y
a fracture. Il n'est besoin pour cela d'aucune autre constatation. Il faut surtout se garder de rechercher la crépitation, symptôme inconstant, prêtant à des erreurs
d'appréciation et dont la production fait bien inutilement
souffrir le blessé. La mobilité anormale peut se constater
par des mouvements très minimes, imprimés au membre
avec une grande prudence et, par conséquent, sans
éveiller beaucoup de douleur.

Le diagnostic de fracture posé, il y a lieu de s'assurer de sa forme et de la variété à laquelle elle appartient. Ce diagnostic pourrait à la rigueur se faire, dans certains cas, par l'exploration digitale du foyer. Mais la radiographie donnera des renseignements beaucoup plus précis et plus complets, sans faire courir aucun risque au blessé.

Il ne faut jamais entamer le traitement d'une fracture avant de l'avoir fait radiographier. Cette règle est aussi indispensable à suivre pour les fractures par projectiles de guerre que pour les fractures de la pratique civile. Elle l'est peut-être plus, en raison de la complication plus grande du traumatisme osseux et de la plus grande difficulté du traitement. Toute formation sanitaire où l'on soigne des fractures doit donc être pourvue d'une installation radiographique.

Pour le diagnostic, comme pour le traitement, deux épreuves sont nécessaires ; elles doivent être prises dans des directions opposées, l'une antéro-postérieure, l'autre transversale. Presque toujours l'un des clichés donnera beaucoup plus de renseignements que l'autre, et il n'est pas rare de constater sur l'un d'eux un déplacement important ou une esquille longue qui sont presque invisibles sur l'autre. Se fier à un seul cliché serait donc risquer de méconnaître des lésions importantes.

La radiographie renseignera aussi sur la présence ou l'absence du projectile dans le foyer, indication précieuse pour le pronostic et le traitement.

Traitement. Appareil provisoire. — Il existe dans les formations sanitaires de l'avant, divers modèles d'attelles et d'appareils provisoires pour les fractures des membres. Tous peuvent remplir leur rôle, à condition d'être utilisés avec discernement.

Une fois la plaie pansée comme d'ordinaire, et sans que le médecin se livre à aucune exploration, l'attelle ou la gouttière est appliquée par-dessus le pansement, même si la fracture n'est que probable. La règle capitale à suivre est que l'appareil de soutien remonte assez haut et descende assez bas pour dépasser au moins les deux articulations voisines. Ainsi, pour une fracture du fémur, l'appareil doit remonter jusqu'au delà du bassin et englober le pied ; pour une fracture de la jambe, il doit remonter jusqu'à l'aine et descendre jusqu'aux orteils ; pour une fracture de l'humérus, il doit dépasser en haut l'épaule et en bas le coude.

C'est qu'aucune immobilisation effective n'est réalisée si l'appareil ne dépasse pas le segment de membre atteint, et les mouvements angulaires ainsi que la rotation restent possibles, malgré les appareils les plus serrés. Or, la condition essentielle d'un bon transport est que la fracture soit étroitement immobilisée.

L'appareil provisoire doit être enlevé aussitôt que le blessé arrive à l'hôpital. Ce serait une faute grave que d'attendre jusqu'au lendemain, sous prétexte que l'immobilisation est bien faite et que le blessé ne souffre pas. Des infections graves peuvent être causées par le moindre retard.

Il est important d'être renseigné sur la nature du projectile, parce que le traitement immédiat de la plaie pourra varier, d'après qu'il s'agit d'une fracture par balle de fusil, ou par balle de shrapnell, éclat d'obus, de bombe, de grenade.

Sauf quand il s'agit d'une balle de fusil, il faut faire radiographier le blessé avant toute chose, parce que tous les autres projectiles doivent être extraits immédiatement. L'ablation du corps étranger doit faire partie de la toilette de la plaie.

TRAITEMENT DE LA PLAIE. — Lorsqu'il s'agit d'une fracture par balle de fusil, avec un ou deux orifices peu larges, et que la balle n'occupe pas le foyer de fracture, on peut se contenter de nettoyer les orifices comme les plaies ordinaires et d'appliquer un pansement.

Néanmoins, si la fracture est fortement esquilleuse, et surtout s'il y a beaucoup de petites esquilles projetées vers l'orifice de sortie, il est recommandable de débrider celui-ci, pour enlever ces esquilles, qui provoqueraient presque à coup sûr et entretiendraient la suppuration.

Mais quand il s'agit d'une fracture par tout autre projectile, et quand en cas de fracture par balle de fusil, celle-ci occupe le foyer osseux, il faut débrider : 1° pour enlever le projectile et les autres corps étrangers ; 2° pour enlever les petites esquilles entièrement détachées; 3° pour désinfecter la plaie.

Le blessé étant anesthésié, on explore au doigt, avec grand soin, toute la plaie et la lésion osseuse. On incise les décollements, de manière à supprimer toutes les anfractuosités. On excise les fragments musculaires détachés et contus. On enlève alors le projectile, qui a été localisé par la radiographie, et tous les corps étrangers qu'il faut rechercher attentivement, surtout les débris d'étoffes. On s'occupe ensuite du foyer de fracture, qu'on débarrasse des petites esquilles *entièrement* libres, mais de celles-là seulement. Il faut procéder avec prudence et n'enlever sous aucun prétexte une esquille qui tient, si petite qu'elle soit. Il faut surtout éviter de toucher aux grandes esquilles, qui ont un rôle important à remplir dans la formation du cal, et éviter, en les tiraillant, de détruire les connexions qu'elles ont conservées avec le périoste.

En faisant cette toilette du foyer, il faut se rappeler qu'outre les petites esquilles éparpillées autour de l'os, il en est souvent d'autres, très ténues et très nombreuses, disséminées dans les parties molles tout le long du trajet de sortie. Il est nécessaire de les enlever soigneusement, et quelquefois il sera plus facile et plus radical, pour n'en pas laisser, d'extirper toute la masse musculaire dans laquelle elles sont solidement implantées.

On termine cette toilette par une abondante irrigation à l'eau salée, renouvelée toutes les quatre heures. Au besoin, on installerait même l'irrigation continue.

TRAITEMENT DE LA FRACTURE. — Les deux méthodes de traitement employées pour les fractures ordinaires, l'immobilisation et l'extension continue, peuvent être utilisées en chirurgie de guerre. Mais, en règle générale, c'est l'immobilisation qui mérite la préférence.

Nous avons vu en effet que les fractures par projectiles de guerre sont souvent des fractures sans déplacement notable. Les fragments, entourés des esquilles, sont restés en place et, si le membre est manié prudemment, il n'y a aucune tendance au déplacement secondaire. La réduction de la fracture, temps opératoire si important pour les fractures ordinaires, n'existe donc pas ici, et tout se borne au maintien des fragments dans la position qu'ils occupent, c'est-à-dire à l'immobilisation.

Beaucoup de chirurgiens estiment que cette immobilisation doit être parfaite, absolue, sous peine de voir s'installer ou s'aggraver des phénomènes infectieux. Les faits nous ont prouvé l'inanité de ces craintes. Des mouvements prudents et peu étendus ne peuvent avoir aucune influence fâcheuse sur la marche de la plaie, et ne peuvent nuire à la fracture, *avant que commence la consolidation*. Or la consolidation est tardive et ne débute jamais avant la fin de la suppuration. Pendant les premières semaines, on peut donc se contenter d'une immobilisation approximative, et employer des appareils simples qui ne gênent pas pour les soins à donner à la plaie.

Un très grand nombre d'appareils ont été imaginés

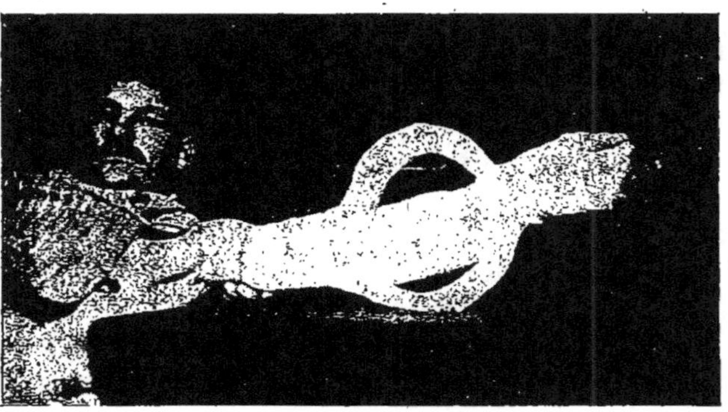

Fig. 43. — Appareil plâtré à anses pour l'avant-bras.

depuis la guerre actuelle. Tous sont ingénieux et peuvent rendre des services. Il faut que chaque chirurgien se familiarise avec l'emploi d'un de ces modèles, auquel il se tiendra, car c'est l'appareil dont on a l'habitude qu'on appliquera le mieux. Nous pouvons recommander les appareils plâtrés, fenêtrés, ou mieux, interrompus complètement au niveau de la plaie, les deux manchons étant réunis par des anses de plâtre armé (fig. 43). Nous nous contentons souvent d'attelles en aluminium pour le membre supérieur (fig. 44 et 45), en bois pour le membre inférieur (fig. 46). L'enlèvement de ces attelles pour les

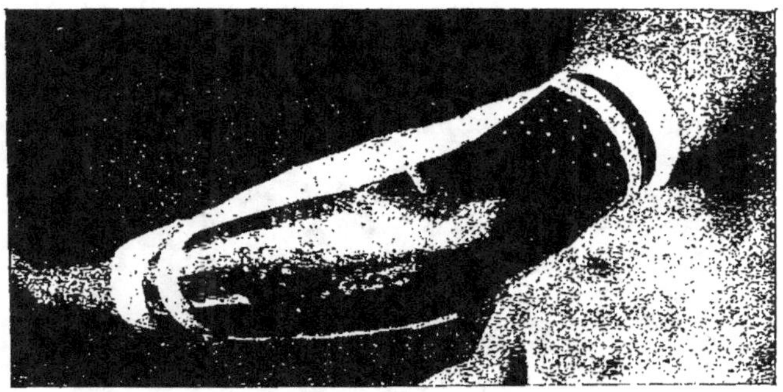

Fig. 44. — Attelle angulaire en aluminium perforé pour le coude.

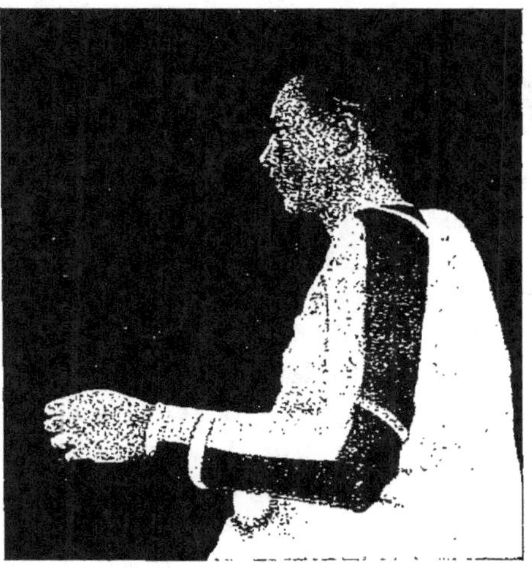

Fig. 45. — Lame d'aluminium immobilisant le coude et l'épaule.

pansements n'offre pas d'inconvénients, à condition que

le membre soit convenablement soutenu par des aides.

Au moment où la consolidation va commencer, ce dont on est averti par la cessation de la suppuration, on vérifie à la radiographie la position des fragments et, le cas échéant, s'il y a un certain degré de coudure angulaire, on applique un manchon plâtré pour la redresser. Car ce

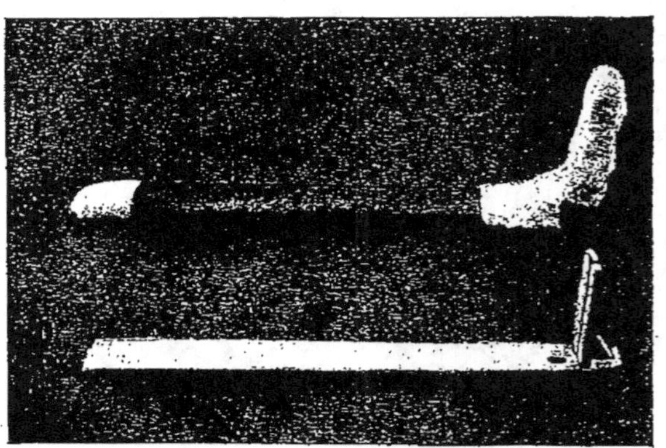

Fig. 46. — Attelle de bois pour le membre inférieur.
a, attelle garnie ; b, attelle sans garniture.

qui importe surtout dans la consolidation des fractures, c'est que les deux fragments aient leurs axes parallèles. Un peu de déplacement latéral ne nuit pas à la fonction.

Telle est la conduite que nous avons adoptée pour le traitement des fractures esquilleuses, qui sont les plus nombreuses, et même pour les fractures à trait simple de l'humérus, du tibia et des os de l'avant-bras. Mais lorsqu'il s'agit du fémur, cette méthode est souvent insuffisante.

En effet, les fractures simples du fémur s'accompagnent fréquemment, non seulement de déplacement latéral, mais aussi de chevauchement, comme les fractures du temps de paix, et il importe au plus haut point, pour la fonction, que ce chevauchement soit corrigé.

Les fractures du fémur ont donc une gravité particulière, au point de vue fonctionnel et exigent un traitement spécial destiné à éviter le raccourcissement.

On a imaginé une série d'appareils destinés à combiner l'immobilisation avec l'extension. Certains d'entre eux,

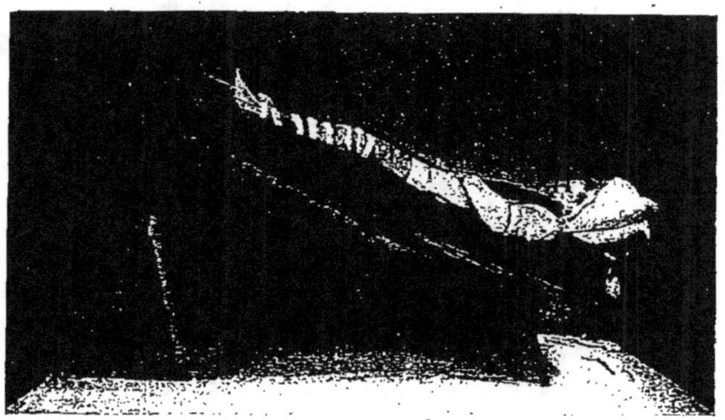

Fig. 47. — Extension continue pour fracture du fémur, contre-extension par élévation du pied du lit.

comme l'appareil de Delbet, sont en plus des appareils de marche. Nous croyons que ces appareils, le dernier notamment, peuvent rendre de grands services quand le déplacement est minime, mais qu'ils sont incapables de produire et surtout de maintenir la correction des chevauchements importants.

Pour cette dernière catégorie de fractures fémorales, nous préférons l'extension continue, que nous réalisons avec des moyens de fortune, et nous obtenons la contre-extension tout simplement par le poids du corps, en inclinant le lit en arrière (fig. 47). Ce procédé n'a pas les inconvénients de la contre-extension par des lacs passant dans le pli inguino-fessier, où ils produisent très facilement des escharres et ne sont plus supportées dès qu'on dépasse une certaine force d'extension. Avec la contre-extension par le plan incliné, le degré de force qu'on emploie n'a

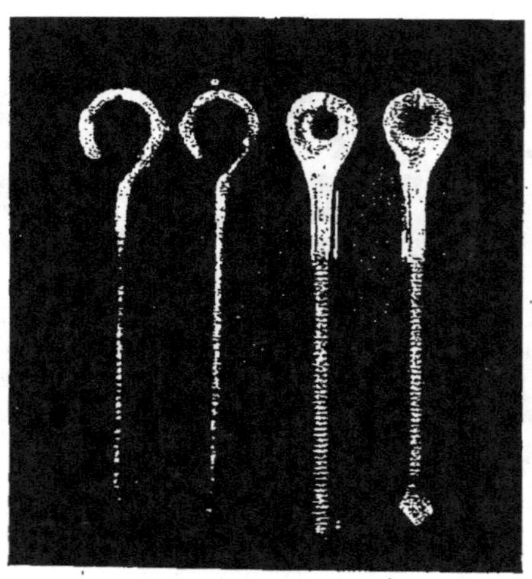

Fig. 48. — Vis pour l'extension continue du fémur.

plus d'importance et n'a d'autres limites que l'obtention de la réduction. Dans beaucoup de cas, il faut, pour y arriver, exercer des tractions de dix kilogrammes et plus. Nous verrons plus loin le détail.

Au premier abord, la position déclive permanente semble devoir être incommode. Il n'en est rien cependant, et cette attitude est en réalité très bien supportée, après quelques difficultés que, dans les premiers jours, le malade éprouve pour manger.

En dehors de son efficacité, la méthode a le très grand
avantage de laisser la plaie et ses environs entièrement
libres, et de permettre les pansements sans qu'il faille

Fig. 49. — Vis pour extension placées dans les condyles fémoraux.

même enlever les poids. Elle procure assez d'immobilité
pour ne donner lieu à aucune douleur pendant les pansements.

Elle a cependant un inconvénient. Les lanières d'emplâtres qui fixent l'étrier sur la jambe, glissent si elles ne
collent pas fortement, ou irritent l'épiderme qu'elles peu-

vent même arracher, si elles sont très adhésives. De là l'obligation d'interrompre de temps en temps l'extension.

Nous avons, dans ces derniers temps, essayé de tourner cette difficulté en faisant agir la traction, non plus sur des emplâtres, mais sur des vis fixées dans les condyles fémoraux. Ces vis qui ont 5 millimètres de diamètre et 5 centimètres de longueur de pas de vis, sont munies d'une mèche et terminées à l'autre extrémité par un anneau ou un crochet. On en introduit une dans chacun des condyles, à une profondeur de 2 à 3 centimètres, une corde est passée dans l'œillet et les poids prennent appui sur les cordes (fig. 48 et 49).

Ce procédé a l'avantage de produire l'extension directe sur le fragment inférieur de la fracture, et de laisser toute liberté à la jambe et au genou. Toute la force utilisée a des effets utiles et on arrive au but avec un minimum de poids.

Si, au bout d'un certain temps, les vis deviennent un peu mobiles, on leur donne un ou deux tours pour les enfoncer davantage. A part un peu d'ostéite raréfiante qu'elles provoquent autour d'elles, elles sont très bien supportées. Elles ne sont d'ailleurs qu'une simplification de la tige que Steinmann fait passer d'outre en outre à travers les condyles.

On a voulu aller plus loin, et on a proposé de pratiquer la réunion osseuse instrumentale pour les fractures de guerre , notamment de réunir les fragments par un manchon de maillechort perforé.

Nous sommes adversaire déterminé de la fixation opératoire des fractures fermées, et nous estimons que, dans les cas où la réduction ne peut être obtenue de manière satisfaisante par les moyens non sanglants, on doit ouvrir la fracture, lever les obstacles qui s'opposent à la réduction, mais s'arrêter là. Au lieu de fixer les fragments par un engin quelconque (vis, plaque, etc.), nous fermons la plaie et nous appliquons un appareil à extension comme si nous n'avions pas opéré.

Nous ne pouvons pas insister ici sur toutes les raisons qui nous ont fait préférer à l'ostéosynthèse notre méthode, beaucoup moins dangereuse et cependant suffisamment efficace. Il doit nous suffire de rappeler que les procédés de réunion instrumentale des fractures ne peuvent réussir qu'à condition d'être appliqués en milieu absolument aseptique, et que la moindre infection du foyer les fait échouer à coup sûr. Or nous avons vu que les fractures par projectiles de guerre sont toujours infectées. Ce fait seul condamne tout procédé de fixation directe des fragments.

Traitement consécutif. — Pendant tout le temps de la réparation, la fracture doit être surveillée par l'examen radiographique, qui doit être répété fréquemment. C'est la radiographie qui doit nous renseigner sur le degré de réduction obtenu et nous engager, le cas échéant, à modifier l'appareil.

Nous avons dit qu'il est exceptionnel que l'évolution soit tout à fait aseptique et qu'il ne se produise aucune suppuration. Même pour les fractures à trait simple, la présence des petites esquilles et de corps étrangers provoque ordinairement un peu de suintement.

A plus forte raison, la suppuration est-elle la règle pour les fractures esquilleuses. Le plus souvent, elle n'exige pas d'autre traitement que les lavages répétés ou l'irrigation continue. Faut-il, dans ces cas, intervenir tout de suite plus activement, débrider, enlever les esquilles, même celles qui sont adhérentes, sous prétexte qu'elles entretiennent la suppuration et qu'elles sont fatalement vouées à la nécrose? Faut-il imiter ceux qui recommandent, après cela, d'égaliser à la scie les deux fragments et de les fixer par une broche introduite dans le canal médullaire?

Il faut bien s'en garder. De telles interventions ne peuvent qu'ouvrir de nouvelles portes à l'infection et sacrifient des matériaux utiles à la réparation. Il n'y a lieu d'enlever les esquilles que si elles sont tout à fait libres, et si elles se présentent en quelque sorte d'elles-mêmes. Pour le reste, il faut empêcher le pus d'être retenu, mais ne se livrer à aucune manœuvre dans le foyer. Sous l'influence de ce traitement simple, on voit la suppuration diminuer insensiblement, la fièvre tomber, et si une esquille est devenue libre tardivement, il sera toujours temps de la cueillir plus tard, lorsque l'infection sera éteinte.

Il pourra arriver cependant que la suppuration s'éternise, finisse par altérer l'état général, et l'on pourra se voir obligé de nettoyer à fond le foyer, de le débarrasser de tout ce qui paraît mortifié. Mais il ne faut le faire que si les irrigations employées avec ténacité n'ont pas conduit au but. Ce sera, en somme, assez rare.

Quelquefois même, l'extension des foyers purulents pourra compromettre à ce point la vie du blessé qu'il faudra se résoudre à l'amputation. Il faut savoir, en pareille circonstance, saisir le moment opportun et ne pas pousser la conservation jusqu'à des limites où elle deviendrait déraisonnable.

Signalons à ce propos que pour ces amputations secondaires, Routier conseille d'amputer en plein foyer suppurant, en taillant des lambeaux couverts en grande partie de bourgeons, mais qu'il ne réunit pas. On a ainsi un minimum de surfaces cruentées, et on conserve un long moignon. On peut faire aussi l'amputation à section plane, sans vouloir à tout prix dépasser les limites des tissus infectés.

Nous avons vu dans un chapitre précédent que les foyers de fracture avec dilacération étendue des muscles constituent un milieu où se développe volontiers la gangrène gazeuse. Dès ce moment, la lésion osseuse passe au second plan et c'est l'infection qu'il faut combattre sans retard, nous avons dit par quels moyens. Ici encore, il faudra, dans certains cas, savoir se résoudre à l'amputation, avant qu'il soit trop tard.

Il pourra arriver que les soins pressants à donner à la complication septique aient fait négliger le traitement de la fracture. Si, pour ce motif ou pour un autre, le blessé guérit avec une consolidation vicieuse, la question d'un traitement opératoire secondaire se posera.

Sans entrer dans le détail des indications de l'intervention bornons-nous à donner ici, en quelques mots, les règles générales de la technique à suivre.

Si l'on se trouve devant un blessé dont le cal est encore fibreux, il faut, après incision large des parties molles, tenter de rompre le cal au bistouri et au levier. S'il est trop tard, et que la réunion est osseuse, il n'y a plus qu'à faire l'ostéotomie du cal à la scie ou au ciseau. Après cela, on détruit prudemment les obstacles fibreux qui s'opposent à la coaptation, et on ferme la plaie sans drainage.

Le traitement ultérieur dépendra de l'os intéressé. Pour le membre supérieur, ce sera l'application d'attelles ou d'un plâtre, pour le membre inférieur, surtout le fémur, ce sera l'extension continue.

Nous n'avons pas à insister sur le traitement des pseudarthroses qui sont quelquefois l'aboutissant des fractures de guerre. Elles réclament les méthodes opératoires usitées en temps de paix.

Avant d'entreprendre de telles interventions, il faut attendre la fin de la suppuration et se souvenir du réveil possible d'une infection latente.

Tout ce que nous venons de dire du traitement des fractures prouve que ce traitement doit être conservateur dans l'immense majorité des cas. Mais il y a, en chirurgie de guerre, des fractures qui ne relèvent pas de la conservation et pour lesquelles il faut amputer d'emblée.

Les arrachements presque complets du membre, les grands écrasements, la fracture esquilleuse en sac de noix avec déchirure de l'artère principale, telles sont les indications de l'amputation immédiate.

Malheureusement ces blessés arrivent à l'hôpital en shock profond et si l'on opère dans cet état, la mort est presque la règle. Sans doute, en différant l'amputation, la gangrène est là menaçante, avec ses formidables dangers. Mais encore semble-t-il préférable d'attendre quelques heures, que l'on mettra du reste à profit pour dissiper le shock, et dès lors l'amputation pourra être pratiquée avec de meilleures chances.

Que doit être cette amputation ? Toujours une intervention rapide, atypique, faite aussi bas que possible. Il ne faut pas vouloir à tout prix avoir des lambeaux suffisants : ils sont d'ailleurs très exposés à se gangréner. L'amputation sera faite à section plane. On pourra même laisser une surface osseuse irrégulière ou des muscles abimés. Il sera toujours temps d'y remédier. Pour le moment, ce qu'il faut, c'est opérer vite et amputer bas, parce que l'opération est d'autant moins grave qu'elle est faite moins haut.

Ce genre d'amputation ne comporte évidemment aucune suture. On pourra avoir à régulariser le moignon plus tard, mais les choses s'arrangent souvent d'elles-mêmes et tout au plus a-t-on, de temps en temps, à scier un fragment d'os qui dépasse le moignon.

CHAPITRE XIV

PLAIES DES GRANDES ARTICULATIONS

Parmi les plaies articulaires qu'on observe en chirurgie de guerre, il y en a qui constituent à elles seules toute la blessure, c'est-à-dire qu'il n'existe en même temps aucune lésion osseuse. Mais le fait est exceptionnel et ne s'observe que pour des articulations peu serrées et à synoviale étendue, telles que l'épaule et le genou, qu'un petit projectile peut traverser sans atteindre les os, ou dont les culs-de-sac synoviaux peuvent être intéressés dans certaines plaies des parties molles.

En règle générale, toute blessure qui atteint une articulation intéresse aussi une épiphyse.

L'inverse n'est pas toujours vrai, mais peut cependant se voir. Ainsi les fractures de l'épiphyse inférieure du fémur et celles de l'épiphyse supérieure du tibia, peuvent s'étendre jusque dans l'articulation du genou. La fracture de l'une ou de plusieurs des épiphyses qui forment l'articulation du coude peuvent être intra-articulaires. Dans une fracture de la tête de l'humérus, l'articulation de l'épaule peut être ouverte, de même que la fracture de l'épiphyse supérieure du fémur peut ouvrir l'articulation de la hanche.

C'est pour ce motif que nous croyons utile de réunir

dans un même chapitre l'étude des lésions épiphysaires et des lésions articulaires.

Fractures épiphysaires. — Nous avons vu quels sont les caractères généraux des fractures diaphysaires par projectiles de guerre, et les différentes variétés qu'elles présentent. On rencontre aux épiphyses les mêmes variétés. Ainsi, la fracture simple, sans esquilles, n'est pas du tout exceptionnelle aux épiphyses. Le trait y est souvent très oblique, peut remonter haut sur la diaphyse, et pénétrer dans l'articulation. A cette catégorie appartiennent certaines fractures intra-articulaires du coude et du genou. Au coude, nous avons observé la fracture en T de l'épiphyse humé-rale, la fracture de l'olécrâne, avec ou sans luxation ; au genou, la fracture supracondylienne simple ou en T, le détachement isolé d'un condyle, la fracture de l'épiphyse tibiale.

Ces fractures à trait simple, analogues à celles du temps de paix, se reconnaissent et sont traitées comme les lésions similaires de la diaphyse. Il y a lieu de signaler que les plaies de sortie sont en général moins grandes qu'au niveau de la diaphyse, sans doute par suite de la moindre épaisseur des tissus à traverser.

Les épiphyses présentent aussi toutes les variétés de fractures esquilleuses. La grande esquille longue est plutôt épiphyso-diaphysaire qu'épiphysaire pure. La grande esquille courte paraît rare. Mais en revanche, la variété à petites esquilles multiples est particulièrement fréquente. On l'observe surtout aux deux épiphyses de l'humérus où elle va jusqu'à la pulvérisation complète. Nous ne l'avons vue ni à la hanche, ni à l'articulation tibio-tarsienne. Elle est assez souvent combinée à la fracture à esquille longue, qu'elle prolonge en quelque sorte vers l'extrémité de l'os.

Les fractures esquilleuses, qui sont des fractures par éclatement, se rencontrent donc surtout dans les épiphyses, telles que celles du coude, où le tissu osseux dense l'emporte sur le tissu spongieux. Dans les épiphyses, telles que celles du genou, où le tissu spongieux est beaucoup plus abondant, un petit projectile peut traverser toute l'épiphyse en y creusant simplement un canal, sans donner lieu à aucune fissure, ni à aucune fracture proprement dite. Le fait s'observe surtout dans les condyles fémoraux, moins souvent dans l'épiphyse du tibia. Nous ne l'avons pas observé au niveau de la tête humérale, où cependant la masse spongieuse est appréciable.

Ces perforations épiphysaires sont des lésions bénignes, qui ne demandent que le traitement des plaies ordinaires et qui ne ressemblent en rien, comme gravité et comme difficulté de traitement, aux fractures proprement dites.

Il en est tout autrement des vraies fractures épiphysaires, à la gravité propre desquelles s'ajoute encore, le cas échéant, la gravité de l'ouverture articulaire. Le traitement de ces lésions complexes est toujours difficile. Comme il varie avec les diverses articulations en cause, nous en parlerons dans les chapitres suivants.

Plaies articulaires. — De tous temps, les lésions pénétrantes des articulations ont eu une réputation de gravité extrême. Et, de fait, de nos jours encore, on voit de temps en temps des plaies articulaires, insignifiantes en apparence, conduire à l'amputation.

C'est que l'infection acquiert ici une importance énorme, incomparablement plus grande que pour les plaies des segments diaphysaires des membres. La raison de cette gravité toute spéciale de l'infection est encore mal connue.

Est-ce parce que les séreuses en général, et la synoviale articulaire en particulier, jouissent d'un pouvoir d'absorption considérable, et qu'à l'infection s'ajoute très vite le danger d'intoxication ? Il est difficile de l'admettre, puisqu'une synoviale infectée cesse bientôt d'être une synoviale, se transforme en membrane suppurante, et perd par conséquent de bonne heure son pouvoir absorbant. Il est plus probable que la gravité des. infections articulaires résulte de la forme compliquée des cavités synoviales, où les sécrétions s'accumulent très facilement, et d'où il est difficile de les déloger aussi rapidement et aussi complètement qu'il le faudrait.

Ce qui tend à corroborer cette hypothèse, c'est que le danger de l'infection est d'autant plus grand dans les blessures articulaires, que la plaie est plus petite. Aucune arthrite n'est plus grave que celle qui succède, par exemple, à une simple piqûre intra-articulaire du genou, tandis que de vastes plaies articulaires peuvent évoluer sans donner lieu à des phénomènes généraux graves. C'est sans doute parce que, dans ce dernier cas, les produits de sécrétion peuvent s'échapper au fur et à mesure de leur production, tandis qu'ils sont retenus dans le premier.

En chirurgie de guerre, les plaies articulaires montrent la même gravité extrême qu'en chirurgie civile, et c'est un des rares chapitres de la pathologie sur lesquels nos idées n'ont pas été bouleversées par les constatations de la guerre actuelle.

Les infections des plaies articulaires par projectiles suivent une marche d'une effrayante rapidité. En quelques heures, la température dépasse 40°, l'articulation est tendue et prend une forme globuleuse, le moindre attouchement, le moindre mouvement imprimé au membre arrachent des cris au blessé. Son état général devient rapidement grave, il prend l'aspect des grands infectés, maigrit, le teint devient cireux, la fièvre prend le caractère de l'hecticité, et si un traitement actif ne vient pas sans retard enrayer la marche du mal, l'amputation devient l'ultime ressource capable de sauver la vie du blessé.

Si l'on ouvre l'articulation, on trouve les lésions de l'arthrite purulente. C'est d'abord la rougeur et le boursouflement œdémateux de la synoviale, dont la surface a perdu son aspect lisse et est couverte d'exsudats. Du pus occupe les parties déclives de la cavité. A un stade plus avancé, les cartilages se dépolissent, s'ulcèrent, se décollent et le tissu spongieux de l'épiphyse est envahi par la suppuration. La capsule et les ligaments se détruisent et la cavité communique avec des collections, des fusées et des décollements péri-articulaires.

Mais ordinairement on n'assiste pas à cette destruction complète de l'articulation. Bien avant, la gravité des symptômes généraux aura rendu inévitable le sacrifice du membre.

Les infections des plaies articulaires n'ont d'ailleurs pas toujours cette extrême gravité. Il est des formes plus bénignes et surtout plus lentes, où la suppuration de la plaie se propage progressivement à l'articulation. Celle-ci se tuméfie lentement, les creux s'effacent, la pression devient douloureuse, mais pas au degré extrême de la forme précédente ; du pus s'écoule de l'article, qui subit les mêmes transformations que celles décrites plus haut, avec cette différence que la marche est moins suraiguë, et que toutes les parties molles péri-articulaires finissent par se fusionner en une masse épaisse. La désorganisation articulaire est tout aussi sûre et aussi complète, mais elle se produit avec moins de fracas. Dans cette forme également, il apparaît des collections péri-articulaires, communiquant ou non avec l'articulation, et le malade maigrit et s'épuise. Mais tout cela évolue, non plus en quelques jours, mais en plusieurs semaines.

Il est rare que l'infection, une fois installée dans une articulation, n'aboutisse pas à l'arthrite purulente. Dans quelques cas, on assiste, après une menace parfois sérieuse, à la disparition de tous les symptômes et à la cicatrisation normale de la plaie.

Enfin, certaines blessures articulaires, surtout quand elles sont larges, et qu'un traitement convenable a été institué, évoluent comme une plaie ordinaire. Le fait s'observe moins rarement quand la plaie articulaire complique une simple plaie des parties molles, que lorsqu'elle est accompagnée d'une fracture.

Traitement. — Il est peu de blessures de guerre dont le traitement mette à l'épreuve la sagacité du chirurgien, autant que les plaies articulaires. De la décision qu'il mettra à intervenir, et de la manière dont il interviendra, peut dépendre la conservation du membre, et même la vie du blessé.

Une sorte de dogme chirurgical veut que, dès qu'une articulation a été touchée par un traumatisme, elle soit soumise à l'immobilisation, par crainte de voir les mouvements aggraver les lésions et favoriser l'infection.

Depuis plusieurs années, nous nous sommes affranchi de cette règle, voici à la suite de quelles constatations.

Nous avions été frappé de la longue durée et des suites souvent fàcheuses des hémarthroses traumatiques du genou, si fréquentes dans les accidents du travail. Désirant faire mieux que le traitement classique, nous nous sommes décidé à ponctionner immédiatement l'articulation et nous avons vu que cette ponction évacuatrice, faisant cesser brusquement la distension articulaire, cause principale des douleurs et de l'impotence fonctionnelle, remettait d'emblée l'articulation dans son état physiologique, et permettait au blessé de marcher immédiatement, sans appareil ni attelle. Nous acquîmes bientôt la certitude que plus le blessé marchait, moins la récidive de l'épanchement était à craindre, sans que cette mobilisation immédiate et complète eût pour l'articulation aucun effet nuisible. Bien au contraire, puisque la guérison s'obtenait en quelques jours avec une intégrité anatomique et fonctionnelle absolue.

Notre traitement de l'hémarthrose par la ponction suivie de la marche immédiate a été utilisé des centaines de fois par de nombreux chirurgiens belges et étrangers, et est considéré maintenant comme le meilleur. Aucun accident n'a été signalé.

Cette première expérience nous incita à supprimer l'immobilisation dans d'autres lésions traumatiques, et depuis lors, nous n'immobilisons plus pour aucune contusion ni plaie articulaire. Nous n'immobilisons plus après la suture de la rotule, ni pour aucune fracture intra-articulaire, à moins que la mobilisation ne risque de déplacer trop fortement les fragments.

Cette manière de procéder a le grand avantage de raccourcir dans des proportions considérables la durée du traitement. Non seulement aucune aggravation de la lésion, ni aucun autre inconvénient n'est à craindre, mais

les lésions articulaires guérissent beaucoup plus vite,
sans laisser derrière elles les raideurs articulaires, les
ankyloses, les atrophies musculaires, qui, après l'immobilisation, demandent un traitement consécutif prolongé
et peuvent aboutir malgré tout à des déchets fonctionnels
importants. Sans immobilisation, les lésions articulaires
guérissent plus vite et mieux.

Nous avons appliqué cette méthode à la chirurgie de
guerre, et nous avons banni du traitement des plaies
articulaires par projectiles toute immobilisation. Non
seulement, nous n'appliquons aucun appareil ni attelle,
mais nous obligeons le blessé à commencer dès le premier jour de petits mouvements actifs; il est chargé de
mobiliser lui-même son articulation. Il n'y a jamais à
craindre qu'il aille trop loin. Il s'arrêtera aussitôt que la
douleur apparaît, et il est inutile qu'il aille plus loin.
L'amplitude des mouvements ne doit pas dépasser le
degré au delà duquel ces mouvements deviendraient
douloureux.

Rien ne vaut cette mobilisation active pour le maintien
de la fonction. Elle est infiniment supérieure aux mouvements passifs, parce que ce n'est pas seulement l'articulation qui en profite, mais aussi le système musculaire.

Lorsque la méthode est bien appliquée, il ne reste
rien à faire après la cicatrisation. La fonction est restaurée
en même temps que la plaie est guérie.

Voyons maintenant comment il convient d'appliquer
ces principes aux différentes variétés de plaies articulaires que nous rencontrons en chirurgie de guerre.

Supposons d'abord le cas le plus simple. Un petit projectile a traversé l'articulation en perforant ou non une

des épiphyses. Les deux orifices sont nettoyés comme

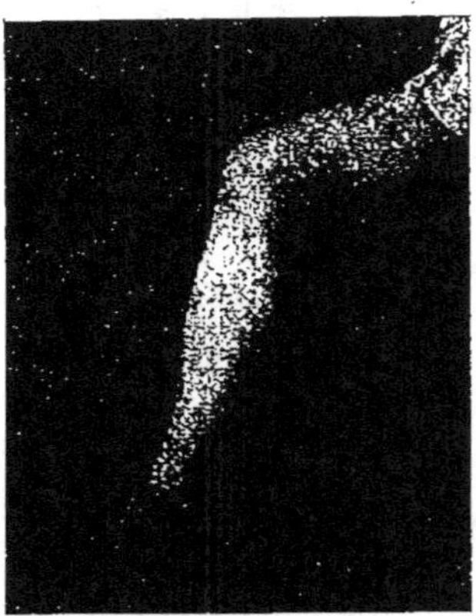

Fig. 50. — Perforation du genou de part en part. Flexion active
après trois jours.

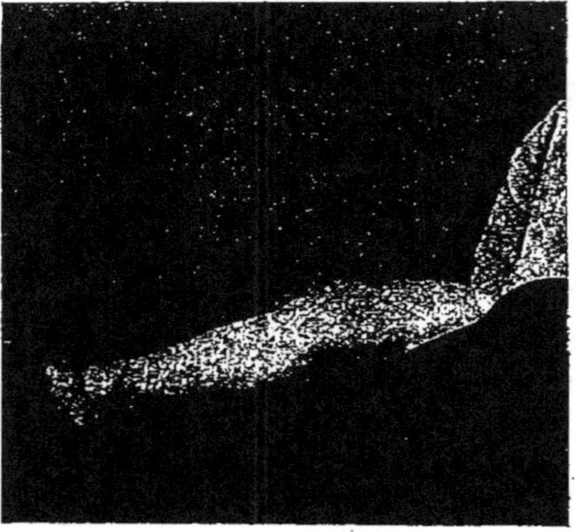

Fig. 51. — Perforation du genou de part en part. Extension active
après trois jours. L'orifice d'entrée est visible.

d'habitude, et un simple pansement est appliqué, sans

aucune attelle ni gouttière. Le blessé a la consigne de mouvoir son article dès le premier moment, et de pousser les mouvements plus loin tous les jours (fig. 50 et 51).

Si la température reste normale, et s'il ne se produit pas de douleur, le pansement n'est enlevé qu'après huit à dix jours, et dès ce moment les plaies sont cicatrisées ou en bonne voie. La guérison s'obtient en un temps très court, sans aucun déchet fonctionnel.

On agirait exactement de même pour une plaie des parties molles qui aurait ouvert l'articulation, et l'on se conduirait comme si celle-ci n'était pas intéressée.

Si la température monte au bout de quelques jours, que l'articulation se tuméfie et devient douloureuse, c'est qu'il y a arthrite et il faut immédiatement instituer le traitement approprié. Mais c'est le projectile ou les corps étrangers qu'il a entraînés, qui sont responsables de l'infection, et non les mouvements articulaires.

Lorsqu'on se trouve en présence d'une fracture épiphysaire compliquée d'ouverture de l'articulation, la conduite à tenir variera d'après l'importance de la fracture et son degré de déplacement.

S'il s'agit d'une simple fissure osseuse sans détachement complet d'un fragment, la lésion articulaire sera traitée comme si la fissure n'existait pas. Il en sera encore de même en cas de fracture épiphysaire complète, à condition que le déplacement des fragments soit minime. Lorsqu'au contraire, il s'agit d'une fracture à esquilles ou à grand déplacement, le traitement de la fracture doit prendre le pas sur le traitement de la plaie articulaire. Il faudra donc, d'après le cas, appliquer une attelle, un appareil plâtré ou un appareil à extension, et il n'est plus question alors de mouvements articulaires actifs, du moins dans la mesure dite plus haut. Cependant, on devra profiter de toutes les occasions, — enlèvement des attelles pour le pansement, suspension de l'extension, etc., — pour imprimer à l'articulation quelques mouvements actifs et passifs limités.

Évolution. — Nous avons vu que maintes fois, tout se passe simplement en cas de lésion articulaire, et que la mobilisation active immédiate ne joue aucun rôle pour provoquer l'infection. Mais elle ne peut évidemment empêcher celle-ci d'éclater, dans le cas où des corps étrangers septiques ont pénétré avec le projectile.

Ce sont les petites plaies qui exposent surtout aux accidents infectieux. Ils sont annoncés par l'élévation de la température et l'apparition du gonflement et de la douleur. La marche des événements va dépendre maintenant de ce que l'infection aura été reconnue plus ou moins tôt et traitée plus ou moins bien.

Aussitôt que la température dépasse 38°, il faut lever le pansement, nettoyer la plaie et faire des lavages intra-articulaires fréquents avec la solution salée, ou mieux installer l'irrigation continue.

Si la température ne tombe pas immédiatement, si l'articulation se tuméfie davantage et devient plus sensible à la pression, si, en un mot, l'arthrite purulente s'est déclarée, il y a lieu de faire sur l'heure l'*arthrotomie*.

Que doit être cette opération, pratiquée pour plaie de guerre infectée ? Il est infiniment rare que l'arthrotomie simple, unilatérale ou bilatérale suffise. En général, elle ne procure aucune rémission, et l'infection s'aggrave malgré elle. C'est que les incisions verticales simples assurent rarement un drainage suffisant. Il faut y ajouter des contre-ouvertures au niveau des culs-de-sac synoviaux et, si cela est insuffisant, ne pas hésiter à ouvrir largement l'articulation par une incision en lambeau, exposer ainsi toute la surface synoviale, supprimer tous ses récessus, poursuivre toutes les collections périarticulaires communicantes ou non, débrider d'urgence toutes les nouvelles fusées purulentes, et traiter tout cela à ciel ouvert, par des irrigations fréquentes ou l'irrigation continue.

Lorsque l'exposition de la synoviale est bien complète, elle suffit souvent à arrêter la marche de l'infection et, après cessation des phénomènes septiques, le lambeau est rabattu, et tout se termine par une ankylose fibreuse.

Il faut savoir être radical dans ce traitement, ne pas s'arrêter à des demi-mesures, ne pas se contenter d'incisions économiques. Si l'on veut réussir, il faut que les débridements soient assez larges, assez multiples et assez déclives, pour que les sécrétions ne puissent point être retenues dans la cavité.

Il faut aussi ne pas se laisser illusionner par des améliorations légères, des rémissions partielles de la fièvre. Le traitement institué ne doit être considéré comme suffisant et n'être continué, que si la chute de la température est complète et l'amendement des symptômes locaux, immédiat et vraiment frappant. De la justesse du coup d'œil du chirurgien et de la promptitude de ses décisions, pourra dépendre le salut du membre.

Lorsque cette thérapeutique, si bien appliquée qu'elle soit, ne parvient pas à enrayer les progrès de l'infection, que la fièvre ne cesse de monter, que de nouvelles fusées purulentes ne cessent de se produire, il ne faut pas attendre que l'état général fléchisse au point que la vie paraisse menacée.

Il semble que devant une situation aussi grave, il faille se résigner à l'*amputation* sans plus tarder. Il y a cependant encore une ressource qu'on a le devoir de tenter, à moins que le danger ne soit imminent. Cette ressource, c'est la *résection*.

L'expérience. de cette guerre a prouvé que, dans ces cas bien déterminés, la résection complète peut faire échapper le blessé à l'amputation, en créant, par la suppression de l'articulation, une cavité régulière où toute rétention est désormais impossible.

Comme l'articulation est déjà largement ouverte par l'arthrotomie, que les épiphyses sont ordinairement dénudées très loin ou que le périoste s'en laisse aisément décoller, la technique de la résection est des plus simples et peut être très rapide, condition importante chez des blessés aussi profondément débilités. Elle doit être assez large pour supprimer toute saillie osseuse.

Après de telles interventions, on a vu l'infection s'arrêter immédiatement et un bourgeonnement vif cicatriser la plaie avec une rapidité étonnante. Le service que l'opération aura rendu au blessé est important, car un membre réséqué est évidemment supérieur à un moignon d'amputation.

Est-ce à dire qu'il faille imiter ceux qui, systématiquement, dans toutes les arthrites purulentes, s'adressent d'emblée à la résection, estimant que l'arthrotomie est toujours insuffisante? Non certes. L'arthrotomie, quand elle est pratiquée selon une technique qui ouvre largement tous les culs-de-sac articulaires, arrête souvent l'infection, et elle a l'avantage de guérir sans raccourcissement, et même souvent sans ankylose complète. La résection, qui raccourcit, ne doit être utilisée que lorsque l'arthrotomie a échoué, et que la question de l'amputation se pose. Elle doit donc être réservée comme l'avant-dernière ressource.

Au pis aller, si la résection ne donne pas ce qu'on attendait d'elle, on pourra amputer secondairement, et sauver encore le blessé, à condition de n'avoir pas perdu trop de temps.

Il conviendra, du reste, avant de décider entre la résection et l'amputation, de tenir largement compte de la virulence du cas, et du degré de résistance du blessé. Quelquefois l'amputation devra être préférée d'emblée, parce qu'elle ne comporte aucun aléa et qu'elle est capable de procurer une guérison plus sûre et plus rapide.

Projectiles intra-épiphysaires et intra-articulaires. — Quand la radiographie révèle un projectile intra-articulaire, il faut l'enlever le plus tôt possible, que ce projectile soit un éclat d'obus, une balle de shrapnell, ou même une balle de fusil. Car il ne s'agit pas seulement de l'infection, dont le danger est pourtant suffisant, il s'agit aussi de la mobilité articulaire. Une articulation qui renferme un corps étranger est mise hors de fonction.

Il y a tout intérêt à faire cette extraction immédiatement après la blessure, si possible. Lorsque l'opération est précoce, et faite aseptiquement, les suites sont toujours excellentes. Quand le blessé arrive plus tard, alors qu'il existe déjà des symptômes d'infection, le succès est moins certain, encore qu'il faille commencer par l'enlèvement du projectile, pour instituer ensuite le traitement ordinaire de l'arthrite infectieuse.

C'est de la même manière qu'il faudrait procéder si le projectile, fixé dans une épiphyse, faisait saillie dans la cavité articulaire. Mais lorsqu'il est entièrement enfoui dans le tissu spongieux épiphysaire, lorsqu'il n'y a pas de fracture esquilleuse, et surtout lorsqu'il s'agit d'une balle, il semble préférable de n'y pas toucher d'abord. En pareille circonstance, le projectile sera bien souvent toléré, et il est préférable de l'abandonner définitivement *in situ*. Si, plus tard, il donnait lieu à de l'infection, ou à des douleurs, il faudrait l'extraire secondairement, dans des conditions d'autant meilleures que la lésion articulaire serait guérie ou en bonne voie de guérison, et que l'ablation ne ferait plus courir aucun risque à l'articulation.

CHAPITRE XV

PLAIES DU MEMBRE SUPÉRIEUR

Très exposé dans la guerre des tranchées, le membre supérieur est fréquemment atteint. L'humérus est, de tous les os longs, celui dont la fracture s'observe le plus souvent.

Plaies de l'épaule. — Nous avons vu que l'épaule peut être la région d'entrée de projectiles qui de là pénètrent dans le thorax et même dans l'abdomen. Nous avons vu aussi que des projectiles entrés par le sommet de l'épaule, peuvent aller frapper le rein sans ouvrir le péritoine, ou aller atteindre le rachis et la moelle.

Les lésions limitées aux parties molles de l'épaule n'offrent rien de particulier à signaler, si ce n'est que l'épaisseur considérable des muscles à traverser, explique la fréquence des larges déchirures à l'ouverture de sortie. Il est également habituel que les perforations de l'épaule se compliquent d'hématomes profonds, souvent énormes, qui peuvent comprimer les vaisseaux au point de supprimer le pouls radial, et d'en imposer pour une plaie de l'artère axillaire.

Lorsque les hématomes passent à la suppuration, ou que la plaie s'infecte par une autre cause, le phlegmon qui en résulte doit en général être débridé en plusieurs points, de préférence en avant et en arrière, et il est très avantageux, en pareil cas, d'établir un drainage de part en part, soit que le tube contourne le bord spinal ou le bord axillaire de l'omoplate, soit qu'il traverse cet os, s'il est perforé. Lorsque ce drainage est bien pratiqué, la tuméfaction et l'infiltration cèdent très rapidement. A l'épaule, le drainage est préférable au débridement simple, que l'anatomie de la région ne permet pas de faire assez largement.

En cas de blessure des vaisseaux axillaires sous la clavicule, ou des nerfs au même niveau, l'intervention est facilitée dans une mesure énorme par la résection du segment moyen de la clavicule. Le jour que l'on obtient ainsi est considérable et on peut dire que la disparition de la clavicule qui surplombait la région, rend celle-ci en quelque sorte superficielle.

Les *fractures* observées à l'épaule peuvent atteindre tous les os qui composent la ceinture thoracique.

Il n'est pas rare de rencontrer la *fracture de la clavicule*, et en même temps, des lésions sus-claviculaires ou sous-claviculaires. Cette fracture peut présenter la forme à trait simple, identique à la fracture commune du temps de paix, et aussi toutes les variétés de fractures esquilleuses.

L'*omoplate* peut être atteinte dans ses apophyses et dans sa portion lamellaire.

Nous avons vu des fractures diverses de l'acromion, de l'épine, le détachement complet de l'apophyse glénoïdienne avec abaissement du moignon de l'épaule. Ces lésions n'offrent rien de bien spécial au point de vue du traitement.

Les fractures de la lame sont plus intéressantes. Nous avons observé la séparation complète d'un segment de cet os plat, notamment de son angle inférieur. Lorsqu'en pareil cas, la plaie s'infecte, le segment osseux détaché peut se nécroser et doit être enlevé.

Une lésion assez fréquente en chirurgie de guerre est la perforation de la lame de l'omoplate. Un petit projectile traverse l'os d'arrière en avant ou d'avant en arrière. Le plus souvent, il y a en même temps perforation thoracique ou perforation de l'épaule. Le trou que porte l'os peut être arrondi et à bords nets, mais parfois il en part des fêlures qui vont rejoindre l'un des bords. Il y a aussi assez souvent des esquilles.

Il faut une certaine attention pour diagnostiquer la perforation de l'omoplate. La radiographie, qui ne montre guère la portion centrale de la lame, à cause de sa minceur, ne peut pas donner beaucoup de renseignements. Lorsque la situation de la plaie fait prévoir cette lésion, il faut s'en assurer par le toucher digital, et enlever, le cas échéant, les esquilles libres.

On pourra utiliser avec avantage la perforation osseuse pour le passage d'un drain de part en part, en cas d'infection de la plaie.

Les *fractures du col de l'humérus* sont fréquentes, *celles de la tête* le sont moins. Les premières sont souvent extra-articulaires, les secondes n'existent qu'avec ouverture de l'articulation. Les plaies qui les compliquent sont parfois de simples perforations.

Au col, la fracture à trait simple n'est pas rare. On voit aussi se propager jusqu'au col les esquilles longues appartenant à une fracture du segment supérieur de la diaphyse (fig. 39). D'autres fois, les esquilles sont petites, multiples et nées sur place.

La tête est quelquefois éclatée en un grand nombre de fragments, qui sont fatalement voués à la nécrose, ou bien elle est simplement séparée de l'épiphyse et destinée tout aussi sûrement à se mortifier (fig. 41, p. 227).

Le traitement de ces fractures est simple. Il n'y a en général aucun déplacement important, et l'on peut se contenter de mettre le bras dans une écharpe. Pendant les pansements, il faut éviter d'imprimer au membre des mouvements étendus.

Si la plaie ne s'infecte pas et s'il n'y a pas formation de séquestres, la guérison se fait dans un délai normal, sans qu'il y ait à prendre aucune mesure spéciale pour la plaie articulaire éventuelle.

S'il y a infection, les conditions seront très différentes d'après que l'articulation est ouverte ou non. Lorsque la plaie est extra-articulaire, il faudra la soigner comme une fracture diaphysaire infectée. Mais quand il y a arthrite purulente, une thérapeutique plus active est nécessaire. Il faut, sans s'attarder à tenter l'arthrotomie, faire la résection de la tête humérale, qu'on trouvera entière, mais transformée en un vaste séquestre, ou divisée en un grand nombre d'esquilles mortifiées et baignant dans le pus.

Ce n'est qu'après disparition de la tête que la cavité articulaire pourra être drainée efficacement, et elle devra l'être par plusieurs côtés, surtout par sa face postérieure.

C'est encore la résection qu'il faudrait faire si un éclatement ou un détachement de la tête aboutissait sans infection grave, à la formation d'une fistule. On trouverait, comme dans le cas précédent, la cavité articulaire remplie de séquestres, dont l'ablation tarirait rapidement le trajet fistuleux.

Ces interventions doivent être pratiquées d'après les règles ordinaires. Il faut se souvenir du trajet du nerf circonflexe, et préférer l'incision longitudinale antérieure, le long du bord du deltoïde.

La pseudarthrose résultant de la résection peut rendre d'excellents services, à condition qu'on institue un trai-

Fig. 52. — Fracture transversale de l'humérus au tiers supérieur. Fissure du fragment inférieur.

tement consécutif contre l'atrophie du deltoïde, qui est fatale et très rapide.

Dans le moignon de l'épaule, spécialement en arrière, on trouve de temps en temps enfouis, des fragments énormes d'obus et jusqu'à des fusées entières, qui y ont pénétré par des orifices étonnamment petits.

Plaies du bras. — Les *fractures de la diaphyse humé-rale,* extraordinairement fréquentes, réalisent tous les types que nous avons distingués dans les fractures des

Fig. 53. — Fracture oblique à trait simple du tiers supérieur de l'humérus.

os longs. Nous rencontrerons ici, avec une très grande netteté, la variété à trait unique, transversal ou oblique, (fig. 52 et 53), quelquefois d'une obliquité presque verti-cale (fig. 54) la variété à grande esquille longue, unique ou double (fig. 39, 55, 56, 57, 58, 59, 60), rarement la variété à grande esquille courte (fig. 61), très fréquemment la variété à petites esquilles multiples.

Fig. 54. — Fracture de l'humérus à trait très oblique, sans esquilles.

C'est aussi pour les fractures de l'humérus que l'on constate le plus nettement, dans un grand nombre de cas, l'absence presque complète du déplacement, notam-

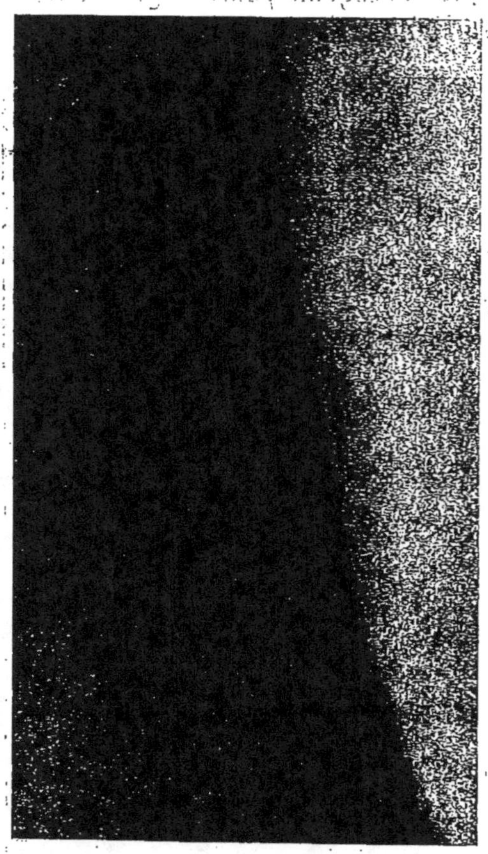

Fig. 55. — Fracture de l'humérus à grande esquille longue.
a, grande esquille longue.

mènt dans les types esquilleux. Aussi pouvons-nous ren-
voyer, pour le traitement, à ce que nous avons dit sur

ce sujet dans le chapitre des fractures en général. C'est

Fig. 56. — Fracture de l'humérus à grande esquille longue.
a, grande esquille longue.

ici surtout qu'une immobilisation rigoureuse, dès l'abord,

sera inutile et qu'on pourra se contenter de donner un soutien au membre. Nous employons dans ce but une gouttière en aluminium, qui a l'avantage d'être très

Fig. 57. — Fracture de l'humérus à grande esquille longue.
a, grande esquille longue.

légère, prolongée par une mince lame d'aluminium jusque sur l'épaule, sur les contours de laquelle uous la modelons. Gouttière et attelle sont enlevées à chaque

pansement. Dans les cas d'infection grave, où l'irrigation répétée ou continue est nécessaire, nous couchons

Fig. 58. — Fracture de l'humérus à grande esquille longue.
a, grande esquille en voie de consolidation.

le membre sur une attelle en bois et laissons la plaie découverte. Il est rare que nous appliquions, dès ce moment,
un appareil plâtré à anses.

Lorsque la suppuration est à peu près tarie, nous vérifions par la radiographie la situation des fragments,

Fig. 59. — Fracture de l'humérus en voie de consolidation.
a, grande esquille longue.

et si nous constatons une certaine déviation angulaire, nous redressons le membre et le fixons dans un manchon plâtré fenêtré. Comme c'est à ce moment que la consolidation commence, c'est aussi à ce moment, et non plus tôt, qu'il faut se préoccuper de la bonne direction à donner aux fragments.

Fig. 60 — Fracture de l'humérus à grande esquille longue en voie
de consolidation.

aa, grande esquille longue.

Cette méthode donne d'excellents résultats. Sans doute, dans certains cas, la coaptation n'est pas mathématique, mais elle est toujours suffisante pour une bonne fonction.

Dans la forme à trait unique, qui peut se compliquer

de grands déplacements, la réduction doit être poursuivie plus tôt. Étant donné que ces formes s'accompagnent

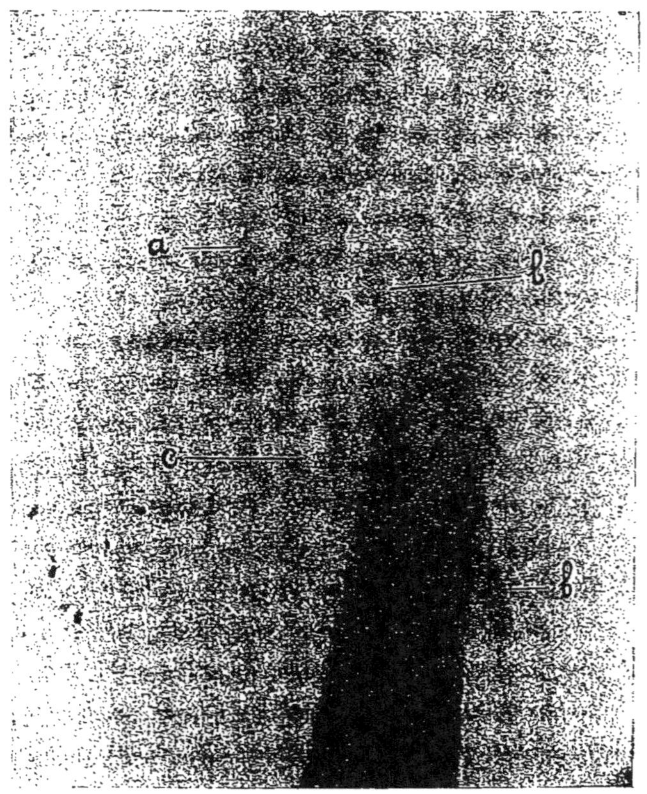

Fig. 61. — Fracture de l'humérus.
a, grande esquille courte; bb, grande esquille longue divisée; c, petites esquilles.

ordinairement de plaies peu étendues des parties molles, voire de simples perforations, on peut appliquer d'emblée un appareil plâtré fenêtré ou un appareil à anses.

Tout ce que nous avons dit au sujet du traitement des fractures infectées s'applique à l'humérus, de même que les règles que nous avons fixées pour les indications et la technique de l'amputation.

S'il ne faut jamais être pressé de couper un membre, c'est surtout quand il s'agit du bras qu'il faut pousser la conservation jusqu'à ses dernières limites. Malgré quelques essais intéressants faits dans ces derniers temps, notamment en Amérique, il n'existe encore aucun appareil prothétique qui puisse remplacer le membre supérieur dans ses multiples fonctions. Nous devons donc faire l'impossible pour éviter l'*amputation* et nous serons aidés dans notre tâche par le pouvoir de réparation extraordinaire que possèdent ses tissus. Des arrachements d'une bonne partie de la musculature, d'un segment osseux, n'exigent pas toujours l'amputation immédiate, et il ne faut la pratiquer que lorsque les vaisseaux et les nerfs sont détruits en même temps que les muscles. On sera souvent étonné de voir se réparer des lésions qu'on croyait irréparables.

Il en est de même en cas d'infections graves. Ici encore, il ne faut amputer que lorsque la vie du malade est menacée à bref délai. Des bras qu'on croyait perdus ont pu être conservés par des débridements larges et répétés et par les autres moyens que nous avons préconisés pour combattre l'infection.

Si l'on se trouve acculé à l'amputation, il faut la faire aussi bas que possible, parce que l'utilité du moignon dépendra beaucoup de sa longueur. Quelques centimètres de plus ou de moins ont ici une énorme importance. Au besoin, l'amputation sera faite en tissus déchirés ou infectés, plutôt que de remonter sensiblement plus haut, pour opérer en tissus sains.

L'artère et la veine humérales sont fréquemment atteintes, et la ligature de ces vaisseaux est une intervention d'urgence qu'on sera maintes fois obligé de pratiquer. Ils se prêteraient assez bien, par leurs dimensions et leur position superficielle, à la suture.

Les *anévrismes* artériels et artério-veineux du bras sont parmi les plus fréquents. Leur traitement ne comporte aucune règle spéciale. Les rapports de la région se prêtent très bien à la double ou à la quadruple ligature, et aussi, le cas échéant, à l'extirpation complète du sac et à la suture des vaisseaux en cause.

Quant aux *lésions nerveuses*, c'est celle du radial qu'on observe d'habitude. Elle accompagne très fréquemment les fractures de l'humérus, nous avons vu pour quelles raisons de voisinage. Nous n'avons pas à revenir sur les indications opératoires, sur le moment où il convient d'opérer ni sur la technique à suivre. Disons seulement qu'on rencontre assez rarement ici la section complète, que le plus souvent il s'agit de compression. Il est rare que cette compression dépende des parties molles. Dans l'immense majorité des cas, c'est une fracture qui est en cause. Tantôt il s'agit d'une inclusion dans le cal, tantôt d'un accolement du nerf à la surface de l'os.

Les opérations pour paralysies du radial sont donc de celles qui conduisent sur les lésions les plus réparables, et de celles qui peuvent donner les meilleures espérances.

Le nerf médian et le nerf cubital sont lésés beaucoup plus rarement. Le cas échéant, ils pourraient servir à la greffe du bout périphérique du radial, si la réunion directe de ce nerf était impossible.

Plaies du coude. — Parmi les lésions du coude, les

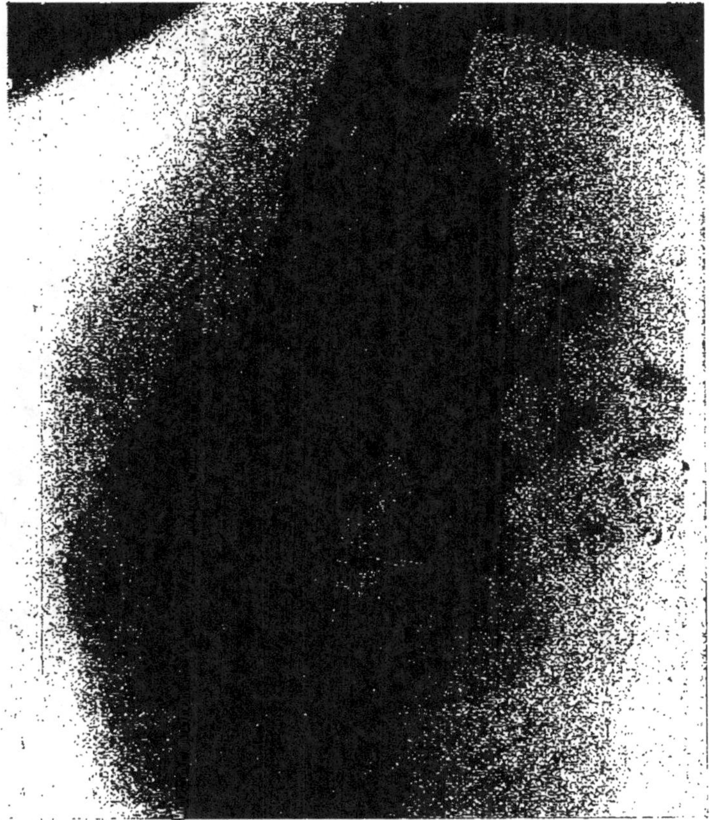

Fig. 62. — Fractures en T de l'épiphyse inférieure de l'humérus.
Nombreuses petites esquilles.

fractures et les *plaies articulaires* doivent seules nous
arrêter. Les blessures des parties molles de cette région
ne prêtent à aucune considération particulière.

Les *fractures de l'épiphyse humérale* doivent être distinguées en fractures extra et intra-articulaires.

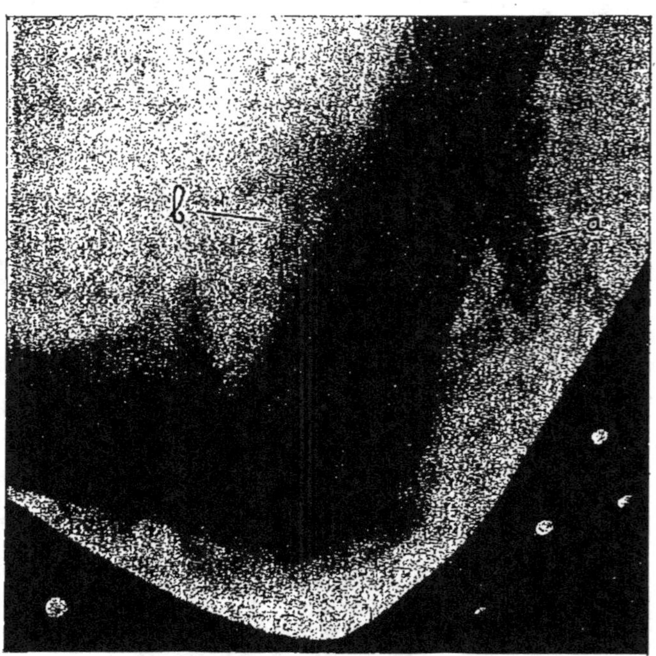

Fig. 63. — Fracture à grande esquille courte et à petites esquilles de l'extrémité inférieure de l'humérus.

a, grande esquille courte ; *b*, petites esquilles.

Les fractures extra-articulaires sont représentées par des fractures supracondyliennes transversales simples ou par des fractures esquilleuses du type à grande esquille longue et du type à petites esquilles multiples. Dans ce dernier cas, la plaie est souvent large et anfractueuse.

Les fractures intra-articulaires comprennent la fracture

Fig. 64. — Double fracture de l'humérus. Fracture de l'olécrâne.
a, Fracture supérieure, très oblique, de l'humérus; *b*, fracture supra-condylienne de l'humérus; *c*, fracture esquilleuse de l'olécrâne.

en T, la fracture unicondylienne à trait oblique, et la fracture à petites esquilles, qui a souvent pulvérisé toute l'épiphyse (fig. 62 et 63).

Les *fractures de l'épiphyse cubitale* (fig. 64) consistent surtout en fractures de l'olécrâne, soit du type simple, c'est-à-dire ayant déterminé le détachement de l'apophyse en entier avec ou sans luxation de l'humérus en arrière, soit du type à esquilles multiples, c'est-à-dire ayant produit l'éclatement de l'extrémité de l'os.

Les *fractures de l'épiphyse radiale* ne s'observent pour ainsi dire pas à titre isolé.

Mais fréquemment plusieurs de ces épiphyses sont lésées en même temps par le projectile, et l'articulation est alors largement ouverte.

Le principe qui doit guider dans le traitement des lésions du squelette du coude, est d'éviter l'ankylose. L'ankylose du coude est un pis aller, et il faut s'efforcer par tous les moyens d'obtenir une articulation mobile ou une pseudarthrose suffisamment serrée. C'est qu'au membre supérieur, tout est affaire d'adresse, de mobilité et d'agilité, tandis qu'au membre inférieur, la solidité importe surtout.

Les fractures à trait unique seront soignées par une simple gouttière angulaire, et on profitera de chaque pansement pour obliger le malade à des mouvements partiels d'extension et de flexion. Ici, comme pour les fractures diaphysaires, on ne se préoccupera sérieusement de la correction d'une déviation angulaire éventuelle, que lorsque la consolidation aura commencé.

Il en est encore de même pour les fractures esquilleuses. Mais il faudra commencer par débarrasser le foyer des petites esquilles libres et ne laisser que celles qui tiennent.

Les fractures de l'olécrâne sont réduites quand elles sont simples, nettoyées de leurs esquilles libres quand elles sont du type comminutif.

On procéderait encore de même quand la fracture atteint deux ou trois des épiphyses qui forment la jointure.

Dans ces fractures multiples, il ne faut guère s'inquiéter de l'articulation, dont la plaie sera traitée comme une plaie ordinaire. Mais aussitôt qu'une certaine fixité se manifestera dans les fragments, il faudra pousser les mouvements articulaires qui auront été commencés dès la première heure. Nous devons reconnaître cependant que le coude se prête moins bien que le genou à la mobilisation active immédiate.

Le résultat du traitement des fractures multiples est souvent peu satisfaisant, et le blessé garde de son accident une ankylose au moins partielle. Rappelons que si l'ankylose paraît inévitable, il faut tâcher de l'obtenir dans la position la plus utile, c'est-à-dire en flexion dépassant un peu l'angle droit, et le pouce en haut. Le traitement mécancthérapique consécutif pourra améliorer l'état dans une certaine mesure, mais dans beaucoup de cas, le déchet fonctionnel sera important.

A plus forte raison, ne doit-on attendre rien de bon de la conservation intégrale, lorsqu'on se trouve en présence d'un broiement complet des trois os, devant un amas de fragments, les uns détachés presque complètement, les autres écrasés. Sans doute, il n'est pas impossible d'obtenir la cicatrisation de pareilles lésions, mais ce sera toujours en ankylose complète. Nous pensons que ces traumatismes graves du squelette justifient la résection immédiate, et nous l'avons pratiquée avec d'excellents résultats.

On pénètre par la plaie, agrandie au besoin, on enlève

un à un les fragments détachés, on égalise, si c'est nécessaire, les extrémités osseuses trop inégales, on s'arrange surtout pour que les deux os de l'avant-bras soient à peu près de niveau, et on draine. Le membre est placé successivement dans l'extension et dans la flexion. La guérison est habituellement rapide et la pseudarthrose, quelquefois un peu lâche, constitue néanmoins une terminaison infiniment supérieure à l'ankylose.

C'est à cette même résection complète qu'il convient, d'après nous, d'avoir recours en cas d'arthrite grave, qu'on n'observe du reste jamais sans fractures. L'articulation du coude est trop serrée, sa synoviale trop peu étendue pour se prêter à des traversées simples. Quand une balle traverse le coude, elle n'atteint pas seulement la synoviale, mais aussi un des os au moins, qu'elle perfore, ou qu'elle fait plutôt éclater.

Si cette lésion s'infecte, il ne faut pas s'attarder à essayer l'arthrotomie simple, qui est tout à fait inefficace au coude, parce qu'il n'y a pas d'espace pour le placement des drains. Dès que les symptômes deviennent graves, il faut réséquer l'articulation, et cela dans un double but : pour obtenir un drainage convenable, et pour éviter la terminaison par ankylose.

Dans certaines fractures condyliennes, la suppuration est entretenue par la nécrose du fragment détaché. En pareille circonstance, il suffit d'enlever le séquestre pour tarir la suppuration. Mais il résultera souvent de là des incurvations du coude et du déchet dans les mouvements, qui feront regretter plus tard que l'opération n'ait pas été plus radicale.

En résumé, l'idée qui doit dominer dans le traitement des lésions du coude, c'est de conserver la mobilité. On y arrivera en réduisant l'immobilisation au strict nécessaire, en pratiquant la résection immédiate pour les fracas osseux des trois os, et la résection tardive pour les infections graves, que l'arthrotomie simple ne permet pas de drainer convenablement.

Fig. 65. — Fracture du cubitus à trait simple.

Plaies de l'avant-bras. — Les blessures de l'avant-bras sont sensiblement moins fréquentes que celles du bras, sans qu'on puisse expliquer ce fait d'une manière satisfaisante. Les grosses lésions, qui posent la question de l'amputation, sont plutôt rares.

Ce qu'on observe, ce sont des fractures, des traversées des parties molles, et des lésions vasculaires et nerveuses.

Les *fractures* offrent tous les types. On retrouve ici la

Fig. 66. — Fracture oblique du cubitus à trait simple.

fracture à trait simple avec ou sans déplacement (fig. 65 et 66) et les fractures compliquées, aussi bien à grande esquille, qu'à esquilles multiples (fig. 67 et 68). Les lésions peuvent aller jusqu'à la pulvérisation d'un segment important de la diaphyse (fig. 69 et 70).

Un des os est souvent atteint isolément. Quand le

Fig. 67. — Fracture du cubitus à grande esquille courte.
a, grande esquille courte.

radius et le cubitus sont pris en même temps, la blessure acquiert une gravité plus grande du fait que le maintien en place des fragments est difficile et que la synostose totale est à craindre.

Les plaies qui accompagnent les fractures peuvent être

très petites, même quand il y a éclatement osseux. Maintes fois, par contre, les parties molles montrent des effets explosifs, et l'orifice de sortie se présente sous forme d'une

Fig. 68. — Fracture du radius.
a, grande esquille courte ; b, petites esquilles.

vaste plaie anfractueuse et à bords éversés. Assez fréquemment même, il existe deux larges plaies, l'une à la face palmaire, l'autre à la face dorsale, et comme l'épaisseur du membre n'est pas très grande, les fragments

osseux peuvent être à découvert et même faire saillie à
l'extérieur.

Les fractures doivent être soignées d'après les prin-

Fig. 69. — Fracture du cubitus.
a, grande esquille courte.

cipes développés plus haut. Pour les fractures d'un seul
os, l'immobilisation par une simple attelle est suffisante.

Mais pour les fractures des deux os, il faut ordinairement
s'adresser aux appareils plâtrés à anses, parce que la

Fig. 70. — Fracture du cubitus.
a, Petites esquilles.

correction des déplacements est nécessaire et que le
maintien de cette correction exige l'immobilisation
absolue.

Il est fort à recommander de placer toujours l'avant-bras fracturé en extension et en supination, parce que c'est dans cette attitude que les os sont parallèles et que l'espace interosseux est le plus large. Cette règle est absolue pour la fracture des deux os, où il faut redouter la suppression des mouvements de rotation qui résulterait de la synostose.

Les fractures à petites esquilles doivent être débarrassées des esquilles libres, mais il faut soigneusement éviter de toucher à la moindre esquille adhérente. Les fractures de l'avant-bras exposent à la pseudarthrose pour peu qu'il y ait perte de substance, spécialement quand un seul os est atteint, parce qu'il devient difficile de rapprocher les fragments. Il faut donc conserver soigneusement le moindre fragment osseux qui pourrait concourir à la formation du cal.

En cas de synostose, la fonction est tellement enrayée qu'une ostéotomie peut devenir nécessaire. La pseudarthrose, qui enlève toute force au membre, peut aussi exiger l'intervention sanglante par un des procédés habituels.

Les *plaies des parties molles* consistent en perforations diverses, et notamment en traversées de l'espace interosseux, parfois sans qu'aucun organe important soit lésé. D'autres fois, ce sont des plaies étendues, ou des arrachements de masses musculaires volumineuses.

Nous n'avons pas à nous étendre longuement sur les *blessures des vaisseaux* de l'avant-bras. Les artères radiale et cubitale sont coupées assez fréquemment, et doivent être liées, car ces vaisseaux ne sont pas d'un calibre qui permette d'essayer la suture. La ligature des deux bouts est indispensable. Nous n'avons jamais rencontré l'anévrisme à l'avant-bras.

Les *blessures nerveuses* n'atteignent plus ici les nerfs avant leur subdivision, et ne donnent plus lieu à la paralysie en masse du membre. Lorsque le médian ou le cubital sont lésés, il est nécessaire d'intervenir d'après les règles ordinaires. On rencontre en particulier pour ces nerfs la compression tardive dans des cicatrices musculaires ou tendineuses, dont il faut les dégager.

Plaies de la main. —Les blessures de la main sont, avec les plaies articulaires, les blessures de guerre qui ressemblent le plus aux blessures observées dans la vie civile, et notamment aux plaies produites par les accidents du travail. Elles sont fréquentes, mais assez souvent légères, de sorte qu'on ne les observe pas en grand nombre dans les hôpitaux du front.

Les *fractures* atteignent tous les os, ceux du carpe, du métacarpe et des phalanges. Ce sont les métacarpiens qui sont atteints de préférence, en particulier dans les coups de feu qui traversent la paume de la [main. Un seul ou plusieurs os peuvent être lésés. Ils peuvent offrir toutes les variétés de fractures, mais ce sont surtout les variétés à petites esquilles qu'on y rencontre. Leur traitement se confond avec celui de la plaie qui les accompagne toujours.

Les *plaies des parties molles* sont des plus diverses. On observe des perforations et des arrachements partiels de la paume, et des lésions très variées des doigts, depuis les plaies superficielles jusqu'à l'écrasement et à l'arrachement complet. Souvent plusieurs doigts sont atteints à la fois.

Le principe de la conservation doit primer dans la chirurgie de guerre de la main, comme dans celle des accidents du travail. Il ne faut donc amputer que lorsque les lésions sont manifestement impropres à toute restauration. Ce principe doit être absolu pour la région palmaire où l'amputation sacrifierait un segment important du membre.

Peut-être y a-t-il lieu de s'y tenir moins strictement quand il s'agit de l'extrémité des doigts.

La conservation à outrance de bouts de doigt écrasés ou partiellement arrachés, aboutit souvent à des cicatrices irrégulières, difformes, douloureuses, à des déviations ou des ankyloses tellement gênantes, que le blessé réclame tardivement l'amputation. Sans doute est-il souvent sage de commencer par conserver quand même, quitte à amputer plus tard, si le doigt devient encombrant. Mais dans certains cas, le mauvais résultat fonctionnel peut être prévu, et il est préférable alors, à notre avis, d'amputer d'emblée, afin de raccourcir le traitement et d'éviter bien des déboires au blessé. Il faut au demeurant que chacun s'en réfère à ses propres impressions, quand il s'agit de décider ces amputations primitives.

Les seules plaies des parties molles qui méritent d'être signalées spécialement sont celles qui s'accompagnent de section des tendons. A moins que la destruction du tendon soit étendue, que la contusion soit très forte, ou que la plaie soit très souillée, il faut pratiquer la réunion par suture immédiate. Si elle échoue, on n'aura rien perdu à l'avoir tentée, et souvent on la réussira dans des conditions qui paraissaient peu avantageuses.

Les *plaies des vaisseaux* pourraient exiger la ligature.

Les *infections* les plus graves sont celles qui atteignent les gaines synoviales, parce qu'elles aboutissent à la nécrose du tendon. On sait que les plus redoutables sont celles du pouce et du petit doigt, parce que la gaine du pouce communique avec la synoviale radiale et la gaine du petit doigt, avec la synoviale cubitale, tandis que les gaines des trois doigts du milieu sont séparées des synoviales carpiennes.

Toutes les collections de la main doivent être débridées hâtivement et à fond par de petites incisions multiples, afin d'exposer le moins possible les tendons. Chaque incision est drainée.

On a signalé l'apparition à la main, à la suite de lésions parfois minimes, d'*œdèmes éléphantiasiques* progressant vers la racine du membre. Cette curieuse complication, dont la pathogénie est encore mal connue, peut être consécutive à des lésions suppuratives ou à des plaies qui se sont fermées sans infection. Nous avons rencontré des faits semblables à la suite d'accidents du travail.

La cicatrisation des plaies de la main peut laisser des *rétractions cicatricielles*, des *déviations* pour lesquelles une intervention secondaire peut devenir nécessaire. Fréquemment aussi, la *raideur des articulations digitales* donnera lieu à une gêne considérable. Le meilleur moyen de les éviter est de ne jamais immobiliser les doigts pendant le traitement. Il en va de ces petites articulations comme des grandes. Il faut que, dès le premier moment, le blessé fasse jouer ses doigts, s'il veut, au moment de la cicatrisation, avoir conservé toute leur mobilité.

Cependant des *adhérences tendineuses* peuvent se produire, qu'il est indiqué de supprimer par une intervention. Pour reconstituer les gaines disparues, on a essayé avec succès d'entourer le tendon libéré d'une lame de caoutchouc, d'une membrane amniotique, etc. Il y a là d'ingénieuses ressources qui peuvent, le cas échéant, être mises à profit.

CHAPITRE XVI

PLAIES DU MEMBRE INFÉRIEUR

Le membre inférieur est beaucoup plus rarement atteint
que le membre supérieur, ce qui tient sans doute aux
conditions actuelles des combats. De ses divers segments, c'est la cuisse dont nous observons le plus grand
nombre de lésions dans les hôpitaux du front.

Plaies de la hanche. — Comme nous avons étudié à
part les blessures du bassin, nous n'avons à nous occuper ici que des plaies de l'articulation coxo-fémorale.

Elles sont rares. Nous ne parlons pas, bien entendu,
des écrasements de la partie supérieure de la cuisse, qui
peuvent remonter jusqu'à la hanche, et pour lesquels se
pose la question de la désarticulation immédiate. Ces
lésions sont tellement graves que, si elles ne tuent pas
l'homme avant qu'on ait le temps d'intervenir, il succombe d'ordinaire à l'intensité du shock après l'opération.

Abstraction faite de ces cas extrêmes, où la blessure
de la hanche ne constitue qu'une partie d'énormes délabrements, nous n'avons pas observé l'ouverture large de
l'articulation. Il s'est agi, dans les cas que nous avons eu
l'occasion de voir, de simples perforations de la capsule,
avec fracture du col.

Nous avons cependant rencontré quelques exemples de

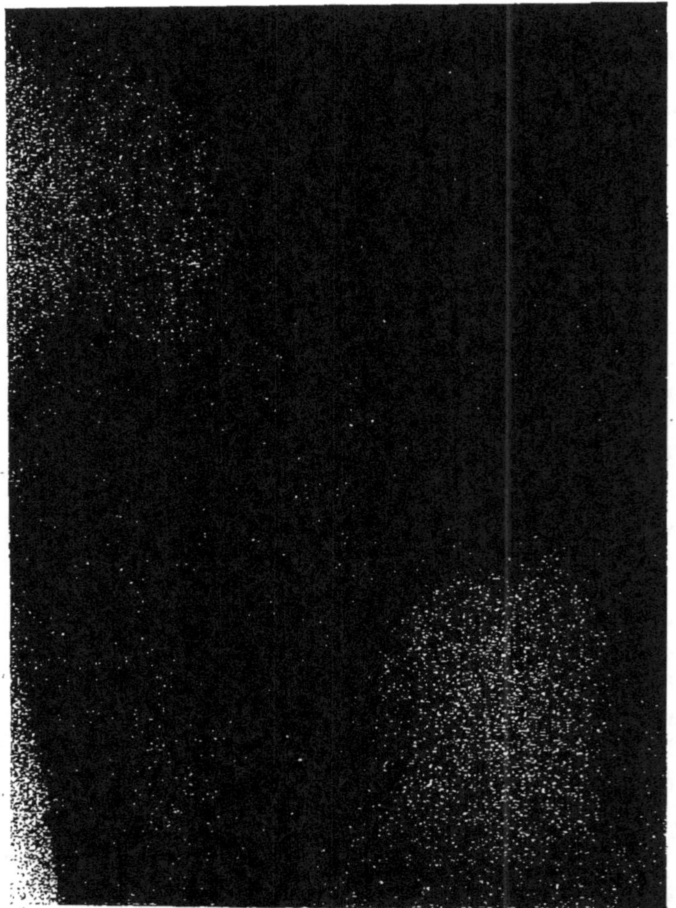

Fig. 71. — Fracture du col du fémur. Raccourcissement
apparent du col.

plaies perforantes de la région de la hanche, dans lesquelles on se demande comment l'articulation et les vaisseaux fémoraux ont pu échapper. Ces lésions s'accompagnent ordinairement d'un hématome énorme qui rend la région globuleuse et qui peut comprimer à ce point les tissus que des phlyctènes apparaissent à la peau.

La *fracture du col* est habituellement une fracture à trait simple, ressemblant absolument aux fractures de la vie civile (fig. 71). Elle peut occuper toutes les hauteurs du col, mais le plus souvent, elle est basse, et ne comporte aucune fissure. L'ouverture de la capsule ne se marque par aucun symptôme.

Le blessé présente les signes ordinaires de la fracture du col, dont les meilleurs sont la rotation du pied en dehors, et l'impossibilité de détacher le talon du plan du lit. La radiographie ne fait pas toujours voir le trait de fracture, mais elle montre le col raccourci ou même quasi disparu, qu'il s'agisse d'un engrènement, ou plus souvent d'un chevauchement.

L'immobilisation pure et simple n'est guère suffisante parce qu'elle ne corrige pas le raccourcissement. Il est bien préférable de recourir à l'extension continue, appliquée comme nous l'indiquerons à propos des fractures diaphysaires du fémur, et souvent il y aura avantage à la faire en abduction, à 45°, ainsi que nous le verrons plus loin. Des examens radiographiques répétés montreront, d'après la forme et la longueur du col, si l'extension est suffisante ou s'il faut en augmenter la force. Il faut souvent dépasser 12 kilos pour obtenir la réduction.

Les *fractures de la tête fémorale* sont rares comme lésion isolée, sans doute parce qu'elle est bien protégée par le rebord cotyloïdien. Il en est de même des *frac-*

tures du grand trochanter, qui peut cependant être traversé ou abattu par un projectile. L'épiphyse du fémur est aussi quelquefois le siège de lésions propagées de la diaphyse, sous forme de fissures ou d'esquilles.

Plaies de la cuisse. — Elles sont les plus fréquentes de toutes les plaies du membre inférieur.

C'est à la cuisse surtout que nous rencontrons le plus nettement les diverses variétés de *plaies des parties molles* : les perforations simples à deux petits orifices, les perforations avec plaie de sortie énorme et muscles déchirés et herniés, les plaies uniques avec ou sans rétention du projectile, souvent extrêmement anfractueuses, ayant transformé en bouillie une partie de la musculature. Le propre de toutes ces plaies est de recéler fréquemment des corps étrangers divers et surtout des débris de vêtements, et d'être par conséquent très sujettes à l'infection. C'est par l'inclusion de corps étrangers et les lésions musculaires étendues, qu'il faut sans doute expliquer la fréquence de la gangrène gazeuse dans les plaies de cette région. Le danger est porté au maximum quand il y a en même temps fracas osseux.

Nous n'avons pas à revenir sur l'impérieuse nécessité des débridements précoces de telles plaies et sur les autres mesures à mettre en œuvre pour éviter les complications infectieuses graves.

Les *fractures du fémur* sont, après celles de l'humérus, les plus fréquentes de toutes les fractures d'os longs. Aucun os ne montre mieux les divers types que nous avons distingués.

Il n'est pas du tout exceptionnel de rencontrer la fracture à trait simple, qui s'accompagne toujours d'un déplacement et d'un chevauchement important. Le trait

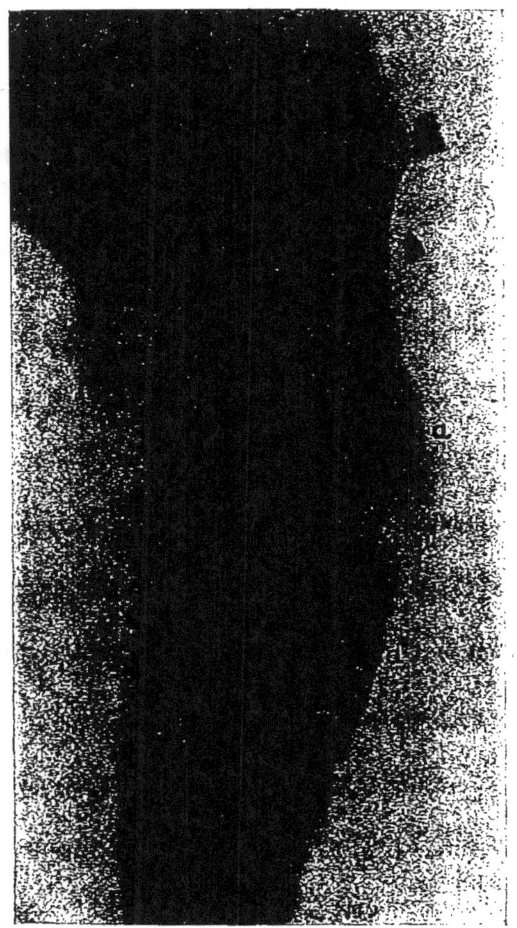

Fig. 72. — Fracture sous-trochantérienne du fémur, à grande
esquille longue brisée en son milieu.
aa, grande esquille longue ; b, cassure de la grande esquille.

est quelquefois exactement transversal ; d'autres fois il est oblique et l'obliquité peut être extrême. Cette forme peut être accompagnée de fissures et même de petites esquilles, mais le fait n'est nullement constant. Elle ressemble absolument à la fracture de la vie civile. Pour aucun autre os, la ressemblance n'est aussi frappante (fig. 37).

Le fémur montre aussi avec une netteté qu'on ne trouve guère ailleurs, la fracture à grande esquille longue (fig. 38 et 72), moins souvent la fracture à grande esquille courte, enfin la fracture à petites esquilles multiples ou le fracas osseux.

Il ne faudrait pas croire que les caractères de la plaie des parties molles soient toujours en rapport avec les caractères de la fracture. Sans doute, à la fracture à un seul trait peuvent correspondre des orifices d'entrée et même des orifices de sortie peu larges, et les fractures esquilleuses s'accompagnent souvent de vastes plaies de sortie. Mais on voit aussi des plaies énormes coexister avec des fractures simples, et d'étroites perforations musculaires accompagner des fractures très esquilleuses.

Le traitement différera d'après la variété à laquelle on a affaire. S'il s'agit d'une fracture à esquilles, et par conséquent à déplacement presque nul, l'immobilisation suffira et devra être préférée. Elle peut se faire par l'un ou l'autre des nombreux appareils qui ont été proposés. Beaucoup de chirurgiens, comme nous l'avons vu, se trouvent bien de l'appareil de Delbet, qui combine l'extension à l'immobilisation, et permet la marche. Nous estimons que, pour les cas de ce genre, l'un des meilleurs appareils est le plâtre à anses, appliqué sous chloroforme, des aides faisant l'extension et la contre-extension. C'est certainement l'appareil qui permet le mieux de donner à la plaie les soins nécessaires, et nous savons que ces soins sont d'importance capitale. Il peut rester appliqué jusqu'à consolidation et guérison de la plaie.

Mais pour la fracture à trait unique, et par conséquent avec chevauchement, l'immobilisation simple ne satisfait plus les chirurgiens qui n'estiment pas que tout est bien quand une fracture de cuisse est guérie avec un raccourcissement de 3 ou 4 centimètres. Nous sommes d'avis que, pour ces cas, l'extension continue doit être préférée.

Nous avons indiqué sommairement comment nous l'appliquons. L'extension est faite sur des emplâtres collés sur la jambe, ou mieux sur des vis placées dans les condyles fémoraux. La contre-extension est obtenue par le poids du corps, en élevant le pied du lit (fig. 47 et 73). Une élévation d'au moins 50 centimètres et un poids d'au moins 10 kilos sont nécessaires pour que la réduction soit suffisante, ce qu'indiquera la radiographie. Si, après coaptation, l'équilibre du malade n'est pas parfait, ce n'est plus en ajoutant ou en retranchant des poids qu'on tâchera de l'obtenir, mais en modifiant l'inclinaison. La traction entraîne-t-elle le blessé en avant, on élève le lit davantage. Le poids du corps le fait-il glisser en arrière, on abaisse au contraire le pied du lit. Les chevalets dont nous nous servons pour graduer l'élévation du lit ont 55, 65 et 75 centimètres de hauteur.

Nous avons insisté sur les avantages de cette méthode qui est très bien tolérée, malgré ce que la position a d'anormal. Elle est très efficace pour maintenir la réduction, elle laisse toute la cuisse libre et rend ainsi les soins à donner à la plaie extraordinairement faciles. Elle procure une immobilité suffisante aux fragments sans risquer d'enraidir le genou qui reste libre.

L'appareil doit être modifié un peu quand on se trouve en présence d'une fracture haute du fémur, par exemple

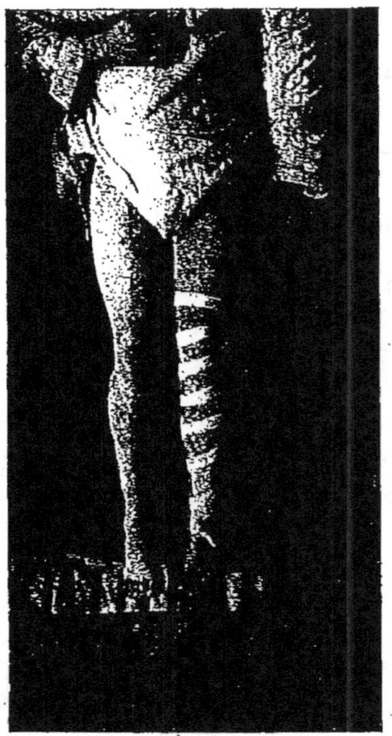

Fig. 73. — Extension rectiligne pour fracture du fémur.

d'une fracture sous-trochantérienne. Dans ce cas, le fragment supérieur bascule en dehors, le col devient plus ou moins horizontal, et le fragment inférieur remonte. L'axe du col et l'axe de la diaphyse tendent à se couper à angle droit, constituant ainsi une variété de coxa vara (fig. 75). Or on sait que la coxa vara donne lieu à une claudication comparable à celle de la coxalgie.

La traction dans l'axe du corps n'a généralement pas beaucoup d'effet sur le fragment supérieur, sur lequel il

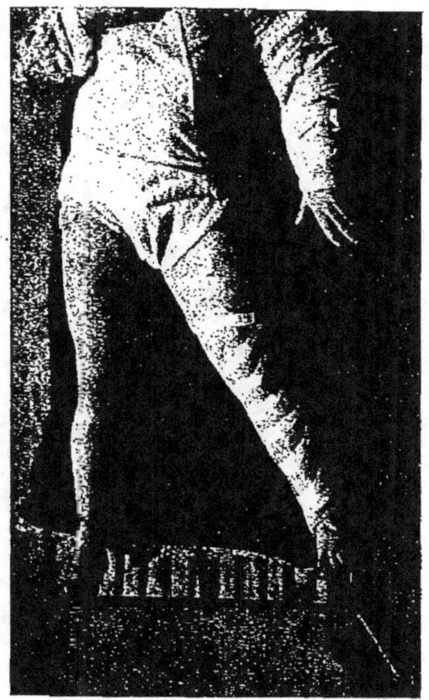

Fig. 74. — Extension en abduction pour fracture sous-trochantérienne du fémur.

est presque impossible d'agir directement. Il est recommandable, en pareil cas, d'appliquer la traction en abduction à 45° (fig. 74), de manière que l'axe du fragment inférieur aille rejoindre l'axe du fragment supérieur et se

Fig. 75. — Fracture sous-trochantérienne du fémur. Avant réduction, coxa vara. (L'axe du col fait avec l'axe dé la diaphyse un angle presque droit.)

Fig. 76. — Fracture sous-trochantérienne du fémur avec coxa vara.
Réduction incomplète par l'extension continue.

Fig. 77. — Fracture sous-trochantérienne du fémur avec coxa vara
corrigée. (L'axe du col fait avec l'axe de la symphyse un angle
très obtus). Extension en abduction à 45°.

placc dans son prolongement (figures 75, 76 et 77).

La traction en abduction est aussi bien supportée que la traction directe. Les étapes de la correction du déplacement sont suivies par la radiographie.

Il est bon de rappeler encore une fois que les fractures ouvertes, même non infectées, mettent beaucoup plus de temps à se consolider que les fractures fermées, et que le cal reste malléable pendant longtemps. Il faut donc maintenir au lit les fracturés de cuisse pendant plusieurs semaines après l'enlèvement de l'appareil et ne les laisser s'appuyer sur le membre, que lorsque le cal commence à se résorber. Cette période peut être utilisée avantageusement pour achever de mobiliser le genou.

Lorsque le traitement a été bien conduit, les fractures du fémur guérissent sans raccourcissement et par conséquent sans claudication. Sauf en cas de perte de substance de l'os, un raccourcissement doit toujours être considéré comme une mauvaise terminaison.

Nous disons : sauf en cas de perte de substance. Celle-ci peut résulter, soit de la disparition immédiate d'un fragment, soit de l'élimination ultérieure de séquestres. En effet, une esquille primitivement adhérente et respectée par conséquent lors de la toilette de la plaie, — sur laquelle nous ne revenons pas — peut se nécroser tardivement. D'autre part l'infection, presque inévitable, donne lieu fréquemment à de la nécrose secondaire, et des esquilles volumineuses, comprenant souvent toute la circonférence de l'os, peuvent être éliminées. Il est évident qu'en pareil cas, le raccourcissement est fatal.

Mais supposons qu'un traitement mal appliqué ait conduit à la consolidation avec chevauchement ou coudure angulaire. Comme le résultat sera mauvais au point de vue fonctionnel, il y a lieu de pratiquer la réduction opératoire.

De telles interventions ne doivent pas être pratiquées avant la fermeture de la plaie, abstraction faite de l'épidermisation, qui est souvent très lente. Après mise à nu du cal, on sépare les fragments, si la réunion est encore fibreuse, ou l'on fait la section du cal s'il est déjà osseux. Dans le cas de chevauchement, on applique l'appareil à extension. Pour une coudure angulaire, on se contenterait d'un appareil plâtré appliqué en abduction. Ces opérations secondaires donnent des résultats très satisfaisants.

Tout ce qui précède se rapporte aux fractures complètes. Mais le fémur, os volumineux et très solide, présente aussi des fractures incomplètes, des fissures sans détachement d'esquilles, et des inclusions de projectiles (fig. 42). Lorsque la radiographie aura révélé l'une de ces lésions, il faudra manier le membre avec les plus grandes précautions, afin d'éviter de compléter la fracture, notamment en procédant à l'extraction des projectiles.

L'artère fémorale est l'artère du corps qui donne lieu le plus souvent à l'*anévrisme*. Cette fréquence semble avoir été encore plus grande pendant la guerre des Balkans que pendant la campagne actuelle, et il est difficile d'en donner la raison. Nous trouvons ici l'anévrisme artériel avec ses différentes variétés et l'anévrisme artério-veineux.

Toutes les méthodes de traitement de l'anévrisme s'appliquent à la fémorale mieux qu'à n'importe quelle autre artère. C'est dire qu'on pourra s'adresser, d'après les cas, à la ligature simple, aux ligatures multiples, à l'extirpation du sac, à la suture des vaisseaux.

En cas d'*hémorragie* par les vaisseaux fémoraux, la ligature est le procédé le plus simple, mais elle doit être placée sur les deux bouts. Elle donne lieu assez souvent à la gangrène. Aussi serait-il recommandable, quand le cas s'y prête, de tenter la suture artérielle, étant donné que l'artère est large, assez superficielle et qu'elle peut être mise à découvert dans toute l'étendue nécessaire.

Nous avons, à propos des plaies des nerfs, indiqué la fréquence relative de l'atteinte du *nerf sciatique*. Cette atteinte peut être directe et due au projectile lui-même, au moment de son passage. Elle peut aussi être indirecte, et produite par un fragment du fémur fracturé. Elle peut être enfin tardive, et résulter de l'englobement dans une cicatrice profonde.

Les lésions qu'on découvrira à l'opération sont donc très variables. Ou bien ce sera une section complète, et l'on n'aura que la ressource de l'avivement et de la suture, aucun nerf n'existant dans le voisinage, qui permettrait de tenter la greffe. Ou bien ce sera une section incomplète, que favorise la grosseur du nerf, et dans ce cas, il faudra bien se garder de compléter la division, mais suturer l'encoche. Ou bien encore, ce sera la compression dans du tissu cicatriciel appartenant plus souvent aux parties molles qu'à l'os, et alors il y aura à libérer le nerf d'après les procédés décrits plus haut. Quant à sa protection, elle sera réalisée le mieux par enfouissement dans un lambeau emprunté à l'un des volumineux muscles de la région.

Plaies du genou. — Nous avons observé au genou deux cas de *gangrène sous-cutanée*. La région, à la suite d'une contusion, présentait les apparences du phlegmon, mais à l'incision, nous ne trouvâmes presque pas de pus, tandis que le tissu cellulaire sous-cutané était gangréné en masse dans une étendue considérable. Après excision de toute la masse gangrénée, la guérison fut obtenue sans encombres.

Les *plaies des parties molles* n'ont d'importance qu'au niveau du creux poplité, où les gros vaisseaux sont fort exposés. Leur blessure exige la ligature immédiate, car l'hémorragie est profuse et si la plaie est petite, l'infiltration sanguine désorganise rapidement les tissus, et crée à l'opération de sérieuses difficultés. La poplitée est assez volumineuse pour qu'on puisse éventuellement suturer la plaie vasculaire, d'autant plus que la ligature de cette artère est souvent suivie de gangrène du pied et même de la jambe.

Les *lésions articulaires* et *épiphysaires* sont très importantes.

Le genou est, de toutes les articulations, celle qui est la plus exposée aux plaies pénétrantes sans atteinte des os. Le fait s'explique par sa situation superficielle, par les grandes dimensions et la simplicité de forme de l'interligne, et surtout par l'étendue des culs-de-sac synoviaux. Les plaies pénétrantes sont de deux espèces : des perforations simples ou de part en part, et des ouvertures larges de l'articulation. Toutes peuvent intéresser l'articulation au niveau de l'interligne, c'est-à-dire au-dessous de la rotule, ou au niveau du cul-de-sac tricipital, donc au-dessus de cet os.

Dans les perforations complètes, les deux orifices sont petits, presque égaux. Elles ne peuvent évidemment être produites que par des projectiles de petit calibre, ordinairement des balles. Les éclats d'obus volumineux procèdent en quelque sorte par incision. Nous avons vu plusieurs fois le genou ouvert transversalement, et le membre ne tenant plus que par les parties molles du creux poplité.

C'est au genou, ainsi que nous l'avons dit, que le trai-

tement sans immobilisation s'applique le mieux, même
et surtout peut-être s'il y a hémarthrose. Dès les premiers
moments, le blessé, muni d'un simple pansement, est tenu
d'exécuter pendant une bonne partie de la journée, des
mouvements de flexion et d'extension. Il arrive graduellement à des excursions de plus en plus étendues, sans
éprouver aucune douleur (fig. 50 et 51). En peu de
jours, il est capable de marcher sans appui, souvent
même avant que la plaie soit fermée. Ce n'est guère que
si le ligament rotulien est sectionné, que les mouvements
actifs sont impossibles, mais on y supplée, dans une certaine mesure, par des mouvements passifs qu'on répète
plusieurs fois par jour, en plaçant dans l'intervalle une
attelle postérieure. A part ce seul cas, les plaies articulaires les plus larges doivent, comme les plus petites,
être soignées sans aucune immobilisation.

La présence du projectile ou d'autres corps étrangers,
surtout de débris de vêtements, peut, malgré le traitement le mieux conduit, donner lieu à l'infection. Au
genou, plus qu'ailleurs peut-être, la règle d'enlever sans
délai les projectiles intra-articulaires et les autres corps
étrangers, est formelle.

L'infection prend très rapidement au genou une allure
grave. Les moindres lésions de cette articulation doivent
donc être surveillées de près, et dès que les symptômes
de l'arthrite apparaissent, — nous les avons décrits plus
haut, — il faut pratiquer l'arthrotomie bilatérale, qu'il y
aurait lieu de transformer très rapidement en arthrotomie
en fer à cheval, si la température ne tombait pas immédiatement et si les symptômes locaux ne s'amendaient
pas. Le genou est de toutes les articulations, celle dont
la conformation anatomique se prête le mieux au drainage après arthrotomie.

Cependant cette ouverture très large de l'articulation avec relèvement d'un lambeau comprenant la rotule et drainage postérieur, peut être elle-même insuffisante. Les fusées purulentes peuvent s'étendre, les cartilages et les os s'entreprendre, l'état général s'aggraver rapidement. Il ne faut pas hésiter alors à pratiquer la résection articulaire complète et large.

La résection du genou pour les lésions chroniques, en particulier pour la tuberculose, est aujourd'hui réhabilitée. Elle procure un membre très solide et une excellente fonction.

Pratiquée pour l'arthrite purulente, l'opération est simple et rapide. Comme l'articulation est déjà largement ouverte, il n'y a qu'à sectionner les ligaments qui tiennent encore, et à scier les deux épiphyses en passant en tissu sain. Il faut ensuite reconnaître et débrider toutes les collections et tous les trajets insuffisamment ouverts. On fait un tamponnement sous le lambeau qui reste flottant et dont on a enlevé la rotule, et on applique un appareil plâtré à anses, en prenant soin que des aides maintiennent les surfaces osseuses en contact. Il ne faut jamais les fixer ni par des clous, ni par des vis, ni par aucun autre moyen.

Si le lendemain la fièvre n'est pas tombée, on remplace le pansement sec par l'irrigation continue à l'eau salée.

Dans les cas heureux, l'opération est suivie de la chute immédiate de la température et de l'arrêt des phénomènes infectieux locaux. La cicatrisation peut être encore interrompue par l'apparition de quelque collection purulente péri-articulaire, mais sans réaction grave, et le malade guérit plus vite que ne l'eût fait prévoir son état précaire.

La résection, pratiquée de cette manière, sauve un

certain nombre de membres voués sans cela à l'amputation. Mais, comme nous l'avons dit, elle constitue une ressource dont il faut savoir se servir au moment opportun : ni trop tôt, tant que l'arthrotomie simple peut suffire, ni trop tard, quand l'état général est devenu manifestement trop mauvais et que l'amputation seule peut encore sauver le blessé.

C'est aussi à l'amputation qu'il faudrait se résoudre en fin de compte si la résection n'arrêtait pas la marche de l'infection, et, encore une fois, il ne faudrait pas attendre pour la pratiquer que le blessé n'ait même plus la force de résistance nécessaire pour la supporter.

L'amputation sera faite d'après la technique rapide que nous avons déjà indiquée à plusieurs reprises. Elle consistera à sectionner simplement les parties molles du creux poplité, les seules par lesquelles la jambe tienne encore. Le plus souvent, il sera bon de supprimer par un trait de scie l'extrémité du fémur, presque toujours envahie par l'infection, mais de ne toucher guère aux parties molles. Il est évident que la plaie sera laissée largement ouverte et que les irrigations seront continuées après l'opération. Ce sera la tâche des jours suivants de débrider les collections qui peuvent se former encore dans le moignon, jusqu'à ce que la réparation commence.

Les infections graves du genou s'observent tout particulièrement, lorsque l'ouverture de l'articulation est accompagnée d'une *fracture épiphysaire*.

Toutes les variétés de fractures épiphysaires peuvent se rencontrer au genou, mais elles n'y sont pas toutes également fréquentes. Nous avons déjà signalé la perforation simple des épiphyses, et particulièrement des condyles fémoraux, et nous avons montré combien ces perforations sont des lésions minimes, et combien leur pronostic est bénin, excepté si elles s'infectent. Nous avons dit aussi qu'en cas de perforation incomplète, avec rétention du projectile, il n'y a pas lieu de procéder à son extraction immédiate, puisqu'il est souvent bien toléré à condition qu'il soit entièrement extra-articulaire.

Les perforations osseuses ne demandent qu'un pansement, pas d'immobilisation.

Les fractures à trait simple sont surtout représentées par des fractures supra-condyliennes, qui rentrent en réalité dans le groupe des fractures diaphysaires, mais que nous citons ici parce qu'elles peuvent être en T, c'est-à-dire intra-articulaires, et qu'elles confinent aussi aux fractures uni-condyliennes.

La fracture supra-condylienne est à trait plus ou moins régulier, et se caractérise par l'importance du déplacement. Le fragment supérieur chevauche en avant ou sur le côté, et si la réduction laisse à désirer, les mouvements du genou seront entravés notablement. Or, une réduction suffisante ne peut être obtenue et maintenue que par l'extension continue. Elle sera appliquée comme pour les fractures diaphysaires ordinaires (fig. 78).

Quant aux fractures uni-condyliennes, qu'on observe au fémur et au tibia, leur traitement se confond avec celui de la lésion articulaire toujours concomitante. Mais elles constituent une complication fâcheuse de la plaie articulaire, parce qu'elles imposent une certaine immobilisation et obligent donc à renoncer au traitement le plus utile pour l'articulation, sans compter que la coexistence des deux lésions élève au maximum le danger d'infection.

Les fractures esquilleuses sont rares au genou. Nous n'avons pas observé la propagation jusqu'à l'épiphyse inférieure, des fractures à grandes esquilles, et l'on n'y

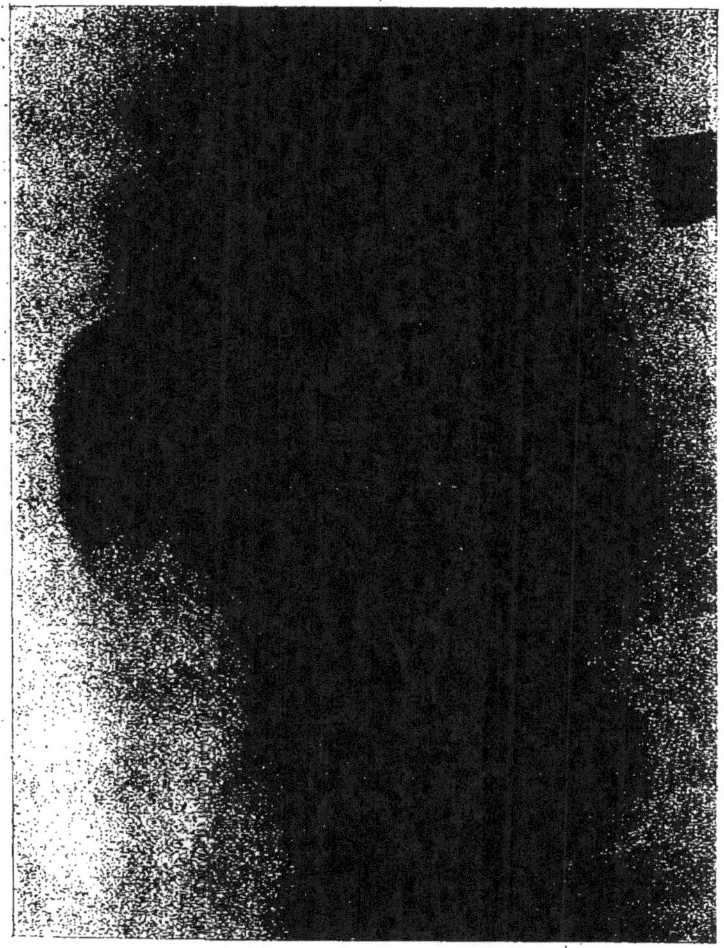

Fig. 78. — Fracture supra-condylienne ou fémur à trait simple.

trouve pas davantage la variété à petites esquilles nom-

breuses. Tout au plus verra-t-on de temps en temps le
condyle divisé en quelques fragments, au lieu d'être
séparé en bloc de son congénère. Dans certains écrasements du genou, il peut y avoir fracas complet des deux os.

La *rotule* peut être intéressée dans les lésions complexes du genou, mais aussi être fracturée isolément. Ce
sont ordinairement des écrasements ou des éclatements
en fragments multiples. La coexistence d'une plaie infectée
ne permet guère de compter sur le cerclage, qui serait
le seul moyen de réunion applicable à des fractures aussi
compliquées. D'ailleurs l'écartement est généralement
faible. Il vaut donc mieux soigner tout simplement la
plaie, bien entendu sans immobiliser le genou et, si la
suppuration et la séquestration envahissent le foyer,
l'extirpation complète de la rotule sera la mesure la plus
sage. Lorsque la mobilité articulaire a été bien entretenue,
la disparition de cet os n'entravera pas la fonction dans
une mesure importante.

Plaies de la jambe. — Les blessures de la jambe
sont plus rares que celles de la cuisse, non seulement
en ce qui concerne les os, mais aussi pour les parties
molles.

Outre les plaies ordinaires avec déchirures musculaires,
qui ne méritent pas de mention spéciale, nous avons
observé l'enlèvement complet du mollet depuis le tendon
d'Achille jusqu'au creux poplité. L'énorme plaie qui en
était résultée mit plusieurs mois à se cicatriser.

Les traversées des parties molles de la jambe, spécialement par de petits projectiles, donnent souvent lieu à
des hémorragies considérables, et notamment à des hématomes énormes. On peut voir toute la jambe et le pied
infiltrés de sang à ce point que le membre en est devenu

Fig. 79. — Fracture du tibia à double grande esquille courte.

globuleux, et la peau cyanosée, tendue et luisante peut même se couvrir de phlyctènes.

Ces infiltrations passent souvent à la résolution, et la formation d'*anévrismes* est rare.

Rares aussi sont les *lésions nerveuses* des gros troncs, sauf dans les délabrements étendus qui conduisent à l'amputation. Ce sont alors des écrasements ou des arrachements partiels ou complets de la jambe, qui s'observent cependant plus rarement que les lésions similaires de la cuisse et du bras.

Les *fractures* de la jambe ne sont pas exceptionnelles, bien que sensiblement moins fréquentes que celles du fémur. Elles peuvent atteindre les deux os ou l'un d'eux séparément.

Toutes les variétés de fracture s'observent au tibia et même au péroné, malgré sa minceur. La fracture à trait simple rappelle ici, comme ailleurs, la fracture du temps de paix, mais elle semble moins fréquente que les fractures esquilleuses, dont on observe tous les types. La fracture à longue esquille ne se montre pas seulement au tibia, mais aussi très nettement au péroné. Le type à grande esquille courte est plus fréquent et plus net au tibia que partout ailleurs (fig. 40, 79, 80). Enfin les fractures à petites esquilles s'observent comme partout (fig. 81).

Un caractère des fractures du tibia par projectiles de guerre, c'est d'avoir souvent leur foyer largement exposé. L'os étant en partie sous-cutané, la plaie, pour peu qu'elle soit large, découvre le siège de la fracture et les esquilles sont en quelque sorte à fleur de peau. De là une grande disposition à l'infection et à la formation de séquestres aux dépens d'esquilles primitivement adhérentes.

Le traitement des fractures de la jambe ne demande

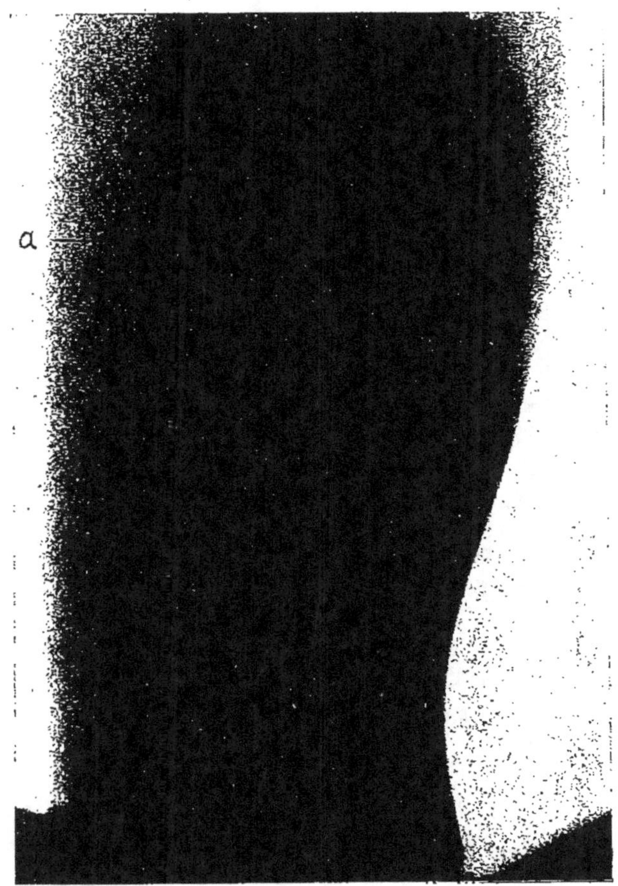

Fig. 80. — Fracture du tibia à grande esquille courte.
a, grande esquille courte.

pas de longs développements. Quand il y a déplacement,

il est en général beaucoup plus facile à réduire que dans
la fracture du fémur, et l'appareil d'immobilisation suffira

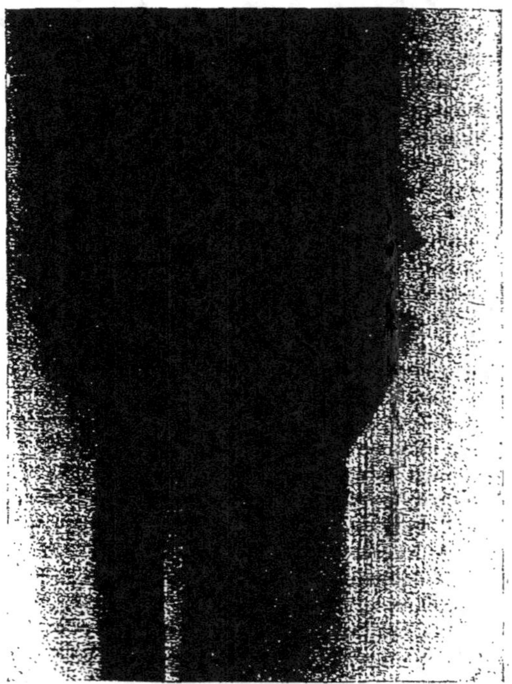

Fig. 81. — Fracture du tibia à petites esquilles.

d'ordinaire. Pour les fractures largement ouvertes avec
foyer osseux compliqué, les soins de la plaie seront surtout faciles si l'on applique l'appareil plâtré à anses.

Bien que l'infection soit la règle dans les fractures de
la jambe, et qu'elle y prenne assez souvent le caractère gangréneux simple, la gangrène gazeuse y est

infiniment plus rare que dans les lésions analogues de la cuisse.

Plaies du pied. — Les blessures du pied sont rares dans les hôpitaux, nous entendons les blessures par projectiles, et faisons naturellement abstraction des excoriations et des phlyctènes occasionnées par les chaussures et par la marche.

Le pied peut être perforé de part en part par des projectiles sans qu'aucun os soit touché, mais ordinairement le squelette est atteint, et l'on observe des fractures des métatarsiens, ordinairement par éclatement, plus rarement des phalanges, assez rarement aussi des os du tarse.

Des éclats d'obus peuvent écraser ou arracher tout le pied, ou n'en emporter qu'une partie : les orteils, un des bords. Ou bien, ils produisent dans le pied une brèche centrale, parfois énorme. Ils écrasent aussi la voûte plantaire, en fracturant le tarse et tous les métatarsiens. D'autres fois, ce sont des arrachements de la peau et des tendons, qui découvrent le squelette sur une grande étendue.

Toutes ces lésions demandent beaucoup de temps pour se réparer, et laissent souvent des déformations et des douleurs à la marche. Aussi la question de l'amputation peut-elle se poser dès le début de certaines de ces lésions.

Le pied n'a pas, au point de vue fonctionnel, une importance comparable à celle de la main. Et, au lieu de conserver des orteils devenus ballants par la disparition des métatarsiens, au lieu de chercher à obtenir péniblement la cicatrisation de plaies profondes et anfractueuses, au lieu de conserver un tarse déformé, il vaudra souvent mieux se décider de bonne heure à une amputation partielle, qui laissera un moignon régulier et bien utilisable.

L'histoire des amputations partielles du pied sera sans doute révisée par cette guerre, et telle méthode qui était disqualifiée depuis la période préantiseptique, sera réhabilitée par l'expérience actuelle ; telle autre qui avait conservé des partisans, sera définitivement rejetée.

Nous n'avons pas observé assez de cas de l'espèce pour émettre un jugement motivé sur la valeur de toutes les amputations partielles du pied. Ce que nous pouvons affirmer, c'est que le discrédit où était tombée la désarticulation médio-tarsienne de Chopart n'est pas justifié, et que lorsqu'on y ajoute la section du tendon d'Achille et la suture des tendons extenseurs à l'aponévrose plantaire, la bascule du moignon ne se produit pas. D'autre part, la longueur du membre restant normale, l'amputé n'a pas besoin d'appareil prothétique et peut marcher avec une bottine ordinaire dont le devant est rembourré. C'est là un avantage considérable sur toutes les amputations qui portent plus haut, y compris celle de Pirogoff, et qui toutes raccourcissent la jambe.

Pied des tranchées. — On réunit, sous cette appellation, des lésions très diverses, allant de simples troubles circulatoires avec œdème, jusqu'à la gangrène des orteils et même du pied.

Il ne s'agit pas de vraies gelures, comme on l'a cru. La pathogénie des lésions est sans doute complexe, et il est probable que la station debout prolongée, spécialement dans l'eau, les chaussures qui se resserrent après avoir été mouillées, et les bandes molletières jouent un rôle, et qu'il s'agit donc à la fois d'un ralentissement de la circulation et de troubles par constriction.

Les moyens préventifs les plus utiles contre ces lésions, qui ont été très fréquentes à certains moments de la campagne, semblent être de diminuer la durée du séjour dans les tranchées, de supprimer toute cause de compression, et peut-être de faire porter aux hommes des sabots. Comme moyens curatifs, on recommande dans les cas légers, les bains chauds, les frictions, le massage, l'électricité. Dans les cas graves il faut attendre que la gangrène soit confirmée, favoriser l'élimination des escharres ou amputer aussitôt que le sillon de démarcation apparaît. Mais pour certaines gangrènes à forme humide et à caractère septique, il faudra se résoudre à amputer de bonne heure, avant toute délimitation.

CHAPITRE XVII

EXTRACTION DES PROJECTILES DE GUERRE

Indications. — Avant la campagne actuelle, la doctrine
généralement admise en matière d'extraction des projectiles, se résumait en une formule simple. Il était recommandé de n'enlever que ceux qui étaient mal tolérés, soit
parce qu'ils gênaient certaines fonctions, — tels les projectiles intra-articulaires, — soit parce qu'ils provoquaient
des douleurs, soit parce qu'ils donnaient lieu à l'infection.

Depuis lors, l'expérience nous a prouvé que les indications opératoires doivent être beaucoup étendues.

Une première règle que nous avons déjà formulée,
mais sur laquelle il est nécessaire de revenir, c'est qu'il
faut enlever primitivement *tous les projectiles d'artillerie*,
sauf certains cas exceptionnels que nous allons indiquer.

Nous rappelons que le projectile d'artillerie, — éclat
d'obus, de bombe, de grenade, balle de shrapnell, — est
toujours infecté. De plus, sa forme et souvent l'inégalité
de sa surface font qu'il entraîne ou pousse devant lui des
corps étrangers divers, parmi lesquels les plus dangereux
sont les débris d'étoffes enlevés aux vêtements. De tels
corps étrangers provoquent presque à coup sûr l'infection
des tissus dans lesquels ils s'arrêtent. Au lieu d'attendre
que cette infection soit produite et de s'exposer à des
accidents graves qu'on n'est pas certain de pouvoir

enrayer, il est bien plus prudent de supprimer le corps étranger avant qu'il ait eu le temps de nuire.

Dans certaines conditions, cette extraction est particulièrement urgente, notamment quand l'éclat est arrêté au milieu d'un fracas osseux ou d'un foyer de déchirure musculaire, et tout spécialement quand il s'agit de la cuisse et de la fesse. Nous avons vu à quel point ces lésions exposent à la gangrène gazeuse. L'extirpation du projectile et des moindres débris qui l'accompagnent doit être faite sans aucun retard, dans l'hôpital le plus rapproché du front, parce que l'éclosion de l'infection gazeuse est souvent une question d'heures.

La règle souffre cependant quelques rares exceptions. Nous avons dit que les projectiles intracraniens, quels qu'ils soient, ne doivent jamais être recherchés, sauf quand ils se présentent en quelque sorte d'eux-mêmes, au voisinage immédiat de la plaie. Les dégâts auxquels exposerait leur recherche, rendent l'abstention obligatoire. Cependant, l'extraction tardive, pour des phénomènes d'irritation cérébrale, (douleurs, convulsions), peut être formellement indiquée.

En règle générale, les projectiles intra-abdominaux ne doivent pas être enlevés. Le plus souvent, ils sont bien tolérés et l'épiploon s'arrange pour les isoler de la cavité séreuse. Quelquefois cependant ils peuvent gêner par leur volume ou les aspérités de leur surface. Comme nous l'avons dit plus haut, nous avons dû enlever une balle de shrapnell déformée, qui était arrêtée sous le péritoine pariétal, à travers lequel elle avait enfoncé une pointe qui piquait l'intestin et donnait lieu à de violentes douleurs.

Nous avons vu, à propos des lésions thoraciques, dans quelles circonstances il y a lieu d'aller à la recherche des projectiles intrapulmonaires.

Quant à la *balle de fusil*, qui peut être considérée comme stérile, elle ne doit pas être enlevée d'une manière systématique. La conduite à tenir dépendra ici des circonstances.

Elle devra être enlevée chaque fois que sa présence constitue un danger ou provoque une gêne fonctionnelle.

Ainsi une balle logée dans le cœur ou dans le péricarde doit être extraite sans retard, si l'on veut éviter des accidents graves d'hémorragie ou des troubles fonctionnels mortels.

Une balle entrée dans la trachée ou qui comprime ce conduit ne doit évidemment pas être laissée en place. Ici encore les troubles fonctionnels graves obligent à une intervention immédiate.

Une balle arrêtée à proximité de vaisseaux et de nerfs importants doit être éloignée, même si elle ne provoque pas de symptômes immédiats. Elle fait courir un danger sérieux à ces organes en les frôlant. Les régions les plus dangereuses sous ce rapport sont la région antéro-latérale du cou, la région axillaire, le pli du coude, le triangle de Scarpa, la région postérieure de la cuisse (nerf sciatique), le creux poplité.

Une balle logée dans le canal vertébral ou à proximité, doit toujours être enlevée, qu'il y ait ou non des symptômes médullaires. Quand ils existent, l'indication opératoire ne souffre pas de discussion. Mais même en l'absence de tout trouble fonctionnel, il ne faut pas abandonner en place une balle qui avoisine la moelle épinière, parce qu'un déplacement du projectile peut l'atteindre.

Une balle logée dans une cavité naturelle — autre que le crâne, le thorax ou l'abdomen, — doit toujours en être éloignée, en raison des douleurs, des troubles fonctionnels, des dangers d'infection dont elle peut devenir responsable.

Il en est ainsi, comme nous l'avons vu, de toute balle incluse dans une articulation. Une balle intra-articulaire abolit la fonction de la jointure, provoque des douleurs et expose à l'arthrite.

Il en serait de même d'une balle qui occuperait la vessie ou l'urètre. Sans compter la douleur et les troubles fonctionnels auxquels elle donnerait lieu, elle deviendrait à coup sûr le noyau d'un calcul, même si elle était incluse dans la paroi et ne faisait que partiellement saillie dans la cavité. Sans doute, on a vu de ces balles être expulsées spontanément, soit par les voies naturelles, soit après fistulisation, mais c'est là une terminaison exceptionnelle sur laquelle on ne peut guère compter.

Il en serait encore de même d'une balle qui occuperait un des sinus de la face, en particulier le sinus maxillaire, et qui deviendrait presque sûrement la cause d'accidents infectieux ou de fistules.

Dans d'autres cas, l'indication n'est plus absolue, mais conditionnelle.

D'une manière générale, les balles de fusil encastrées dans les os ne doivent pas être enlevées. Le tissu osseux les tolère bien. Mais quand il y a en même temps fracture, surtout de la variété esquilleuse, l'ablation du projectile peut être nécessaire d'emblée, pour permettre le nettoyage du foyer. Secondairement les balles fixées dans les os donnent lieu quelquefois à des douleurs tenaces, ou bien entretiennent la suppuration en agissant comme corps étranger. Dans les deux cas, leur extirpation est justifiée.

Les balles incluses dans les parties molles y sont souvent tolérées pendant de longues années et ne donnent lieu à certains symptômes que très tardivement, lorsque leur migration les a rendues superficielles ou les a conduites dans le voisinage d'un nerf. Elles peuvent cependant y être mal tolérées dès l'origine, soit en gênant certains mouvements, — nous avons vu les mouvements de la mâchoire entravés par une balle placée derrière le col de l'os, les mouvements du genou limités par une balle logée profondément dans le creux poplité, — soit en provoquant des douleurs à caractère névralgique, soit encore en créant autour d'elles des indurations parfois douloureuses, ou même en donnant lieu à la formation d'un abcès. Dans ces divers cas, l'ablation s'impose. Mais c'est là une exception, et dans l'immense majorité des cas, les balles gênent si peu dans les parties molles, qu'elles n'y sont généralement découvertes que par hasard.

Il va sans dire qu'une balle de fusil qui aurait provoqué de l'infection, devrait être éloignée sans retard, avec les corps étrangers qu'elle aurait pu entraîner.

Enfin une balle arrêtée sous la peau est toujours une cause de préoccupation pour le blessé qui lui attribue force malaises et ne cesse de réclamer son enlèvement.

Diagnostic. — L'existence d'un projectile peut parfois être reconnue directement par l'exploration de la plaie, quand elle est assez large. Cette recherche fait partie notamment du nettoyage à fond que doit subir dès l'abord toute plaie par éclat d'obus. Le débridement de rigueur facilite encore la découverte, en permettant au doigt et même à l'œil d'explorer tous les recoins de la plaie, ce qu'il ne faut surtout jamais négliger de faire pour les foyers de fracture.

Plus tard, le toucher pourra faire reconnaître un projectile dans une cavité suppurante ou au fond d'un trajet fistuleux.

Mais les petits projectiles échappent à cette recherche,

qui est du reste impossible quand la plaie n'est représentée que par un petit orifice ou par une simple perforation. Dans tous ces cas, et ils sont la grande majorité, il faut recourir à la radiographie.

Il faut faire radiographier dans tous les cas où la moindre présomption existe, même quand la présence du projectile est peu probable, et les résultats montreront la nécessité d'agir de la sorte.

L'examen radiographique ne doit jamais être négligé sous prétexte qu'il existe un orifice de sortie, ou que la balle a été trouvée dans les vêtements du blessé, ou qu'il y a d'autres raisons de croire à l'absence du projectile. Celui-ci peut s'être fragmenté en traversant les tissus, et y avoir abandonné des parcelles, et nous trouvons tous les jours des projectiles là où les affirmations les plus catégoriques prétendaient nous faire croire à leur absence.

Enfin il faut recourir à la radiographie, chaque fois qu'une plaie tarde à se fermer ou s'est fistulisée, sans que la cause en soit clairement établie.

Localisation. — Les nombreux procédés de localisation des projectiles actuellement en usage se divisent en deux catégories : Les uns utilisent la radioscopie, et déduisent d'images obtenues sur l'écran la position du corps étranger.

Les autres font appel au document radiographique, à l'image fixée sur la plaque. Tous cherchent à déterminer la *direction* et la *profondeur* du projectile par une opération de géométrie dans l'espace.

a) *Procédés radioscopiques.* — Il est parfois possible de déterminer assez exactement par la radioscopie la position d'un projectile par rapport à un os ou à un muscle, en faisant exécuter des mouvements actifs ou en imprimant des mouvements passifs au membre : le corps étranger se meut avec le muscle qui se contracte ou avec l'os qui se déplace.

Un procédé radioscopique simple, qui n'exige aucun instrument ni appareil spécial, consiste à déterminer la position du projectile en diaphragmant, de façon à faire passer le rayon normal par le projectile et en même temps à travers l'ouverture de deux petits anneaux métalliques placés, l'un sur la face antérieure du sujet, l'autre sur la face postérieure. Les trois objets se trouvent sur la même ligne droite. On opère ensuite de la même façon perpendiculairement, et on obtient une deuxième ligne qui coupe à angle droit la première ; on indique la position des anneaux sur la peau au moyen du crayon dermographique ou du crayon de nitrate d'argent. On reporte les points obtenus sur le papier et le point de croisement des deux lignes donne la position du corps étranger dans les tissus.

Des appareils très ingénieux ont été préconisés pour localiser avec exactitude les projectiles au moyen de la radioscopie : le radioprofondomètre de Béchou, le repéreur de Marion, etc. Tous ont donné de bons résultats.

Pour notre part, nous n'utilisons guère les procédés radioscopiques, parce qu'ils ne découvrent pas toujours le projectile, surtout quand il est petit, parce que les procédés simples manquent de précision et parce qu'ils sont, malgré tout, dangereux pour l'opérateur.

b) *Procédés radiographiques*. — Nous utilisons le plus souvent les procédés radiographiques qui ont le grand avantage de permettre au chirurgien de se rendre compte par lui-même, et aussi souvent qu'il le désire au cours d'une intervention, de la position du projectile et de ses rapports avec les parties voisines.

Le procédé le plus simple, mais qui ne donne que des indications approximatives et qui n'est applicable qu'aux membres, à la tête et au cou, consiste à faire deux radiographies suivant deux directions perpendiculaires.

On a imaginé une foule de procédés qui conduisent à des résultats très précis, mais qui exigent des accessoires spéciaux. De ce nombre est le procédé des croix graduées de Bertin-Sans et Leenhardt. Il consiste à déterminer d'une part, par la méthode des deux épreuves sur une même plaque, la distance du projectile à cette plaque (voir plus loin), d'autre part, à l'aide de croix avec repères métalliques gradués, placées sur la face antérieure et sur la face postérieure du sujet, à marquer les points d'entrée et de sortie des rayons interceptés par le projectile pour chaque radiographie. Le projectile se trouve sur la ligne qui joint ces deux points, et sa distance à l'un d'eux pouvant facilement se déduire de la première détermination, sa position se trouve exactement définie. Ce procédé semble cependant moins rapide et moins simple que celui que nous employons et qui sera décrit plus loin.

Le procédé de Hirtz, fondé sur l'emploi d'un compas spécial, est un appareil d'une merveilleuse exactitude, très en vogue maintenant, mais il est certainement beaucoup plus long que les procédés décrits ici.

Colardeau prend deux empreintes radiographiques sur une ou deux plaques glissées dans une boîte dont le couvercle porte sur deux axes qui se coupent à angle droit en son centre, quatre petits clous qui s'imprimeront dans le cliché et qui permettront d'y reproduire la croix du couvercle. La plaque est placée de telle façon que la perpendiculaire abaissée de l'anticathode passe par son centre ; le malade, de façon que la région supposée contenir le projectile corresponde également au centre de la plaque. On marque sur la face antérieure et sur la face postérieure du sujet les points qui correspondent au centre de la plaque, c'est-à-dire les deux points par où passe le rayon normal. Ces différents repères permettent de localiser le projectile.

Morin conseille l'emploi d'un châssis spécial permettant de placer successivement les deux moitiés d'une plaque au même endroit sous le malade, et de les imprimer l'une après l'autre, après avoir déplacé l'anticathode d'une quantité déterminée : l'écart existant entre les deux images du corps étranger sur les deux plaques indique la distance d de la formule $x = H \dfrac{d}{d = D}$ du procédé décrit plus loin. Le procédé de Morin évite les inconvénients du cliché unique, sur lequel on prend deux empreintes successives, inconvénients qui sont : 1° d'atténuer chacune des ombres par les rayons qu'elles reçoivent pendant la seconde pose ; 2° de ne pas donner d'image nette des os avoisinants ; 3° de ne pas indiquer les rapports du projectile avec le squelette.

Malgré les inconvénients signalés par Morin, c'est cependant au procédé à plaque unique que nous donnons la préférence, à cause de sa simplicité. Il n'exige aucun appareil spécial et fournit rapidement des indications suffisamment exactes.

C'est encore un procédé à deux plaques qu'utilisait dès 1896, le professeur Gérard de l'Institut Solvay de Bruxelles. Il conseillait de procéder comme suit : prendre une première plaque, l'anticathode de l'ampoule étant placée en A ; déplacer l'ampoule d'une quantité D connue, dans un plan parallèle au plan des plaques, remplacer la première plaque par une deuxième mise absolument au même endroit, et faire une deuxième radiographie (fig. 82).

Soit P le plan des deux plaques mises successivement

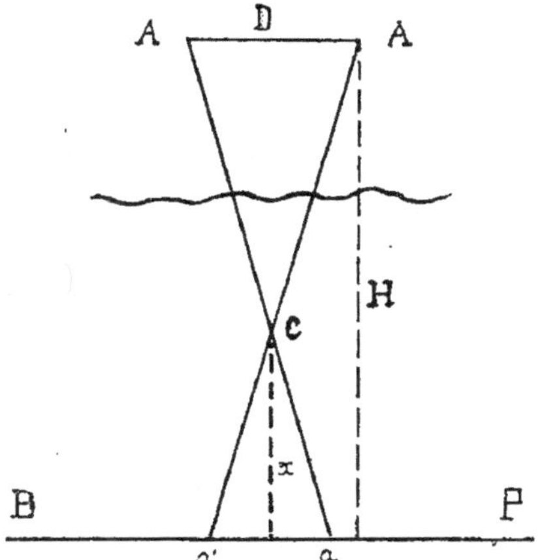

Fig. 82. — Localisation par le procédé de Gérard.
N. B. — A de droite doit être lu A'.

à la même place, plan parallèle au plan des anticathodes ; soit C le corps étranger ; soit H la hauteur mesurée entre les plans parallèles des anticathodes et des plaques. L'anticathode étant en A, l'image du corps étranger C se marque sur la plaque n° 1 en a ; l'anticathode étant en A' l'image du corps étranger se marque sur la plaque n° 2 en a'. Mesurer sur les deux plaques Ba et Ba', B représentant le même point du même bord des deux plaques. Or, Ba — Ba' = $a'a$.

Considérons les deux triangles semblables ACA' et a'Ca.

Dans les triangles semblables, les lignes homologues sont proportionnelles ; nous pouvons donc écrire :

$$\frac{\text{AA' ou D}}{a'a} = \frac{\text{H} - x}{x} \text{ ou } \frac{\text{D} + a'a}{a'a} = \frac{\text{H} - x + x}{x}$$

d'où

$$x = \text{H}\,\frac{a'a}{a'a + \text{D}}\cdot$$

Gérard déterminait ainsi x, c'est-à-dire la distance du

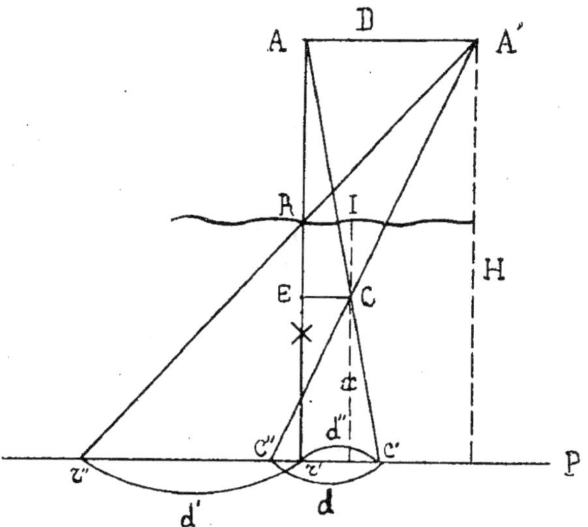

Fig. 83. — Localisation par le procédé de Henrard.

corps étranger à la plaque. Mais cette distance ne donnait pas toujours la profondeur du corps étranger dans les tissus, la surface de la peau n'étant pas, dans tous les cas, exactement appliquée sur la plaque. Ce procédé ne pouvait du reste indiquer au chirurgien, que d'une façon approximative, l'endroit de l'incision.

C'est pour obvier à ces inconvénients qu'Henrard, de Bruxelles, place des repères à la surface de la peau.

Il calcule la distance de la plaque au repère, la distance de la plaque au corps étranger, et la différence entre ces deux distances donne la profondeur exacte du corps étranger dans les tissus. Décrivons ce procédé que nous avons adopté (fig. 83).

Soit R un repère métallique placé à la surface de la peau (représentée par la ligne ondulée sur la figure ci-contre). Soit C le corps étranger à l'intérieur des tissus.

Prenons une première épreuve, l'anticathode étant placée en A, de telle sorte que la perpendiculaire abaissée de A sur la plaque P passe par R ; l'image du repère se marquera sur la plaque en r', l'image de C en c'.

Faisons dévier l'ampoule d'une quantité D connue, dans un plan parallèle au plan de la plaque et faisons une deuxième épreuve sur la même plaque; l'image de R se marquera en r'' et l'image de C en c''.

Nous recherchons la distance X, entre le repère et la plaque, et la distance x, entre le corps étranger et la plaque.

Pour la détermination de X, considérons les triangles semblables ARA' et $r''Rr'$, et nous pouvons écrire :

$$\frac{AA' \text{ ou } D}{r''r' \text{ ou } d'} = \frac{H - X}{X} .$$

H étant la hauteur mesurée entre le plan des anticathodes et le plan de la plaque ; d' la distance mesurée sur la plaque entre les ombres du repère, d'où

$$X = H \frac{d'}{d' + D} .$$

De même si nous considérons les triangles semblables
ACA′ et $c''Cc'$, nous pouvons écrire

$$x = \text{H} \; \frac{d}{d + \text{D}} \cdot$$

d étant la distance mesurée sur la plaque entre les deux
ombres du corps étranger; X — x égale la profondeur
du corps étranger dans les tissus.

Pour déterminer le point d'incision, on élève une perpendiculaire du point C au plan de la surface antérieure
du corps. L'incision devra évidemment se faire en I, mais
on ne peut calculer RI. Menons donc CE parallèle à RI.
RI = CE. Considérons les triangles semblables AEC et
A$r'c'$.

Nous pouvons écrire :

$$\frac{\text{EC}}{r'c' \text{ ou } d''} = \frac{\text{H} - x}{\text{H}}$$

d'où

$$\text{EC} = d'' \; \frac{\text{H} - x}{\text{H}}$$

proportion dans laquelle nous retrouvons H, la hauteur
mesurée entre le plan de la plaque et le plan des anticathodes ; x la distance calculée plus haut et d'' ou $r'c'$, distance que nous pouvons mesurer sur la plaque entre
l'ombre du repère r' et celle du corps étranger c', obtenues, l'anticathode étant en A, c'est-à-dire au sommet
de la perpendiculaire abaissée sur le plan P et passant
par R.

La connaissance de RI nous donnera l'endroit de l'incision dans le cas où celle-ci devra être postérieure ou
antérieure. Mais dans le cas où, soit le siège du corps
étranger, soit des raisons anatomiques obligent à faire

une incision latérale, comment calcule-t-on la profondeur du corps étranger à partir de la face interne ou de la face externe ?

On fait une première double épreuve qui indique la valeur de x ; puis on met un repère métallique sur la face latérale à cette hauteur x, mesurée à partir du plan de la plaque.

Soit E l'endroit où l'on doit inciser ; la longueur que nous devons connaître EC est la base du triangle AEC.

Nous pouvons donc écrire comme plus haut

$$EC = d'' \frac{H - x}{H} .$$

La figure 84 donne un exemple de localisation d'une balle de fusil dans la fosse sus-épineuse de l'omoplate gauche.

Le déplacement de c' en c'' est de 12 millimètres, celui de r' en r'' de 8 millimètres [1].

Donc, si dans la formule $x = H \dfrac{d}{d + D}$, nous remplaçons les lettres par leur valeur, nous trouvons :

$$x = 500 \frac{12}{12 + 100} = 54 \text{ millimètres.}$$

Et si nous faisons de même pour la formule :

$$X = H \frac{d'}{d' + D}$$

nous aurons :

$$X = 500 \frac{8}{8 + 100} = 37 \text{ millimètres.}$$

[1] Ces mensurations ont été faites sur le cliché. La figure ci-contre a subi une réduction.

Donc $x — $X, c'est-à-dire 54 mm. — 37 mm. $=$ 17 mm.

Fig. 84. — Localisation d'une balle de fusil dans la fosse sus-
épineuse gauche.

c', ombre de la balle; c'', ombre de la balle après déplacement; r' ombre du
repère ; r'', ombre du repère après déplacement.

qui représentent la profondeur du projectile par rapport
à la peau.

Ce procédé de localisation suffit en général pour guider
le chirurgien. Toutefois, lorsque le corps étranger se

trouve à proximité d'une articulation ou d'un os, la *radio-graphie stéréoscopique* avec repères à la peau est très utile pour fixer la position du projectile par rapport au squelette, et déterminer s'il est intra- ou extra-osseux, intra- ou extra-articulaire.

Technique. — Le plus souvent, l'incision sera faite à l'endroit indiqué par le repère radiographique, et poussée tout droit jusqu'à la profondeur fixée. Il va sans dire qu'il faut tenir compte de la présence éventuelle d'organes importants sur le trajet à parcourir, et s'arranger pour les éviter.

Dans certains cas, il y aura avantage à inciser, non à l'extrémité du trajet, mais sur son parcours. Ainsi un projectile occupant l'espace compris entre l'omoplate et la cage thoracique, et localisé par un repère antérieur et un repère postérieur, sera atteint plus facilement par une incision axillaire que par une incision pratiquée sur le repère dorsal.

Lorsqu'on est arrivé à la profondeur voulue, il peut arriver qu'on tombe directement sur le projectile, qu'on reconnaît à sa consistance, ou qu'on voit quelquefois en faisant éponger avec soin. Mais souvent, on n'aboutit pas immédiatement. Il faut alors s'assurer à nouveau qu'on se trouve à la profondeur indiquée, palper les muscles environnants pour y reconnaître éventuellement la dureté du corps étranger, reconnaître le cas échéant une ecchymose profonde, qui dénote le voisinage du projectile.

Il n'est pas besoin d'instruments spéciaux pour retirer le corps étranger. Des pinces, des daviers à os et des curettes suffisent ordinairement.

Il s'agit maintenant d'enlever tous les fragments divers que le projectile peut avoir entraînés avec lui : éclats de bois, terre, et surtout morceaux d'étoffe. Une exploration minutieuse est nécessaire, si l'on ne veut être exposé à abandonner certains de ces débris, qui sont souvent plus dangereux pour l'infection que le projectile lui-même.

La plaie doit, en général, être laissée entièrement ouverte, car il n'est jamais certain qu'aucune parcelle de corps étranger n'a échappé à la recherche, sans compter que l'exploration souvent laborieuse de la région peut avoir contusionné et déchiré les muscles, au point de rendre la réunion par première intention presque impossible.

Cependant, s'il s'agit d'une articulation, dont la surface lisse est plus facile à nettoyer et qu'il y aurait de grands inconvénients à laisser ouverte, la suture doit être pratiquée.

On emploie, depuis quelque temps, un appareil décrit par Bergonié sous le nom d'électro-vibreur, composé d'un électro-aimant actionné par du courant alternatif, et qui permet de rechercher et de localiser dans les tissus les projectiles magnétiques, en leur imprimant des vibrations induites. Les vibrations du projectile sont transmises aux doigts du chirurgien qui les sent avec d'autant plus d'intensité qu'il se rapproche davantage du corps étranger.

Les avantages de ce procédé, très employé actuellement, mais que nous n'avons pu expérimenter faute de source électrique assez puissante, sont :

1° Incision courte pour la recherche du projectile avec faculté de se contenter de l'anesthésie locale.

2° Extraction rapide, ne demandant que quelques minutes, même pour les projectiles très profonds ;

3° Suppression de toute recherche radiologique antérieure ;

4° Absence de danger pour le blessé et pour les opérateurs, même lorsqu'on prolonge les recherches ;

5° Possibilité d'enlever facilement de très nombreux et tout petits projectiles, avec le minimum de dégâts des muscles et des parties molles ;

6° Extraction facile des corps étrangers enclavés dans les masses musculaires et mobiles avec elles.

7° Sécurité de la recherche des projectiles dans des régions dangereuses.

Nous n'avons jamais procédé à l'extraction des projectiles sous le contrôle de la radioscopie, parce que notre installation radiologique ne s'y prête guère, et qu'il semble difficile d'observer toutes les règles de l'asepsie au cours d'une opération de ce genre. On a cependant imaginé plusieurs méthodes opératoires ingénieuses utilisant la radioscopie.

Wullyamoz, de Lausanne, recommande d'opérer en plein jour et procède comme suit. Le blessé est couché sur une table d'opération radioscopique ; la profondeur du projectile dans les tissus a été déterminée au préalable par une radiographie double ou par un autre procédé. On fait ensuite coïncider sur l'écran l'ombre de la pointe d'une pince à angle droit avec l'ombre du projectile, et ce point est marqué sur la peau au moyen d'une pince de homard qui reste à demeure pendant l'opération. Puis on incise et on va verticalement vers le projectile. Si au cours de l'opération, le chirurgien éprouve des difficultés à le découvrir, un des assistants, muni du fluoroscope à bandeau, introduit dans la plaie la pince à angle droit et en dirige l'extrémité sur le corps étranger.

Béchou a modifié ce procédé en supprimant la localisation préalable du projectile. Le radiologue porte, fixée devant la figure, une boîte porte-écran de la forme d'un prisme tronqué à quatre faces, dont la base est formée par l'écran fluorescent recouvert d'un verre au plomb, et se munit d'une pince coudée et stérilisée, au moyen de laquelle il guide le chirurgien pendant l'opération et lui indique la voie à suivre.

Bergonié conseille d'opérer en chambre noire. Le champ opératoire est éclairé par une lumière rouge intense et saturée. Grâce à cet éclairage monochromatique, le chirurgien et ses aides opèrent facilement en conservant et en augmentant même leur sensibilité visuelle. Les images radioscopiques vertes sont nettement perçues par tous dès qu'on fait fonctionner le tube et qu'on a supprimé la lumière rouge (effets de contraste) ; une fois les indications obtenues, on écarte l'écran et on continue l'opération en lumière rouge. On peut ainsi, au cours de l'opération, recourir aussi souvent qu'on le désire à l'examen radioscopique.

Tous ces procédés peuvent rendre des services, mais comme ils exigent des installations ou des appareils spéciaux, ils ne sont pas destinés à se généraliser. Il est bon que le chirurgien apprenne à se contenter des moyens simples, tel celui auquel nous avons coutume de donner la préférence.

TABLE DES MATIÈRES

ÉVREUX, IMPRIMERIE CH. HÉRISSEY

MÉDECINE ET CHIRURGIE DE GUERRE

MASSIOT et BIQUARD

LA RADIOLOGIE DE GUERRE

MANUEL PRATIQUE

DU

MANIPULATEUR RADIOLOGISTE

In-8, 1915, avec figures . . . . **3** fr. **50**

PRIVAT

LA MÉCANOTHERAPIE

DE GUERRE

In-8, 1915, avec figures. . . . . **2** fr.

LEGROS

ÉLECTROTHÉRAPIE DE GUERRE

Notions indispensables d'Électrothérapie

In-8, 1916, avec figures. . . . . **1** fr. **50**

MARION

CHIRURGIE DE GUERRE

Traitement général des plaies de guerre

In-8, 1916, avec figures. . . . . **4** fr. **50**

MÉDECINE MILITAIRE

BARTHÉLEMY. — Examens de l'œil, au point de vue de l'aptitude au service militaire, in-8, cart., avec figures, 1903, 5 fr.

La méthode que l'auteur préconise est posée avec beaucoup d'ordre et de clarté; elle fait une large part aux épreuves objectives, les seules auxquelles il est indispensable d'avoir recours dans le milieu militaire, si l'on veut obtenir un résultat précis.

BARTHÉLEMY. — Alimentation du Soldat, in-8, 1907, avec figures et tableaux, 1 fr. 25.

BONNETTE. — Le coup de chaleur dans les pays tempérés, sa fréquence dans l'armée, causes, prophylaxie, traitement, in-8, 1905, 2 fr. 50.

GIRARDOT. — Petit traité de l'art de se soigner les pieds, à l'usage de l'armée, in-18, 1909, avec figures, 3 fr.

ICARD. — Le danger de la mort apparente sur les champs de bataille. Moyens de détermination, in-18, 1905, 2 fr. 50.

Dr J.-J. MATIGNON
Ex-Attaché à la Légation de France en Chine.

ENSEIGNEMENTS MÉDICAUX
DE LA GUERRE RUSSO-JAPONAISE

Avec cartes, plans, croquis, schémas et photographies de l'auteur. — In-8, 1907. . . . . **12 fr.**

M. CAZIN
Chirurgien de l'hôpital annexe au Val-de-Grâce (n° 3).

NOTES CLINIQUES ET THÉRAPEUTIQUES
DE

CHIRURGIE DE GUERRE

Fractures du crâne. — Réparations des pertes de substances de la voûte du crâne. — Fractures compliquées de l'humérus et du fémur. — Plaies articulaires. — Méthode de Danysz. — Sérum de Lecalinche et Vallée. — Résultat de l'hospitalisation précoce des blessés.

In-8°, 1916, 30 figures . . . . **3 fr.**

LIVRE D'OR DE LA GRANDE FAMILLE MÉDICALE

MÉDECINS, VÉTÉRINAIRES, PHARMACIENS
tués, décorés, cités à l'ordre du jour.

1er fascicule : 2 août 1915. — In-8° avec figures . . , . **2 fr.**

SE VEND AU PROFIT D'ŒUVRES DE BIENFAISANCE

A. MALOINE & FILS, Editeurs

27, Rue de l'École-de-Médecine, 27

ENVOI FRANCO CONTRE MANDAT

MARION. — *Chirurgie de Guerre. Traitement général des plaies de Guerre*, in-8°, 1916 . ... 4 fr. 50

KOUINDJY. — *La Kinésithérapie de Guerre. Mobilisation. Massothérapie. Mécanothérapie. Rééducation*, in-8°, 1916, 176 figures . ... 6 fr. 50

PRIVAT. — *La Mécanothérapie de Guerre*, in-8°, 1915, 31 figures . ... 2 fr.

MASSIOT & BIGARD. — *Radiologie de Guerre. Manuel pratique du Manipulateur - Radiologiste*, in-8°, 1915, 111 figures . ... 3 fr. 50

COSTE. — *Du Symptôme à la Maladie. Guide de diagnostic clinique*, in-18, 1915, relié peau souple. ... ... 6 fr.

LEGROS. — *L'Électrothérapie de Guerre. Notions indispensables d'électrothérapie*, in-8°, 1916, avec figures. 1 fr. 50

CAZIN. — *Notes cliniques et thérapeutiques de Chirurgie de Guerre*, in-8°, 1916, 30 figures . ... 3 fr.

AIMES. — *La Pratique de l'Héliothérapie*, in-8°, 1914. 4 fr.

JUDET. — *Traité des Fractures des Membres*, in-8°, 1913, 73 planches hors-texte ... ... 18 fr.

ÉVREUX, IMPRIMERIE CH. HÉRISSEY